乳腺癌病例集锦 2020

主　编　陆劲松　胡夕春

中华医学电子音像出版社
CHINESE MEDICAL MULTIMEDIA PRESS
北　京

图书在版编目（CIP）数据

乳腺癌病例集锦. 2020/陆劲松，胡夕春主编. —北京：中华医学电子音像出版社，2020.7
ISBN 978-7-83005-217-1

Ⅰ．①乳…　Ⅱ．①陆…②胡…　Ⅲ．①乳腺癌-病案　Ⅳ．①R737．9

中国版本图书馆 CIP 数据核字（2020）第 120822 号

网址：www.cma-cmc.com.cn（出版物查询、网上书店）

乳腺癌病例集锦 2020
RUXIAN'AI BINGLI JIJIN 2020

主　　编：陆劲松　胡夕春
策划编辑：史仲静
责任编辑：宫宇婷
校　　对：张　娟
责任印刷：李振坤
出版发行：中华医学电子音像出版社
通信地址：北京市西城区东河沿街 69 号中华医学会 610 室
邮　　编：100052
E-mail：cma-cmc@cma.org.cn
购书热线：010-51322675
经　　销：新华书店
印　　刷：北京云浩印刷有限责任公司
开　　本：889mm×1194mm　1/16
印　　张：13
字　　数：360 千字
版　　次：2020 年 7 月第 1 版　　2020 年 7 月第 1 次印刷
定　　价：90.00 元

《乳腺癌病例集锦2020》
编委会

陈占红　　浙江省肿瘤医院
欧阳取长　湖南省肿瘤医院
金奕滋　　复旦大学附属肿瘤医院
周美琪　　浙江大学医学院附属第二医院
郝春芳　　天津医科大学肿瘤医院
徐迎春　　上海交通大学医学院附属仁济医院
龚益平　　湖北省肿瘤医院
葛　瑞　　复旦大学附属华东医院
谢　宁　　湖南省肿瘤医院
谢华英　　上海交通大学医学院附属仁济医院
潘跃银　　安徽医科大学第一附属医院

内 容 提 要

  本书编者在全国范围内收集了大量的乳腺癌真实病例，并诚邀乳腺外科、肿瘤内科、放疗科、影像科、病理科等科室的知名专家对病例进行多层次、多维度剖析，重点对病例的诊疗经过、治疗方案的选择、治疗效果及预后情况进行详细阐述，同时回顾了诊断和治疗各类乳腺癌所必需的基本原则及最新的国际临床研究进展，旨在通过对病例的分析及点评，将乳腺癌诊治的完整信息展现给读者，让读者有最大的获益。本书适合乳腺外科、肿瘤科及其他相关科室医务人员阅读。

前 言

在全球范围内，乳腺癌是居女性发病率首位的恶性肿瘤，年增长率为3.1%，平均每15秒就有1例女性被诊断为乳腺癌，同时每年有60万例女性患者死于乳腺癌，这些触目惊心的数字时刻提醒着广大乳腺癌诊疗的临床医务工作者，虽然目前与乳腺癌的斗争仍处于胶着对垒状态，但令人振奋的是，随着乳腺癌领域基础、临床及其转化性研究的不断深入，规范化的诊疗指南不断更新和推广，无论是早期乳腺癌患者还是晚期乳腺癌患者，疾病的预后都得到了一定程度的改善。

近年来，为满足乳腺癌患者日益增长的个性化、精准化、科学化治疗的需求，临床实践越来越强调多学科综合治疗模式。多学科综合治疗模式能够最大限度地整合多个学科的最新治疗理念和技术，这种学科间的通力协作能为病情复杂、特殊的乳腺癌患者提供更精准、更规范的治疗方案，进而更好地实现乳腺癌个体化和全程化的综合管理。上海交通大学医学院附属仁济医院乳腺疾病中心多学科协作团队自2013年成立以来，已举行多学科病例会诊300余场，诊治患者超2000人次。随着团队经验的积累，每位成员深刻体会到，一个强有力的多学科协作团队是不断提高乳腺癌诊治水平的中流砥柱。

科学技术是人类同疾病斗争的锐利武器，与乳腺癌的斗争离不开科学发展和技术创新。在未来，临床医师的三大法宝将会是大数据、精准医学和人工智能。医疗领域的大数据正在密集化、暴发式地增长。大数据包括大样本的随机对照研究、超深度的测序、循环肿瘤DNA的检测等。大数据不仅体现在数据量庞大，更体现在数据的维度之广。当越来越多的研究数据汇集后，乳腺癌更加准确的分子分型和精准的诊疗方案将使诊治乳腺癌更加清晰明了。

所有的医疗活动在本质上是医疗实践。本书正是来源于一线工作者的努力实践和探索，目的就是向广大乳腺癌相关专业的同道提供最新、最实用的临床实战病例。书中收集了来自全国多家医院乳腺癌治疗的真实案例，有的是一个典型的病例或一个罕见的病例，有的是一个探索性的创新治疗，每一个具有代表性的病例后都附有相应的指南背景和循证背景。同时，我们还邀请了全国知名的乳腺癌专家，他们结合自身丰富的临床经验，回顾了诊断和治疗各类乳腺癌所必需的基本原则及最新的国际临床研究进展，针对性地对每一个病例进行专业的点评和解读，并对每一个病例的病情、治疗及疾病的演变过程做出了详实精辟的场景分析，解开其中可能的内在机制和规律，力争本书更具有权威性、实用性和创新性，以帮助读者在短时间内快速提高乳腺癌诊疗的实践水平。

医疗理论源于临床实践，同时不断指导临床实践。本书的姐妹篇《乳腺癌临床与转化性研究进展2020》系统性介绍了一年内报道的具有创新性、与临床重点和难点相关的重大临床试验及其转化性研究的结果，这些结果有可能会影响目前或将来的诊疗决策，以及一些以前重大临床试验的长期随访更新结果和具有普遍临床意义的亚组研究探索报道，并邀请国内乳腺癌领域知名专家针对性地结合自身的智慧深入解读其中的临床规律和意义，有利于读者快速领会这些临床试验的精髓所在，从而提高临床诊治能力。临床试验不断积累，随访更新、亚组分析、转化性研究等结果不断深入，将引发读者更深入地思考，并不断提高其理论知识，再回到本书中的病例中来，可进一步提高读者对临床病例的诊治水平。

源浚者流长，根深者叶茂。在此，我们希望本书能够达到其科学目标，可以吸收和整理不断发展的当代基础和临床科学数据以飨读者，不断提高乳腺癌医师的诊治水平和患者的治疗效果。当然，每个病例的治疗都囿于时间和空间的局限性，没有最好的答案，只有不断地探索和提高，不断地将乳腺癌系统的、最新的知识理论联系临床实际病例，结合本书中专家对病例的分析思路，在循证的大量研究中思考可能获益的患者特征，同时在临床患者的治疗中思考相关的临床研究，不断激发和锤炼自己的临床思维，将乳腺癌的预防、诊断、治疗理念推向新境界。

陆劲松　胡夕春

2020 年 7 月于上海

目 录

病例 1　妊娠期乳腺癌 1 例

李　伟[1]　孙　建[*]

复旦大学附属妇产科医院

【病史及治疗】

➤ 患者，女性，35 岁，未绝经。孕 2 产 1，约 6 年前剖宫产 1 孩，哺乳 12 个月；妊娠 18+5 周。无乳腺癌、卵巢癌家族史。

➤ 2019-03-08 患者发现右侧乳房肿块，进行性增大 1 个月。

➤ 2019-03-08 查体发现，右侧乳房 10 点钟距乳头 4.0 cm 处可扪及一直径为 3.0 cm 的质硬肿块，形状不规则，表面粗糙；无乳头溢血；皮肤无凹陷、水肿。右侧腋窝扪及肿大淋巴结 1 枚，直径约 1.0 cm，锁骨下未扪及肿大淋巴结。

【辅助检查】

➤ 2019-03-08 乳腺 B 超示右侧乳腺外侧探及一低回声区，大小为 2.5 cm×2.1 cm×1.6 cm，边界欠清晰，形态不规则，彩色血流星点状；右侧腋窝见淋巴结回声，大小为 1.8 cm×0.7 cm。影像学诊断为右侧乳腺实质结节，乳腺影像报告和数据系统（breast imaging reporting and data system, BI-RADS）分级为 4B 级。

➤ 2019-03-08 腹腔 B 超示肝、胆、胰、脾未见明显异常。

➤ 2019-03-10 乳腺钼靶示右侧乳腺外上方成簇细小钙化灶，BI-RADS 分级为 4A 级（图 1-1）。

➤ 2019-03-11 乳腺磁共振成像（magnetic resonance imaging, MRI）示双乳腺体丰富致密。各序列图像显示，右侧乳腺外上方可见结节状异常信号影，呈分叶状，大小为 2.1 cm×1.2 cm×1.2 cm，动态曲线呈流出型。右侧腋窝可见淋巴结，横径约 1.0 cm。影像学诊断为妊娠状态，双侧乳腺增生改变，右侧乳腺外上方占位，右侧腋窝淋巴结肿大，

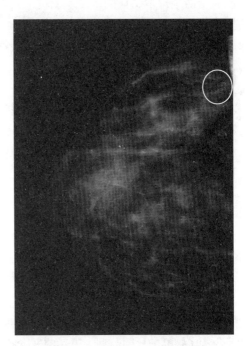

图 1-1　2019-03-10 乳腺钼靶
注：圈内代表钙化灶

---

* 通信作者，邮箱：surgian@163.com

BI-RADS 分级为 4C 级（图 1-2）。

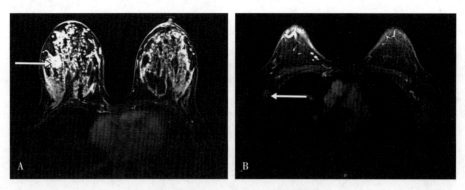

图 1-2　2019-03-11 乳腺 MRI

注：A. 右侧乳腺结节状异常信号影，箭头指示病灶位置；B. 右侧腋窝淋巴结，箭头指示病灶位置

【病史及治疗续一】

➤ 2019-03-11 患者行右侧乳腺肿块空心针穿刺活检，病理提示为右侧乳腺浸润性癌。

【本阶段小结】

本例患者为 35 岁妊娠期女性，发现右侧乳房肿块 1 个月。对于妊娠期发现乳房肿块的患者，应谨慎而全面地评估病灶的范围。研究表明，钼靶检查时，对患者进行腹部防护可使胎儿所受辐射剂量降低到较低水平，不会产生有害影响。评估完成后，考虑患者乳腺癌可能性大，遂行右侧乳腺肿块穿刺活检，术后病理示右侧乳腺浸润性癌，证实其为妊娠期乳腺癌患者。

【病史及治疗续二】

➤ 2019-03-12 患者行右侧乳腺癌病灶扩大切除术+右侧腋窝淋巴结清扫术。术后病理示右侧乳腺浸润性导管癌，Ⅲ级，伴中-高级别导管内癌，浸润灶大小为 2.0 cm×2.0 cm×1.7 cm，脉管内见癌栓。各切缘均未见癌累及，周围乳腺组织呈泌乳性改变。右侧腋窝淋巴结（1/17 枚）见癌宏转移。右侧胸肌旁淋巴结（0/1 枚）未见癌转移。免疫组织化学结果示雌激素受体（estrogen receptor，ER）（90%，+，中）、孕激素受体（progesterone receptor，PR）（1%，+，中）、人表皮生长因子受体 2（human epidermal growth factor receptor 2，HER-2）（++）、Ki-67（40%，+）、细胞角蛋白（cytokeratin，CK）5/6（-）、CK14（-）、上皮膜抗原（epithelial membrane antigen，EMA）（+）。荧光原位杂交（fluorescence in situ hybridization，FISH）提示 HER-2 基因无扩增。

【本阶段小结】

妊娠期乳腺癌恶性程度高，易复发，治愈率较低。对于妊娠期乳腺癌患者，其治疗方案的制定需要综合考虑肿瘤的分期分型、患者的妊娠状态、患者的个人意愿及各种治疗方法对于胎儿的影响。本例患者确诊乳腺癌时处于妊娠中期。研究证实，在妊娠的任何阶段行手术治疗都是可行的，但术前麻醉科及产科须进行评估和会诊，围手术期必须进行胎心监护，保障母体及胎儿的安全。此外，有研究显示，关于手术方式的选择，乳房全切对比保乳术并没有明显的生存获益，同时应避免使用蓝染示踪剂。本例患者经过评估后，行右侧乳腺癌病灶扩大切除术+右侧腋窝淋巴结清扫术，术后根据病理结果，诊断为妊娠期乳腺癌，浸润性导管癌，Ⅲ级，$T_1N_1M_0$ⅡA 期，分子分型为 Luminal B 型/HER-2 阴性。

【病史及治疗续三】

➢ 2019-04-08 给予患者化疗，方案为 T×4-EC×4（T，多西他赛，100 mg/m²；E，表柔比星；C，环磷酰胺），已完成前 4 个疗程（2019-04-08，妊娠 24 周；2019-04-29，妊娠 27 周；2019-05-20，妊娠 30 周；2019-06-10，妊娠 33 周）。患者化疗期间曾出现白细胞降低及轻微呕吐，对症处理后好转。

➢ 2019-06-26 患者于妊娠 35 周剖宫产分娩一女婴，体重 2530 g，阿普加（Apgar）评分为 9-9。

【本阶段小结】

妊娠期乳腺癌患者的综合治疗方案和应用时机非常重要，关系到胎儿安全。研究表明，妊娠早期患者不适合化疗，妊娠中期和晚期可进行化疗，剂量同非妊娠期乳腺癌，且分娩前最后一次化疗至少间隔 2~3 周，分娩后 7 天内无感染征象可继续化疗。

关于妊娠期乳腺癌患者化疗方案的选择，既往蒽环类药物应用较为广泛，紫杉类药物的有效性和安全性越来越得到证实。动物研究表明，紫杉类药物胎盘通过率低，对胎儿影响较小，妊娠期运用紫杉类药物不良事件发生率低，且相关性并不明确。此外，考虑环磷酰胺具有一定的致畸作用，本例患者于术后行 T×4 序贯 EC×4 治疗，T×4 化疗完成后分娩，计划于产后 2 周开始后续 EC×4 化疗（表柔比星，90 mg/m²；环磷酰胺，600 mg/m²；每 3 周 1 次）。内分泌治疗、靶向治疗及放疗可能导致胎儿畸形、羊水过少等并发症，都应在分娩后进行。

本例患者疾病诊疗过程见图 1-3。

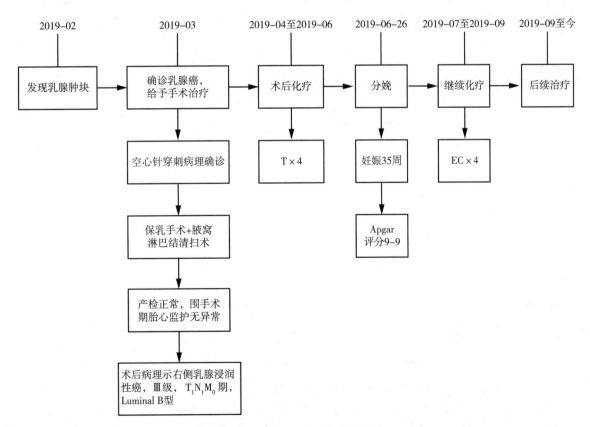

图 1-3　本例患者疾病诊疗过程

【专家点评】

本例患者为妊娠期乳腺癌患者，于妊娠中期行右侧乳腺癌病灶扩大切除术+右侧腋窝淋巴结清扫术，病理示浸润性导管癌，Ⅲ级，$pT_1N_1M_0$ ⅡA 期，分子分型为 Luminal B 型/HER-2 阴性。术后行紫杉类药物辅助化疗 4 个疗程后，于妊娠 35 周完成分娩，之后继续完成 4 个疗程 EC 方案辅助化疗及后续治疗，取得母子平安的"双赢"效果，是妊娠期乳腺癌治疗比较成功的病例。

（湖南省肿瘤医院　吴　晖　欧阳取长）

有报道称，妊娠期乳腺癌综合治疗的手术管理与未孕者相似，可安全地进行保乳手术。同时，应根据临床分期、肿瘤生物学、遗传状况、胎龄和个人意愿为每例患者量身定制治疗策略，并且在妊娠中期即可以开始安全使用以蒽环类为基础的化疗。有回顾性队列研究评估妊娠期剂量密集型化疗对孕产妇和新生儿结局的影响，结果显示，剂量密集型化疗似乎并未增加胎儿或孕产妇并发症的发生风险。对于妊娠期乳腺癌，需要多学科讨论，制定诊断策略以减少胎儿辐射暴露的负担，且需要讨论治疗策略以尽可能贴近非妊娠女性的标准方案，并考虑胎儿安全。同时，妊娠期乳腺癌患者在妊娠期任何阶段都可以安全地进行手术，大部分麻醉药对于胎儿都是安全的，对手术的选择应遵循与非妊娠期女性一样的指南。

（复旦大学附属中山医院　杨子昂）

【指南背景】

2020 年美国国家综合癌症网络（National Comprehensive Cancer Network，NCCN）指南（第 2 版）指出，疑似乳腺癌的妊娠患者在体检时应对乳房和区域淋巴结给予特别关注。屏蔽射线可安全进行乳房 X 线片，据报道准确度>80%。超声可有效发现妊娠期乳腺癌患者的表现异常，可使用乳房和区域淋巴结超声来评估病灶范围，其也可用于引导乳腺和可疑部位淋巴结的穿刺活检。妊娠期乳腺癌患者的治疗可通过临床疾病分期指导，最常见的手术是改良根治术。如果需要放疗，可被推迟到产后，也可考虑行保乳手术。妊娠期间的保乳治疗对生存有无影响目前没有更多的证据。妊娠中使用前哨淋巴结活检的相关决策应遵循个体化原则。妊娠期间不推荐使用前哨淋巴结活检程序的亚甲蓝等染料示踪。妊娠患者的全身化疗适应证与非妊娠乳腺癌患者相同，但妊娠早期的任何时候都不应给予化疗。妊娠期使用最多的化疗药物是蒽环类和烷化剂。子宫内化疗暴露数据表明，妊娠早期胎儿的畸形风险最大，妊娠中晚期胎儿的畸形风险约为 1.3%，与妊娠期间不接受化疗的胎儿相比没有差异。如果开始全身治疗，应在每个化疗疗程之前进行胎儿监测。妊娠期化疗不应在妊娠 35 周后或计划分娩的 3 周内给予，以避免分娩过程中可能出现的血液学并发症。妊娠期间使用紫杉类药物的数据有限，如果使用，建议在妊娠中后期进行每周紫杉醇给药。妊娠期间如果有使用曲妥珠单抗的指征，应在产后给予，不推荐在妊娠期间使用。内分泌疗治疗和放疗是妊娠期间的禁忌。因此，如果有内分泌治疗和放疗的指征，产后方可进行。每次随诊和患者每次做出治疗决定时，肿瘤科医师和母婴专科医师之间的多学科协作非常重要。

（湖南省肿瘤医院　吴　晖　欧阳取长）

1. 2019 年美国 NCCN 指南　妊娠期乳腺癌各个阶段都可考虑进行手术治疗。妊娠中期（妊娠 3~6 个月）乳腺癌的手术治疗推荐改良根治术或保乳手术+腋窝淋巴结活检/清扫术。妊娠期进行前哨淋巴结活检术，$^{99}Tc^m$ 安全可行，但亚甲蓝染料禁用。

2. 2019 年欧洲肿瘤内科学会（European Society for Medical Oncology，ESMO）临床实践指

南 推荐在妊娠中晚期进行化疗，可减少或推迟化疗导致的预后不佳。妊娠期化疗药物的选择推荐蒽环类序贯紫杉烷类的方案。优选单周紫杉醇方案以减少骨髓抑制及所需的支持治疗。环磷酰胺具有卵巢毒性，在未妊娠的患者中可造成化疗的相关性闭经，但是在妊娠中晚期，支持妊娠的激素水平来源于胎盘；同时，环磷酰胺可以通过胎盘屏障，也可以进入乳汁，但是其在妊娠中晚期使用的致畸率从妊娠早期的18%下降至1%，故本指南并没有摒弃环磷酰胺的使用。环磷酰胺的安全性也在多项回顾性研究中得到证实。基于分娩的始动发生于妊娠34周后，为避免分娩时产妇处于骨髓抑制状态，建议化疗在妊娠34周时暂停。亦有局部晚期患者在密切监测的情况下化疗至妊娠36周，但需要综合评估和考量。

（复旦大学附属中山医院　杨子昂）

【循证背景】

1. Annan 等的研究　该研究纳入16例妊娠期乳腺癌患者，10例接受保乳治疗，6例接受乳腺癌根治术治疗。在中位随访了87个月后，没有患者发生局部复发。出生胎儿无一例发生畸形或生长受限。

2. Germann 等的研究　该研究回顾了1976—2001年在妊娠期接受蒽环类药物的160例癌症患者，其中76%的胎儿均正常。在实体瘤患者中，妊娠早期接受化疗发生并发症的概率更高（$P=0.029$）。结果显示，即使蒽环类药物的风险较低，也应该避免在妊娠早期应用。

3. Zagouri 等的研究　该研究回顾了紫杉类药物在妊娠期乳腺癌中的应用，共纳入16项文献（50例患者），患者的中位年龄为34.6岁，开始化疗的时间在妊娠12~36周。结果显示，在76.7%的患者中，新生儿完全正常，其余新生儿出现了营养不良、轻度脑水肿、菌血症、高胆红素血症、呼吸窘迫综合征、中性粒细胞下降及幽门狭窄。在中位随访16个月后，90%的胎儿完全健康。提示紫杉类药物在妊娠期乳腺癌患者中具有较好的应用前景，但需要在多学科协作团队的综合指导下应用。

4. Centilini 等的研究　该研究发现，早期妊娠期乳腺癌（肿瘤直径为2.0~2.5 cm）患者实施保乳手术后妊娠可维持至足月，且乳腺内肿瘤复发的可能性小，5年生存率甚至与乳腺切除术相当。前哨淋巴结活检是安全的，12例妊娠期乳腺癌患者采用较低剂量^{99}Tc^{m}人血白蛋白纳米胶体进行淋巴结活检，11例新生儿体重正常、无畸形，1例新生儿在进行淋巴结显影前就已怀疑存在室间隔缺损。随访32个月，未发现腋窝局部复发。

（湖南省肿瘤医院　吴　晖　欧阳取长）

【核心体会】

妊娠期乳腺癌治疗的核心是需要和患者及其家属充分沟通后决定是否终止妊娠。如果保留胎儿，在妊娠的任何时期进行手术治疗都是相对安全的，对胎儿几乎没有风险，尤其在妊娠12周以后，流产的风险更小。但妊娠期的化疗和放疗都应慎重，尤其是放疗。如果在妊娠中晚期，可以选择透过胎盘屏障少的化疗药物。妊娠期乳腺癌更需要多学科的紧密协作进行治疗，应结合患者的意愿和妊娠状态，并分析疾病的分期和进展情况，以制定个体化的治疗方案。

（湖南省肿瘤医院　吴　晖　欧阳取长）

妊娠期乳腺癌的诊治应结合循证证据及相关指南，根据临床分期、肿瘤生物学及胎龄，设计合理的手术、化疗、内分泌治疗及放疗等综合治疗方案，可预期获得较好的治疗效果。

（复旦大学附属中山医院　杨子昂）

参 考 文 献

[1] Shachar SS, Gallagher K, McGuire K, et al. Multidisciplinary management of breast cancer during pregnancy. Oncologist, 2017, 22（3）：324-334.

[2] Kuerer HM, Gwyn K, Ames FC, et al. Conservative surgery and chemotherapy for breast carcinoma during pregnancy. Surgery, 2002, 131（1）：108-110.

[3] Cardonick E, Gilmandyar D, Somer RA, et al. Maternal and neonatal outcomes of dose-dense chemotherapy for breast cancer in pregnancy. Obstet Gynecol, 2012, 120（6）：1267-1272.

[4] Amant F, Loibl S, Neven P. Breast cancer in pregnancy. Lancet, 2012, 379（9815）：570-579.

[5] Rengasamy P. Congenital malformations attributed to prenatal exposure to cyclophosphamide. Anticancer Agents Med Chem, 2017, 17（9）：1211-1227.

[6] 梁艳，张丽芳，杨艳芳，等. 77 例妊娠哺乳期乳腺癌的临床特点及预后分析. 中华普通外科杂志，2015，30（4）：300-303.

[7] Cardoso F, Senkus E, Costa A, et al. 3rd ESO-ESMO International Consensus Guidelines for Advanced Breast Cancer （ABC3）. Ann Oncol, 2017, 28（1）：16-33.

[8] Gradishar WJ, Anderson BO, Abraham J, et al. Breast Cancer, Version 3. 2020, NCCN Clinical Practice Guidelines in Oncology. J Natl Compr Canc Netw, 2020, 18（4）：452-478.

[9] Annane K, Bellocq JP, Brettes JP, et al. Infiltrative breast cancer during pregnancy and conservative surgery. Fetal Diagn Ther, 2005, 20（5）：442-444.

[10] Germann N, Goffinet F, Goldwasser F. Anthracyclines during pregnancy：embryo-fetal outcome in 160 patients. Ann Oncol, 2004, 15（1）：146-150.

[11] Zagouri F, Psaltopoulou T, Dimitrakakis C, et al. Challenges in managing breast cancer during pregnancy. J Thorac Dis, 2013, 5（Suppl 1）：S62-S67.

[12] Gentilini O, Cremonesi M, Toesca A, et al. Sentinel lymph node biopsy in pregnant patients with breast cancer. Eur J Nucl Med Mol Imaging, 2010, 37（1）：78-83.

[13] Saleh N, Copur MS. ESMO Congress 2019：focus on breast cancer. Oncology, 2019, 33（11）：687515.

病例 2 HER-2 阳性乳腺癌复发转移的综合治疗

胡尔维 李志华*

南昌市第三医院

【病史及治疗】

➤ 患者，女性，35 岁，未绝经。

➤ 2012-10 患者就诊于吉安市中心人民医院。主诉为发现右侧乳房肿块 2 天。

➤ 2012-10 查体发现，右侧乳房外下方可扪及一肿块，大小为 1.5 cm×1.5 cm，质地偏硬，活动度尚好，边界欠清，无压痛；双侧腋窝未扪及肿大淋巴结；双侧锁骨上下未扪及明显肿大淋巴结。

【辅助检查】

➤ 2012-10 乳腺 B 超示右侧乳腺外下腺体层可见大小为 1.0 cm×0.6 cm×1.1 cm 的稍低回声结节，内见点状钙化，形态不规则，边界尚清，未见明显异常血流信号。双侧乳腺增生，右侧乳腺外下方实质占位，BI-RADS 分级为 4A 级，建议切除。

➤ 2012-10 X 线片示心、肺未见明显异常。

➤ 2012-10 腹部彩色超声示肝内胆管结石，其余未见明显异常。

【病史及治疗续一】

➤ 2012-10 患者行右侧乳腺肿块切除术，术后病理示右侧乳腺浸润性导管癌；遂二次行右侧乳腺癌改良根治术，术后病理示右侧乳腺浸润性导管癌，其他乳腺象限未见癌灶，腋窝淋巴结（0/20 枚）未见癌转移。免疫组织化学结果示 ER（+）、PR（+）、HER-2（-）。

➤ 2012-10 给予患者化疗，化疗方案为 FEC×3-P×3（F，氟尿嘧啶；E，表柔比星；C，环磷酰胺；P，紫杉醇）。内分泌治疗方案为卵巢去势+来曲唑。

【本阶段小结】

本例患者为 35 岁女性，诊断为右侧乳腺浸润性导管癌，病理分期为 $pT_1N_0M_0$，ER、PR 阳性，HER-2 阴性。

本例患者在 2012 年首次接受治疗，结合当时的指南，如《中国抗癌协会乳腺癌诊治指南与规范（2011 年版）》，其指出乳腺癌前哨淋巴结活检是一项腋窝准确分期的活检技术，可准确确定腋窝淋巴结状况，还可代替腋窝淋巴结清扫术使患者术后的并发症发生率显著降低。前哨淋巴结活

---

* 通信作者，邮箱：lizhihua005@sina.com

检是早期浸润性乳腺癌的标准治疗手段，适用于除炎性乳腺癌以外的所有临床腋窝淋巴结阴性的乳腺癌患者。本例患者乳房体积较小，无保乳愿望，考虑空心针活检的病理诊断具有一定的低估风险，且其当时就诊的医院条件有限，无法行空心针活检和前哨淋巴结活检，故手术方式选择肿块切除，待术后石蜡病理证实为浸润性癌，二次手术行改良根治术。

2011 年美国 NCCN 指南指出，对于激素受体（hormone receptor，HR）阳性、HER-2 阴性乳腺癌患者，原发肿瘤直径>0.5 cm，在未做 21 基因反转录聚合酶链反应（reverse transcription polymerase chain reaction，RT-PCR）复发风险检测的情况下，推荐辅助内分泌治疗±辅助化疗。根据《乳腺癌诊疗规范（2011 年版）》，术后辅助化疗只适用于那些具有高危复发风险因素的淋巴结阴性乳腺癌患者（年龄<35 岁，肿瘤直径≥2 cm，分级为Ⅱ~Ⅲ级，脉管瘤栓，HER-2 阳性，HR 阴性等）。综合考虑后，给予本例患者术后辅助化疗。根据《中国抗癌协会乳腺癌诊治指南与规范（2011 年版）》，对于绝经前 HR 阳性乳腺癌患者，首选他莫昔芬治疗 5 年，而卵巢去势推荐用于下列绝经前患者：①高度风险且化疗后未导致闭经的患者，可同时与他莫昔芬联合使用。②不愿意接受辅助化疗的中度风险患者，可同时与他莫昔芬联合使用。③禁忌使用他莫昔芬者。由于本例患者无法耐受他莫昔芬的不良反应，加上具有一定的高危复发风险因素，故内分泌治疗给予卵巢去势+芳香化酶抑制药（aromatase inhibitors，AI）。

【病史及治疗续二】

➤ 2019-03 患者体检发现右侧胸壁肿物 10 余天，遂就诊于南昌市第三医院。

➤ 2019-03 查体发现，右侧乳房缺如；右侧胸壁见一长约 18 cm 的手术瘢痕，愈合良好，内侧近胸骨处可扪及一大小为 2.0 cm×1.0 cm 的肿块，质地软；左侧乳房未触及明显肿块；双侧腋窝及锁骨上未触及明显肿大的淋巴结。

【辅助检查】

➤ 2019-03 乳腺 B 超示右侧乳腺癌术后，右侧胸壁皮下见大小为 2.8 cm×0.8 cm、1.1 cm×0.5 cm 的低回声结节，考虑复发可能；右侧锁骨下低回声结节，考虑淋巴结转移可能；左侧乳腺低回声区，考虑乳腺腺病可能。

➤ 2019-03 乳腺钼靶示左侧乳腺增生。

➤ 2019-03 颅脑计算机断层成像（computed tomography，CT）示未见明显异常。

➤ 2019-03 胸部 CT 示右侧乳腺癌术后改变，右侧胸壁皮下软组织密度影，需要结合临床诊断。

➤ 2019-03 上腹部 CT 示肝右叶囊肿及钙化点，右侧肾盂稍扩张。

➤ 2019-03 全身骨显像示胸骨体上段局部骨代谢活跃，结合病史及 CT 结果，考虑乳腺癌胸骨转移可能性大，右侧额骨及右侧第 5 后肋骨代谢稍活跃。

【病史及治疗续三】

➤ 2019-03 患者行右侧胸壁肿块穿刺活检，病理示右侧胸壁胸骨旁转移性低分化癌，考虑乳腺癌复发。免疫组织化学结果示 ER（-）、PR（-）、HER-2（+++）、Ki-67（15%）。肿瘤标志物示癌胚抗原（carcinoembryonic antigen，CEA）0 μg/L，糖类抗原（carbohydrate antigen，CA）153 13.5 U/ml，CA125 8.6 U/ml。

➤ 2019-03 给予患者化疗，方案为 NXH（N，长春瑞滨；X，卡培他滨；H，曲妥珠单抗）。

【本阶段小结】

根据《中国临床肿瘤学会（Chinese Society of Clinical Oncology，CSCO）乳腺癌诊疗指南（2019. V1)》，对于复发转移的晚期乳腺癌患者，具备以下一个因素即可考虑首选化疗：①HR 阴性；②有症状的内脏转移；③HR 阳性但对内分泌治疗耐药。推荐的首选化疗方案包括单药化疗或联合化疗，其中耐受性和生活质量作为优先考虑因素的患者选择单药化疗。

本例患者术后 6 年余出现乳腺癌局部胸壁及骨转移，转移灶的免疫组织化学结果示 HR 阴性、HER-2 过表达。目前，国际上 HER-2 阳性晚期乳腺癌标准一线治疗为帕妥珠单抗、曲妥珠单抗双靶向联合多西他赛方案，但本例患者由于经济原因，无法承受双靶向治疗的费用。根据 2019 年美国 NCCN 指南，对于既往蒽环类和紫杉类药物治疗均失败的乳腺癌复发转移患者，可以考虑的药物有卡培他滨、长春瑞滨、艾日布林、吉西他滨及铂类药物，可以使用单药或联合方案。考虑其既往使用过蒽环类和紫杉类药物，故给予以曲妥珠单抗为基础的联合化疗方案。

【病史及治疗续四】

➢ 2019-04 给予患者 NXH 方案化疗 2 个疗程后，进行复查。

【辅助检查】

➢ 2019-05 胸部 CT 示双肺野纹理正常，肺内未见明显异常密度影。气管、支气管通畅，纵隔内各组织间隙未见肿大淋巴结。双侧胸膜无增厚，胸膜腔未见积液。右侧乳房术后缺如。胸骨柄及胸骨体上部、右侧第 5 后肋见团絮状稍高密度影，考虑乳腺癌骨转移。

➢ 2019-05 乳腺 B 超示右侧胸壁未见明显占位；左侧乳腺见数个低回声区，较大者大小为 0.5 cm×0.3 cm，未见明显的异常血流信号，考虑乳腺腺病；右侧腋窝见大小为 0.4 cm×0.3 cm 的低回声结节，考虑乳腺癌淋巴结转移可能；右侧锁骨下见数个靶环状淋巴结，皮质稍厚，较大者大小为 0.9 cm×0.4 cm。

➢ 2019-05 肿瘤标志物示 CEA 0.32 μg/L，CA153 28.1 U/ml，CA125 8.2 U/ml。

【本阶段小结】

本例患者使用 NXH 方案化疗后效果显著，局部胸壁转移灶基本消失，骨转移灶也未出现进展，可考虑继续维持目前化疗方案，使病情得到进一步缓解。

【病史及治疗续五】

➢ 2019-05 继续给予患者 NXH 方案化疗 6 个疗程后进行复查。

【辅助检查】

➢ 2019-08 胸部 CT 示右肺中叶新发一粟粒灶，其余肺内未见明显异常密度影，建议定期复查，除外肺内转移。气管、支气管通畅，纵隔内各组织间隙未见肿大淋巴结。双侧胸膜无增厚，胸膜腔未见积液。右侧乳房术后缺如。胸骨柄及胸骨体上部、右侧第 5 后肋见团絮状稍高密度影，同前。

➢ 2019-08 乳腺 B 超示右侧乳腺癌术后，右侧胸壁未见明显占位；左侧乳腺见数个直径<0.5 cm 的低回声区，未见明显的异常血流信号，考虑乳腺腺病；右侧腋窝见大小为 0.5 cm×0.3 cm 的低回声结节，考虑乳腺癌淋巴结转移可能；右侧锁骨下见数个靶环状淋巴结，皮质稍厚，

较大者大小为 1.1 cm×0.6 cm，左锁骨上可见大小为 0.6 cm×0.4 cm 的低回声结节。

> 2019-08 肿瘤标志物示 CEA 0.23 μg/L，CA153 35.6 U/ml，CA125 9.5 U/ml。

【本阶段小结】

本例患者在继续晚期解救治疗的过程中，肺部新见可疑粟粒灶，结合肿瘤标志物各指标数值的持续上升，不完全除外转移可能。后续治疗如下。

根据《中国临床肿瘤学会（CSCO）乳腺癌诊疗指南（2019.V1)》，对于复发转移的晚期乳腺癌患者，曲妥珠单抗治疗进展后，持续抑制 HER-2 通路能够持续带来生存获益，故一线给予曲妥珠单抗治疗后病情进展，推荐二线继续使用抗 HER-2 靶向治疗。

根据 ECG100151 研究和 GBG26 研究的结果，曲妥珠单抗治疗后病情进展，患者可考虑的治疗策略包括拉帕替尼联合卡培他滨治疗，或继续使用曲妥珠单抗，但要更换其他化疗药物。EGF104900 研究证实，拉帕替尼联合曲妥珠单抗治疗也是可行策略。EMILIA 研究证实，相对于拉帕替尼联合卡培他滨，单药曲妥珠单抗-美坦新偶联物（ado-trastuzumab emtansine，T-DM1）治疗有显著的无进展生存期（progression free survival，PFS）和总生存期（overall survival，OS）获益，但 T-DM1 尚未在国内上市。根据吡咯替尼 Ⅱ 期临床研究的结果，在对经蒽环类及紫杉类药物治疗失败且复发转移后化疗不超过二线治疗的乳腺癌患者中，吡咯替尼联合卡培他滨较拉帕替尼联合卡培他滨可提高客观缓解率（objective response rate，ORR）和 PFS。所以对于曲妥珠单抗治疗失败的患者，二线治疗可以选择吡咯替尼联合卡培他滨。

【专家点评】

本例患者辅助治疗阶段的病理诊断分子分型为 Luminal 型乳腺癌，给予了较强的化疗方案及内分泌治疗方案，取得较长的无病生存期（disease free survival，DFS）。患者 7 年后出现软组织及骨病灶，经穿刺活检证实为乳腺癌转移，且分子分型转化为 HER-2 阳性型，这在转移性乳腺癌中很常见。各项相关指南均建议乳腺癌出现复发转移后需要对转移灶进行活检以明确病理，并对生物学指标（HR、HER-2 和 Ki-67）进行再次评估，作为制定治疗方案的依据。美国 NCCN 专家组推荐将帕妥珠单抗+曲妥珠单抗双靶向联合紫杉类药物作为一线首选方案，患者 7 年前使用过紫杉类药物，考虑并非紫杉类药物耐药，仍可使用。若患者出现病情进展，对于二线抗 HER-2 治疗，各项相关指南均首选使用 T-DM1。在无法获得 T-DM1 时可选择其他二线治疗方案，包括继续曲妥珠单抗联合另一种细胞毒药物、拉帕替尼联合卡培他滨及曲妥珠单抗联合拉帕替尼双靶向治疗。Ⅱ 期随机分组临床试验的结果显示，吡咯替尼联合卡培他滨的疗效优于拉帕替尼联合卡培他滨，吡咯替尼联合卡培他滨有望成为可选方案。

（湖南省肿瘤医院　吴　晖　欧阳取长）

本例患者于 2012-10 行右侧乳腺癌改良根治术，术后免疫组织化学结果示 ER（+）、PR（+）、HER-2（-）。虽没有 ER、PR 表达百分比和 Ki-67 的表达情况，但可以确定为适合辅助内分泌治疗的 Luminal 型。其 2019-03 出现乳腺癌局部胸壁及骨转移，胸壁肿块行穿刺活检，免疫组织化学结果示 ER（-）、PR（-）、HER-2（+++）、Ki-67（15%），为 HR 阴性、HER-2 过表达型，存在原发灶与转移灶 HR 和 HER-2 表达不一致的情况。据报道，ER 变化为 10%～20%，PR 变化约为 20%，HER-2 变化为 10%～15%。肿瘤异质性、检测方法、抗肿瘤治疗等可能是其表达差异的影响因素。

国内外乳腺癌相关指南及共识指出，确认乳腺癌复发转移后，对原发灶的病理情况需再次确认，必要时应进行病理会诊，特别是对于既往肿瘤 ER、PR、HER-2 状态未知且初次检查结果为阴性的患者。推荐对复发转移性乳腺癌患者进行转移灶活检明确病变性质，重新评估转移灶 HR 和 HER-2 的状态。本例患者乳腺癌原发灶外院建议病理会诊。当原发灶和转移灶的病理或分子检测结果不一致时，《中国晚期乳腺癌临床诊疗专家共识（2018 版）》建议，只要一次 HR 和（或）HER-2 阳性，就应推荐相应的内分泌治疗和（或）抗 HER-2 靶向治疗。本例患者转移灶活检病理示 HER-2 阳性、HR 阴性，采取抗 HER-2 靶向联合化疗（NXH 方案）的解救治疗方案，取得较好的疗效。在 CHAT 研究中，TXH（T，多西他赛；X，卡培他滨；H，曲妥珠单抗）方案取得 17.9 个月的中位 PFS。本例患者 DFS 为 6 年余，紫杉类药物辅助治疗结束 1 年以后复发，可考虑再次使用紫杉类药物，故 TXH 方案可选。局部可考虑放疗。如果骨转移确诊，建议给予双膦酸盐治疗。

NXH 方案化疗 6 个疗程后右肺中叶新发一粟粒灶，在未明确肿瘤进展的情况下，不建议更改方案，如果确定肺部病灶进展，建议再次行肺部病灶活检，根据病理及分子检测结果制定二线方案。

（浙江省肿瘤医院　陈占红　王晓稼）

【指南背景】

1. 2020 年美国 NCCN 指南（第 2 版）　对于 HER-2 阳性转移性乳腺癌，专家组推荐将帕妥珠单抗+曲妥珠单抗双靶向联合紫杉类药物作为一线首选方案，若之前接受过曲妥珠单抗治疗，则推荐使用 T-DM1，即曲妥珠单抗和细胞毒药物联合。其他备选方案有曲妥珠单抗联合化疗，如紫杉类药物、长春瑞滨或卡培他滨等。

2.《HER-2 阳性乳腺癌临床诊疗专家共识》（2019 版）　对于 HER-2 阳性复发转移性乳腺癌的治疗，帕妥珠单抗+曲妥珠单抗联合紫杉类药物是一线首选方案，单用曲妥珠单抗可联合的化疗药物和方案有紫杉醇联合或不联合卡铂、多西他赛、长春瑞滨及卡培他滨。在含曲妥珠单抗方案治疗后发生疾病进展的 HER-2 阳性转移性乳腺癌患者中，后续治疗应继续阻滞 HER-2 通路。①可保留曲妥珠单抗，而更换其他化疗药物，如卡培他滨。②可在换用拉帕替尼、来那替尼或吡咯替尼的基础上，联合化疗药物如卡培他滨。③可停用细胞毒药物，而使用 2 种靶向治疗药物的联合，如拉帕替尼联合曲妥珠单抗或帕妥珠单抗联合曲妥珠单抗（目前尚未在国内进行临床试验）。④可考虑使用 T-DM1。

3.《中国晚期乳腺癌诊治专家共识（2018 版）》　对于辅助治疗阶段使用过曲妥珠单抗的晚期乳腺癌患者，仍应接受抗 HER-2 治疗。对于停用曲妥珠单抗至复发间隔时间≤12 个月的患者，二线治疗推荐选用抗 HER-2 方案；而对于停用曲妥珠单抗至复发间隔时间>12 个月的患者，推荐选择曲妥珠单抗或曲妥珠单抗+帕妥珠单抗联合细胞毒药物作为一线抗 HER-2 治疗方案。对于抗 HER-2 治疗失败的患者，持续抑制 HER-2 通路可带来生存获益，应继续行抗 HER-2 治疗。T-DM1 是曲妥珠单抗治疗失败后首选的治疗方案。在无法获得 T-DM1 时可选择其他二线治疗方案，包括继续曲妥珠单抗联合另一种细胞毒药物、拉帕替尼联合卡培他滨及曲妥珠单抗联合拉帕替尼双靶向治疗。Ⅱ期随机分组临床试验的结果显示，吡咯替尼联合卡培他滨的疗效优于拉帕替尼联合卡培他滨，吡咯替尼联合卡培他滨有望成为可选方案。有研究显示，与拉帕替尼相比，曲妥珠单抗作为二线抗 HER-2 治疗与长春瑞滨联合可使患者获得更多的生存获益。另有研究显示，雷帕霉素靶蛋白（mammalian target of rapamycin，mTOR）抑制药依维莫司联合曲妥珠单抗可使既往接受过曲妥珠单抗治疗的晚期乳腺癌患者的 PFS 获益，也可作为二线治疗的选择。

4. 第 4 版 ESO-ESMO 晚期乳腺癌国际共识指南（ABC4 指南）　HER-2 阳性晚期乳腺癌患者可使用曲妥珠单抗联合帕妥珠单抗，86% 的专家支持双靶向治疗；在不能获取帕妥珠单抗时，可使用曲妥珠单抗联合紫杉类药物或长春瑞滨。一线治疗推荐曲妥珠单抗、帕妥珠单抗联合化疗；

二线治疗推荐 T-DM1；三线治疗推荐拉帕替尼+卡培他滨或拉帕替尼+曲妥珠单抗治疗。

（湖南省肿瘤医院　吴　晖　欧阳取长）

《中国晚期乳腺癌临床诊疗专家共识（2018 版）》推荐对转移灶进行活检以明确诊断，尤其是在首次诊断转移时。确诊转移后，建议进行至少 1 次乳腺癌生物学指标的再评估（如 HR、HER-2 和 Ki-67）。当原发灶和转移灶病理或分子检测结果不一致时，只要有 1 次 HR 和（或）HER-2 阳性，就应推荐相应的内分泌治疗和（或）抗 HER-2 治疗。

（浙江省肿瘤医院　陈占红　王晓稼）

【循证背景】

1. Cleopatra 研究（$n=808$） HER-2 阳性转移性乳腺癌患者随机接受一线安慰剂（Pla）+曲妥珠单抗（T）+多西他赛（D）或帕妥珠单抗（Pt）+T+D 治疗。结果显示，中位随访时间为 50 个月，在曲妥珠单抗联合多西他赛治疗的基础上联合帕妥珠单抗可使患者的中位 PFS 从 12.4 个月增加至 18.5 个月（增加 6.1 个月），中位 OS 从 40.8 个月增加至 56.5 个月（增加 15.7 个月）。

2. EMILIA 研究（$n=991$） 将接受过曲妥珠单抗加一种紫杉烷类药物治疗的 HER-2 阳性晚期乳腺癌患者随机分为 2 组，分别接受 T-DM1 或拉帕替尼+卡培他滨治疗。最终结果显示，T-DM1 在 PFS 和总生存率方面都优于拉帕替尼+卡培他滨，且具有统计学意义。

3. HERMINE 研究（$n=623$） 将 HER-2 阳性转移性乳腺癌患者随机分为 4 组，即曲妥珠单抗一线治疗组、曲妥珠单抗二线治疗组、曲妥珠单抗三线治疗组、未知既往治疗组。随访 7 年后最终结果显示，HER-2 阳性转移性乳腺癌患者疾病进展后继续使用曲妥珠单抗治疗的长期生存获益显著。

4. BO17929 研究（$n=66$） HER-2 阳性乳腺癌患者在曲妥珠单抗辅助治疗的过程中疾病进展，之后采用曲妥珠单抗+帕妥珠单抗联合用药，取得了 24.4% 的缓解率，且临床耐受良好。更多确切的数据还有待该研究的最终结果。

5. EGF100151 研究（$n=399$） 将接受过蒽环类、紫杉烷类药物及曲妥珠单抗治疗的 HER-2 阳性复发性乳腺癌患者分为 2 组，一组接受单药卡培他滨治疗，另一组接受拉帕替尼+卡培他滨治疗。后者在总缓解率方面优于前者。

（湖南省肿瘤医院　吴　晖　欧阳取长）

1. Curtit 等的研究（$n=235$） 在 235 例复发转移性乳腺癌患者的样本中发现原发灶和转移灶的 HR 和 HER-2 有 42% 出现变化，其中 ER 改变为 17%，PR 改变为 29%，HER-2 改变为 4%，以蒽环类药物为基础的化疗和 ER 水平的改变相关，说明原发灶和转移灶的病理存在不一致性。

2. CHAT 研究（$n=222$） HER-2 阳性晚期乳腺癌患者一线治疗方案分为 2 组，即 TXH 和 TH。经过中位 24 个月的随访，2 组总反应率相近（$P=0.717$），TXH 组较 TH 的 PFS 显著延长（17.9 个月 *vs.* 12.8 个月），2 年生存率 TXH 高于 TH（75% *vs.* 66%）。

（浙江省肿瘤医院　陈占红　王晓稼）

【核心体会】

乳腺癌患者出现复发转移后需要对转移灶进行活检以明确病理，并对生物学指标（HR、HER-2 和 Ki-67）进行再次评估，作为制定治疗方案的依据。HER-2 阳性乳腺癌复发转移后，治疗原则为化疗联合靶向治疗，可有效抑制肿瘤进展，且持续抑制 HER-2 通路可带来生存获益。

（湖南省肿瘤医院　吴　晖　欧阳取长）

对于复发转移性乳腺癌患者 ER、PR、HER-2 状态与原发灶存在不一致的情况，建议进行转移灶活检明确病变性质，重新评估转移灶的 HR 和 HER-2 状态。

（浙江省肿瘤医院　陈占红　王晓稼）

参 考 文 献

［1］《肿瘤病理诊断规范》项目组. 肿瘤病理诊断规范（乳腺癌）. 中华病理学杂志，2016，45（8）：525-528.

［2］Slamon D，Eiermann W，Robert N，et al. Adjuvant teastuzumab in HER-2 positive breast cancer. N Eng J Med，2011，365（14）：1273-1283.

［3］Vassilomanolakis M，Koumakis G，Demiri M，et al. Vinorelbine and cisplatin for metastatic breast cancer：a salvage regimen in patients progressing after docetaxel and anthracycline treatment. Cancer Invest，2003，21（4）：497-504.

［4］Verma S，Miles D，Gianni L，et al. Trastuzumab emtansine for HER2-positive advanced breast cancer. N Engl J Med，2012，367（19）：1783-1791.

［5］Swain SM，Baselga J，Kim SB，et al. Pertuzunab，trastuzumab，and docetaxel in HER2-positive metastatic breast cancer. N Engl J Med，2015，372（8）：724-734.

［6］Marty M，Cognetti F，Maraninchi D，et al. Randomized phase Ⅱ trial of the efficacy and safety of trastuzumab combined with docetaxel in patients with human epidermal growth factor receptor 2-positive metastatic breast cancer administered as first-line treatment：the M77001 study group. J Clinoncol，2005，23（19）：4265-4274.

［7］Verma S，Miles D，Gianni L，et al. Trastuzumab emtansine for HER2-positive advanced breast cancer. N Engl J Med，2012，367（19）：1783-1791.

［8］Harbeck N，Huang CS，Hurvitz S，et al. Afatinib plus vinorelbine versus trastuzumab plus vinorelbine in patients with HER2 overexpressing metastatic breast cancer who had progressed on one previous trastuzumab treatment（LUX-Breast1）：an open-label，randomised，phase3 trial. Lancet Oncol，2016，17（3）：357-366.

［9］Gradishar WJ，Anderson BO，Abraham J，et al. Breast Cancer，Version 3.2020，NCCN Clinical Practice Guidelines in Oncology. J Natl Compr Canc Netw，2020，18（4）：452-478.

［10］中国抗癌协会乳腺癌专业委员会. HER-2 阳性乳腺癌临床诊疗专家共识. 中国癌症杂志，2012，22（4）：314-318.

［11］Cardoso F，Senkus E，Costa A，et al. 4ᵗʰ ESO-ESMO International Consensus Guidelines for Advanced Breast Cancer（ABC4）dagger. Ann Oncol，2018，29（8）：1634-1657.

［12］中国抗癌协会乳腺癌专业委员会. 中国晚期乳腺癌临床诊疗专家共识（2018 版）. 中华肿瘤杂志，2018，40（9）：703-713.

［13］Cameron D，Casey M，Oliva C，et al. Lapatinib plus capecitabine in women with HER-2-positive advanced breast cancer：final survival analysis of a phase Ⅲ randomized trial. Oncologist，2010，15（9）：924-934.

［14］Dieras V，Miles D，Verma S，et al. Trastuzumab emtansine versus capecitabine plus lapatinib in patients with previously treated HER2-positive advanced breast cancer（EMILIA）：a descriptive analysis of final overall survival results from a randomised，open-label，phase 3 trial. Lancet Oncol，2017，18（6）：732-742.

［15］Falck AK，Bendahl PO，Chebil G，et al. Biomarker expression and St Gallen molecular subtype classification in primary tumours，synchronous lymph node metastases and asynchronous relapses in primary breast cancer patients with 10 years' follow-up. Breast Cancer Res Treat，2013，140（1）：93-104.

［16］Wardley AM，Pivot X，Morales-Vasquez F，et al. Randomized phase Ⅱ trial of first-line trastuzumab plus docetaxel and capecitabine compared with trastuzumab plus docetaxel in HER2-positive metastatic breast cancer. J Clin Oncol，2010，28（6）：976-983.

［17］Curtit E，Nerich V，Mansi L，et al. Discordances in estrogen receptor status，progesterone receptor status，and HER2 status between primary breast cancer and metastasis. Oncologist，2013，18（6）：667-674.

病例 3　HR 阳性、HER-2 阴性乳腺癌的新辅助治疗

李春阳　江　科*

上海中医药大学附属岳阳中西医结合医院

【病史及治疗】

➤ 患者，女性，71 岁，已绝经。

➤ 2006-09-25 患者于外院行右侧乳腺癌根治术，病理示右侧乳腺浸润性导管癌，Ⅱ~Ⅲ级，肿块大小为 3.5 cm×3.3 cm，脉管内见癌浸润（+），神经周围未见癌浸润，腋窝淋巴结（1/12 枚）见癌转移。免疫组织化学结果示 ER（100%，+）、PR（70%，+）、CerbB-2（+）。术后予化疗［CEF（C，环磷酰胺，600 mg；E，表柔比星，110 mg；F，氟尿嘧啶，500 mg）方案 6 个疗程］、内分泌治疗（他莫昔芬 1 年余，后自行停药）及放疗（具体剂量不详）。

➤ 2017-09 患者发现左侧乳房肿块，伴进行性增大，遂至上海中医药大学附属岳阳中西医结合医院就诊。查体发现，右侧乳房根治术+放疗后改变，左侧乳房内上象限扪及一大小为 6.0 cm×5.0 cm×5.0 cm 的肿块，质硬，形态不规则，边界不清，活动度差，乳头凹陷征（+），橘皮征（-），酒窝征（+）；左侧腋窝触及肿大淋巴结，大小为 5.0 cm×5.0 cm，质中，形态规则，融合固定不移；右侧腋窝、双侧锁骨上扪未及肿大淋巴结（图 3-1）。

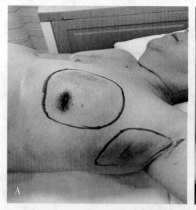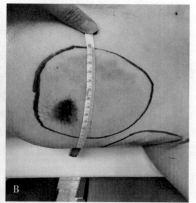

图 3-1　2017-09 患者初诊时左侧乳房及腋窝肿块临床表现

注：A. 左侧乳房、腋窝外观；B. 左侧乳房皮表变色直径测量

* 通信作者，邮箱：surgeonjk@163.com

【辅助检查】

➤ 2017-09 乳腺超声示左侧乳腺实质性占位伴钙化，大小为 5.0 cm×3.5 cm×4.7 cm，边界欠清，表面欠光滑，BI-RADS 分级为 4C 级，考虑乳腺癌可能；左侧腋窝淋巴结肿大，大小为 5.0 cm×3.3 cm，考虑乳腺癌转移。

➤ 2017-09 乳腺 MRI 示右侧乳房切除；左侧乳腺肿大，乳头及局部皮肤凹陷，乳头后方、内上及外上多个肿块及结节，最大者大小为 6.5 cm×5.7 cm（图 3-2A）；左侧腋窝淋巴结肿大，BI-RADS 分级为 5 级。

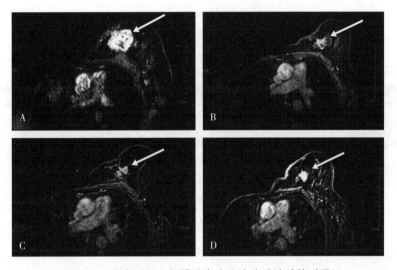

图 3-2　乳腺 MRI（新辅助内分泌治疗乳腺肿块对照）

注：A. 2017-09 乳腺 MRI，箭头指向左侧乳腺肿块；B. 2018-01 乳腺 MRI，箭头指向左侧乳腺肿块；C. 2018-05 乳腺 MRI，箭头指向左侧乳腺肿块；D. 2018-10 乳腺 MRI，箭头指向左侧乳腺肿块

➤ 2017-09 胸部 CT 示右侧乳腺癌术后；左侧乳腺肿块影；左侧腋窝淋巴结增大并融合，考虑乳腺癌转移（图 3-3A）。

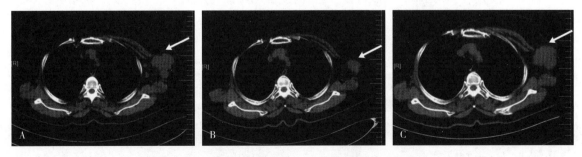

图 3-3　胸部 CT（新辅助内分泌治疗腋窝淋巴结对照）

注：A. 2017-09 胸部 CT，箭头指向左侧腋窝淋巴结；B. 2018-01 胸部 CT，箭头指向左侧腋窝淋巴结；C. 2018-10 胸部 CT，箭头指向左侧腋窝淋巴结

➢ 2017-09 肿瘤标志物示 CA153 63.6 U/ml。

➢ 2017-09 阴道超声，甲状腺、甲状旁腺及甲状腺窝淋巴结超声，颈部、锁骨上和周围淋巴结超声，以及腹部超声，均未见异常。

【病史及治疗续一】

➢ 2017-09 患者行左侧乳腺肿块及左侧腋窝淋巴结空心针穿刺活检，病理示左侧乳腺浸润性导管癌，左侧腋窝癌组织周围见少许淋巴组织。免疫组织化学结果：①左侧乳腺肿块，ER（100%，++）、PR（30%，+）、CerbB-2（0）、Ki-67（30%，+）。②左侧腋窝淋巴组织，ER（100%，++）、PR（70%，++）、CerbB-2（0）。结合患者病史、相关影像学和病理检查结果，诊断为左侧乳腺浸润性导管癌，$cT_3N_2M_0$ ⅢA 期，Luminal B 型。

➢ 2017-09 给予患者来曲唑，每天 1 次，1 次 1 粒，口服。

【本阶段小结】

本例患者双侧乳腺癌发病时间间隔 12 年，肿瘤呈浸润性生长，病理可见原位癌成分，结合病史及穿刺病理，诊断为第二原发性 HR 阳性、HER-2 阴性局部晚期乳腺癌。根据《中国临床肿瘤学会（CSCO）乳腺癌诊疗指南（2019. V1）》，对于需要术前治疗而无法适应化疗的、暂时不可手术或无须即刻手术的 HR 阳性乳腺癌患者，可考虑术前内分泌治疗。参考 Semiglazov 的一项关于新辅助内分泌治疗与新辅助化疗间临床疗效比较的研究，发现对于绝经后 HR 阳性乳腺癌患者，新辅助内分泌治疗与新辅助化疗的临床疗效相仿，内分泌治疗组保乳率优于化疗组。P024 研究显示，在新辅助内分泌治疗中，AI 较他莫昔芬更具优势。综上所述，给予其来曲唑新辅助内分泌治疗。

【病史及治疗续二】

➢ 2018-01 患者新辅助内分泌治疗 4 个月后影像学提示肿块较前明显缩小，综合疗效评价为部分缓解（partial response，PR）（图 3-2B、图 3-3B）。

➢ 2018-05 8 个月后与前片对比，发现左侧乳腺肿块较前略缩小（图 3-2C），腋窝淋巴结似有增大，综合疗效评价为左侧乳腺 PR，左侧腋窝淋巴结疾病稳定（stable disease，SD）。结合患者病史，与其反复沟通后，其拒绝手术治疗，故继续给予其来曲唑维持治疗。

➢ 2018-10 13 个月时影像学显示，左侧腋窝淋巴结较前片增大，左侧乳腺肿块增大不明显，综合疗效评价为疾病进展（progressive disease，PD）（图 3-2D、图 3-3C）。

➢ 2018-10 患者再次行左侧乳腺肿块及左侧腋窝淋巴结空心针穿刺活检，病理示左侧乳腺浸润性导管癌。免疫组织化学结果示 CerbB-2（+）、ER（90%，+++）、PR（70%，+++）Ki-67（10%，+）；左侧腋窝淋巴结可见相同类型的癌组织，并伴大片坏死；Ki-67（20%，+）。

➢ 2018-10 给予患者新辅助化疗，方案为 PC（P，紫杉醇；C，卡铂），每周 1 次，共 18 个疗程。

【本阶段小结】

为排除肿瘤异质性原因引起的疾病进展，再次给予本例患者左侧乳肿腺块及左侧腋窝淋巴结穿刺活检，结果提示未见病理类型改变，考虑内分泌治疗耐药。本例患者服用来曲唑治疗 8 个月后肿瘤处于 SD，13 个月时疗效评价为 PD，因其为带瘤状态，参照晚期一线的评价标准，考虑为继发性耐药，改行新辅助化疗。因其既往已行 CEF 方案 6 个疗程，故给予 PC 方案（每周 1 次，共 18 个疗程）新辅助化疗。

【病史及治疗续三】

➤ 2018-10 至 2019-04 患者新辅助化疗 3 个疗程后影像学提示左侧腋窝淋巴结明显缩小，左侧乳腺肿块缓慢缩小，综合疗效评价为 PR；完成全部周期新辅助化疗后，综合疗效评价为 PR（图 3-4、图 3-5）。

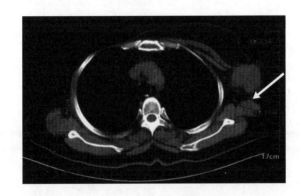

图 3-4　2019-04 胸部 CT

注：新辅助化疗完成后胸部 CT，箭头指向左侧腋窝淋巴结

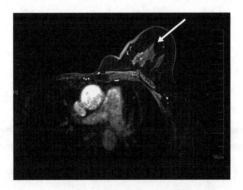

图 3-5　2019-04 乳腺 MRI

注：新辅助化疗完成后乳腺 MRI，箭头指向左侧乳腺肿块

➤ 2019-04 排除相关禁忌证后患者行左侧乳腺癌改良根治术，术后病理示左侧乳腺浸润性导管癌，Ⅲ级，肿块大小为 3.0 cm×2.5 cm×1.5 cm，肿瘤累及乳头下方大导管，脉管内见癌栓，神经束未见癌侵犯。腋窝淋巴结（4/14 枚）见癌转移。免疫组织化学示 ER（90%，强阳性）、PR（10%~20%，中度阳性）、CerbB-2（＋）、Ki-67（30%~40%）。综合诊断为左侧乳腺浸润性导管癌，Ⅲ级，$ypT_2N_2M_0$ ⅢA 期，Luminal B 型。术后给予放疗+托瑞米芬。

【本阶段小结】

本例患者左侧腋窝淋巴结（4/14 枚）见癌转移，复发风险较高，考虑其术前已完成紫杉类药物化疗，术后可给予蒽环类药物辅助化疗。结合患者病史（年龄 71 岁，既往已使用过蒽环类药物，本次手术为左侧且要完成术后放疗等因素），后续给予辅助内分泌治疗。给予绝经后 HR 阳性、HER-2 阴性乳腺癌患者辅助内分泌治疗，一线治疗推荐 AI 或选择性雌激素受体调节药（selective estrogen receptor modulator，SERM）治疗，本例患者因术前新辅助内分泌治疗中出现 AI 耐药，故给予托瑞米芬辅助治疗。

在新辅助内分泌治疗的持续时间上，Paepke 等的临床研究显示，对新辅助内分泌治疗有效者，适当延长用药时间可能是提高疗效的实用方法。从临床实践考虑，多数学者主张治疗有效者延长 4~6 个月为宜，不应超过 1 年。本例患者新辅助内分泌治疗 4 个月时肿瘤及淋巴结退缩明显，8 个月时肿瘤趋于稳定，但期间其因拒绝手术而错过新辅助内分泌治疗阶段的最佳手术时机，至内分泌治疗 13 个月时出现内分泌治疗耐药，肿瘤及淋巴结增大，疾病进展。因此，在新辅助治疗过程中应密切监测肿瘤的退缩情况，在可手术范围内及早手术。

本例患者疾病诊疗过程见图 3-6。

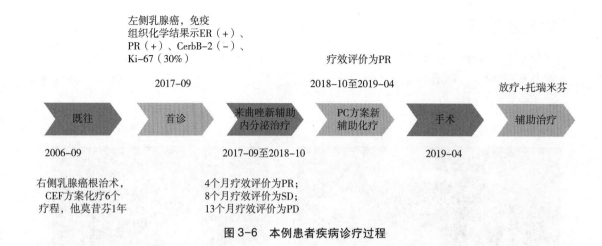

图 3-6　本例患者疾病诊疗过程

【专家点评】

本例患者在完成右侧乳腺癌综合治疗 10 余年后，出现左侧乳腺肿块和左侧腋窝淋巴结肿大，被诊断为左侧乳腺癌，根据病史及原右侧乳腺标本病理结果（Luminal 型），将左侧乳腺癌考虑为第二原发癌是合乎情理的。本例患者为 71 岁老年女性，有新辅助治疗的指征。其对化疗的耐受性可能不佳，故选择了新辅助内分泌治疗，在治疗 13 个月时出现疾病进展，改为新辅助化疗，病情缓解后行手术，术后再行辅助放疗及内分泌治疗，整个治疗过程比较规范。本例患者的讨论点主要聚焦在新辅助内分泌治疗上。对于 HR 阳性乳腺癌患者，新辅助内分泌治疗近些年受到了越来越多的关注，如 GEICAM/2006-03 研究、NEOCENT 研究等。2016 年，*JAMA Oncology* 发表了一项 Meta 分析，结果显示，新辅助内分泌治疗的临床缓解率、影像学缓解率与保乳手术的比例和新辅助化疗联合用药方案均相当，但不良反应明显较轻。2019 年，*Breast Cancer Res Treat* 发表的真实世界研究对新辅助内分泌治疗和新辅助化疗做了对比，结果表明，新辅助内分泌治疗与新辅助化疗相比，保乳手术的比例相似，但病理完全缓解和肿瘤分期降低的比例较低。

目前，新辅助内分泌治疗的临床有效性已得到前期验证，也写入了相关指南。在确保不会失去手术机会的前提下给予内分泌治疗，需要思考以下 3 个问题：一是新辅助内分泌治疗的适宜人群；二是新辅助内分泌治疗的方案选择；三是如何判断或预测新辅助内分泌治疗的疗效。综合来看，目前最适合新辅助内分泌治疗的患者以绝经后的女性为主；同时，需要考虑患者的个体情况及有无基础疾病等因素，如患者的肿瘤负荷不算太大、淋巴结转移数目有限、未来预期不需要进行化疗或身体条件不适合化疗、无法耐受手术、HR 强阳性、HER-2 阴性、低组织学分级及低 Ki-67 者等，都可以是新辅助内分泌治疗的适宜人群。在治疗方案和药物的选择方面，除了 AI 以外，目前已有多项研究正在进行中或已报道结果，如 2018 年圣安东尼奥乳腺癌大会（San Antonio Breast Cancer Symposium，SABCS）报道了 PALLET 新辅助研究的结果，也有来曲唑联合新型靶向药物的 LORELEI 研究，2019 年的 ESMO 大会上也报道了新辅助内分泌治疗联合 CDK4/6 抑制药的 PETREMAC 研究。

在疗效预测和评价方面，新辅助化疗的疗效预测标志物通常为病理完全缓解（pathologic complete response，pCR），但其对行新辅助内分泌治疗的乳腺癌患者却不太适用，因为新辅助内分泌治疗后达到 pCR 的比例较低。多项研究证实，Ki-67 的数值可以预测新辅助内分泌治疗的预后。目前，许多试验设计亦把 Ki-67 作为新辅助内分泌治疗的一项预后标志物。另外，在 2019 年美国癌症研究协会（American Association for Cancer Research，AACR）大会上汇报的 DxCARTES 试验是首次利用 Oncotype DX 预测新辅助内分泌治疗的研究。该研究不仅探索了靶向治疗联合内分泌治疗对于中、高复发风险患者新辅助治疗的疗效，还考察了新辅助治疗前后分子标志物、基因评分的变化对疗效的预测价值，结果值得期待。

（湖南省肿瘤医院　谢　宁　欧阳取长）

本例患者是一位绝经后的老年女性，初诊时左侧乳腺癌的临床分期为 $cT_3N_2M_0$ ⅢA 期，分子分型为 Lumimal B 型（HER-2 阴性）。根据 2019 年美国 NCCN 指南（第 3 版），术前新辅助全身治疗的适应证包括炎性乳腺癌、巨大肿块或粘连融合的 N_2 腋窝淋巴结、N_3 淋巴结病变、T_4 病变及有保乳意愿而肿块相对于乳房体积较大或淋巴结阳性病变可通过术前治疗转为阴性等。本例患者乳腺肿块的直径>5 cm，腋窝淋巴结融合，故术前新辅助治疗是一种合理的选择。通过新辅助治疗，其可能从 N_2 降期，使手术治疗成为可能。

新辅助治疗除了可以使不可手术的患者转化成可手术的患者，使不可保乳的患者转化成可保乳的患者，另一个重要的意义是预测预后、调整治疗。新辅助治疗的 pCR 与患者的 DFS 及 OS 显著相关。对于未达 pCR 的患者，可制定后续相应的强化方案，改善预后。但不同亚型的乳腺癌患者对新辅助治疗的应答不尽相同。在 HER-2 阳性和三阴性乳腺癌患者中，新辅助化疗、靶向治疗可以获得高达 40%~60% 的 pCR 率，这些患者通常预后较好；另一部分患者尽管未达到 pCR，但仍可通过后续的强化治疗获益。因此，在《中国临床肿瘤学会（CSCO）乳腺癌诊疗指南（2019. V1)》中，新辅助治疗的适应证还包括肿块直径>2 cm 的三阴性乳腺癌或 HER-2 阳性乳腺癌。

对于 ER 阳性、HER-2 阴性乳腺癌患者，新辅助化疗的 pCR 率较低。与新辅助化疗相比，新辅助内分泌治疗可以获得与化疗相似的反应率、更高的保乳率及更低的不良反应，但新辅助内分泌治疗仍然缺乏高级别的证据。因此，新辅助内分泌治疗目前仅适用于部分经选择的患者。《中国临床肿瘤学会（CSCO）乳腺癌诊疗指南（2019. V1)》指出，对于需要术前治疗而无法适应化疗的、暂时不可手术的或无须即刻手术的 HR 阳性乳腺癌患者，可考虑术前内分泌治疗。美国 NCCN 指南指出，单纯新辅助内分泌治疗的适应证为因基础疾病不能耐受化疗或低风险的 Luminal 型 ER 阳性乳腺癌患者。本例患者 71 岁，已绝经，ER（100%，++），PR（30%，+），CerbB-2（0），Ki-67（30%，+）。尽管其年龄较大，但从病史描述中并未见到明确的化疗禁忌证。此外，Ki-67（30%，+）也表明本例患者并非属于低风险患者，故新辅助化疗也可作为其初始治疗。

对于绝经后的患者，P024 研究、IMPACT 研究和 PROACT 研究的结果表明，AI 优于他莫昔芬。本例患者口服来曲唑内分泌治疗，期间最佳疗效达 PR，由于个人意愿，当时并未选择手术治疗，在新辅助内分泌治疗 13 个月后疾病进展。目前，关于新辅助内分泌治疗的最佳持续时间尚缺少高级别的证据。相关指南多数推荐新辅助内分泌治疗的持续时间为 4~6 个月。小样本的研究发现，新辅助内分泌治疗可以持续 4.0~7.5 个月，延长治疗时间可能会使肿瘤进一步退缩。但上述研究的终点多为保乳率或肿瘤反应率。我国患者的保乳意愿并不如欧美国家患者那样强烈。肿块进一步退缩是否能转化为生存获益仍然未知。CTNeoBC 研究的结果表明，HR 阳性、HER-2 阴性患者的 pCR 与预后并无显著相关性，故新辅助内分泌治疗的最佳持续时间仍有待更多的研究去进一步探索。目前，在临床实践中，新辅助内分泌治疗的持续时间可能需要结合治疗目标、患者的个人情况及肿瘤对治疗的应答情况等综合考虑、合理选择。

根据美国 NCCN 指南，对于初始新辅助治疗无应答的患者，可以追加额外的新辅助治疗。本例患者在内分泌治疗失败后又接受了 PC（每周 1 次×18 个疗程）方案新辅助化疗。目前，铂类药物在新辅助治疗中仅用于三阴性乳腺癌（低级别证据）和 HER-2 阳性乳腺癌（与曲妥珠单抗、多西他赛联合）。对于 ER 阳性、HER-2 阴性患者，铂类药物在新辅助治疗中仍然缺少证据，推荐含蒽环类和（或）紫杉类药物的方案。尽管本例患者既往曾接受过含蒽环类药物的治疗，但累积剂量较低，仍可以考虑接受蒽环类药物的新辅助化疗。

本例患者在术后接受了辅助放疗、托瑞米芬内分泌治疗。对于绝经后的患者，术后辅助内分泌治疗可选择的药物包括 AI、他莫昔芬或两者的序贯治疗。本例患者在新辅助治疗中使用来曲唑失败，可考虑氟维司群±CDK4/6 抑制药、依西美坦+依维莫司等治疗，但此类药物在术后辅助内分泌治疗中仍然缺少证据。因此，从现有的研究结果来看，可考虑他莫昔芬等辅助内分泌治疗。目前的研究表明，托瑞米芬的疗效不劣于他莫昔芬，但托瑞米芬在辅助治疗中仍然缺少高级别的证据。

（安徽医科大学第一附属医院　潘跃银）

【指南背景】

对于需要术前治疗而无法适应化疗的、暂时不可手术或无须即刻手术的 HR 阳性乳腺癌患者，可考虑术前内分泌治疗。

（湖南省肿瘤医院　谢　宁　欧阳取长）

1. 2019 年美国 NCCN 指南（第 3 版）　新辅助治疗的适应证包括炎性乳腺癌、巨大肿块或粘连融合的 N_2 腋窝淋巴结、N_3 淋巴结病变、T_4 病变及有保乳意愿而肿块相对于乳房体积较大或淋巴结阳性病变可通过术前治疗转为阴性。单纯内分泌新辅助治疗可用于 IIR 强阳性的患者。绝经后女性首选 AI。

2.《中国临床肿瘤学会（CSCO）乳腺癌诊疗指南（2019. V1）》　新辅助治疗的适应证包括肿块较大（直径>5 cm 或 2~5 cm 合并其他危险因素）、腋窝淋巴结转移、HER-2 阳性（仅有此项时需肿块直径>2 cm）、三阴性乳腺癌（仅有此项时需肿块直径>2 cm）、有保乳意愿而肿瘤大小与乳房体积比例大难以保乳者。新辅助内分泌治疗的适宜人群包括需要术前治疗而又无法适应化疗者、暂时不可手术或无须手术者、HR 阳性患者。对于绝经后的患者，术前内分泌治疗推荐使用第 3 代 AI。术前内分泌治疗一般应每 2 个月进行一次疗效评价，治疗有效且可耐受的患者可持续治疗至 6 个月。

（安徽医科大学第一附属医院　潘跃银）

【循证背景】

1. PALLET 研究　在治疗 14 周时，哌柏西利联合来曲唑组与单用来曲唑组患者的临床缓解率相似（54.4% *vs.* 49.5%），差异无统计学意义，但是哌柏西利联合来曲唑组有更多的患者达到完全细胞周期阻滞（complete cell cycle arrest，CCCA；Ki-67<2.7%）。

2. LORELEI 研究　来曲唑联合他塞利昔（taselisib，PI3K 选择性抑制药）对比来曲唑单药，结果表明，PI3K 选择性抑制药联合内分泌治疗显著增加了中心实验室 MRI 评估的 ORR。

（湖南省肿瘤医院　谢　宁　欧阳取长）

【核心体会】

新辅助内分泌治疗仍有许多争议及尚需探索的问题，如单药内分泌治疗是否可加用化疗、靶向联合内分泌治疗、最佳的药物选择、寻找可靠有效的疗效评价指标及预后标志物等。未来会有更多探讨新辅助内分泌联合化疗疗效的研究，目前仍需结合患者的个人情况做出个体化决定。

（湖南省肿瘤医院　谢　宁　欧阳取长）

　　明确治疗目标，结合分子分型及分期，充分考虑患者的自身情况及肿瘤对治疗的应答情况，制定合理的新辅助治疗方案。

（安徽医科大学第一附属医院　潘跃银）

<h2 align="center">参 考 文 献</h2>

[1] Cortazar P, Zhang L, Untch M, et al. Pathological complete response and long-term clinical benefit in breast cancer: the CTNeoBC pooled analysis. Lancet Lond Engl, 2014, 384 (9938): 164-172.

[2] Masuda N, Lee S J, Ohtani S, et al. Adjuvant capecitabine for breast cancer after preoperative chemotherapy. N Engl J Med, 2017, 376 (22): 2147-2159.

[3] von Minckwitz G, Huang CS, Mano MS, et al. Trastuzumab emtansine for residual invasive HER2-positive breast cancer. N Engl J Med, 2019, 380 (7): 617-628.

[4] Spring LM, Gupta A, Reynolds KL, et al. Neoadjuvant endocrine therapy for estrogen receptor-positive breast cancer: a systematic review and meta-analysis. JAMA Oncol, 2016, 2 (11): 1477-1486.

[5] Chia YH, Ellis MJ, Ma CX. Neoadjuvant endocrine therapy in primary breast cancer: indications and use as a research tool. Br J Cancer, 2010, 103 (6): 759-764.

[6] Hojo T, Kinoshita T, Imoto S, et al. Use of the neo-adjuvant exemestane in post-menopausal estrogen receptor-positive breast cancer: a randomized phase Ⅱ trial (PTEX46) to investigate the optimal duration of preoperative endocrine therapy. Breast Edinb Scotl, 2013, 22 (3): 263-267.

[7] Krainick-Strobel UE, Lichtenegger W, Wallwiener D, et al. Neoadjuvant letrozole in postmenopausal estrogen and/or progesterone receptor positive breast cancer: a phase Ⅱb/Ⅲ trial to investigate optimal duration of preoperative endocrine therapy. BMC Cancer, 2008, 8: 62.

[8] Carpenter R, Doughty JC, Cordiner C, et al. Optimum duration of neoadjuvant letrozole to permit breast conserving surgery. Breast Cancer Res Treat, 2014, 144 (3): 569-576.

[9] Fontein DBY, Charehbili A, Nortier JWR, et al. Efficacy of six month neoadjuvant endocrine therapy in postmenopausal, hormone receptor-positive breast cancer patients-a phase Ⅱ trial. Eur J Cancer Oxf Engl, 2014, 50 (13): 2190-2200.

[10] Eiermann W, Paepke S, Appfelstaedt J, et al. Preoperative treatment of postmenopausal breast cancer patients with letrozole: a randomized double-blind multicenter study. Ann Oncol, 2001, 12 (11): 1527-1532.

[11] Smith IE, Dowsett M, Ebbs SR, et al. Neoadjuvant treatment of postmenopausal breast cancer with anastrozole, tamoxifen, or both in combination: the immediate preoperative anastrozole, tamoxifen, or combined with tamoxifen (IMPACT) multicenter double-blind randomized trial. J Clin Oncol, 2005, 23 (22): 5108-5116.

[12] Cataliotti L, Buzdar AU, Noguchi S, et al. Comparison of anastrozole versus tamoxifen as preoperative therapy in postmenopausal women with hormone receptor-positive breast cancer: the pre-operative "arimidex" compared to tamoxifen (PROACT) trial. Cancer, 2006, 106 (10): 2095-2103.

[13] Semiglazov VF, Semiglazov VV, Dashyan GA, et al. Phase 2 randomized trial of primary endocrine therapy versus chemotherapy in postmenopausal patients with estrogen receptor-positive breast cancer. Cancer, 2007, 110 (2): 244-254.

[14] Ellis MJ, Tao Y, Bhatnagar AS, et al. Cell-cycle complete response after neoadjuvant letrozole predicts superior relapse-free and overall survial: long-term follow-up of letrozole P024 study. J Clin Oncol, 2007, 25 (Suppl 18): S20.

［15］Eiermann W，Paepke S，Appfelstaedt L，et al. Preoperative treatment of postmenopausal breast cancer patients with letrozole：a randomized doubleblind multicenter study. Ann Oncol，2001，12：1505-1506.

［16］中国临床肿瘤学会指南工作委员会. 中国临床肿瘤学会（CSCO）乳腺癌诊疗指南（2019. V1）. 北京：人民卫生出版社，2019.

病例 4　HER-2 阳性（HR 阳性）型局部晚期乳腺癌新辅助化疗加双靶向治疗

夏　爽*

南昌大学第三附属医院

【病史及治疗】

➤ 患者，女性，41 岁，未停经。因发现右侧乳房肿块并进行性增大 3 周入院。

➤ 2019-03-08 患者发现右侧乳房外上方有一肿块，直径约 2.5 cm（1 元硬币大小），未就医，至某美容美体中心按摩乳房 5 天后，肿块未见缩小且感觉增大明显，停止按摩后肿块继续进行性增大，至入院时肿块已增大至 15.0 cm×10.0 cm。

➤ 2019-03-27 患者至外院就诊，行右侧乳腺肿块穿刺活检，病理示右侧乳腺浸润性癌。

➤ 2019-03-29 患者至南昌大学第三附属医院就诊，门诊以"右侧乳腺癌"收入院。行右侧乳腺肿块穿刺活检，病理示右侧乳腺浸润性癌。免疫组织化学结果示 ER（40%）、PR（20%）、Neu（+++）、Ki-67（60%）。右侧腋窝淋巴结行细针穿刺活检，病理示淋巴结转移性癌。

【辅助检查】

➤ 2019-03-27 乳腺彩超示右侧乳腺大片状低回声区，考虑乳腺癌可能，BI-RADS 分级为 4C 级；右侧腋窝淋巴结皮质不均匀增厚；右侧锁骨下低回声结节。

➤ 2019-03-27 乳腺钼靶示右侧乳腺癌，BI-RADS 分级为 5 级（图 4-1）。

➤ 2019-03-27 胸部 CT 示右侧乳腺实质性占位，同侧腋窝见数个小淋巴结（图 4-2）。

➤ 2019-03-28 乳腺 MRI 示右侧乳腺外侧和中央区肿块及右侧腋窝淋巴结增大，病灶横断面最长径为 9.0 cm，BI-RADS 分级为 5 级（图 4-3）。

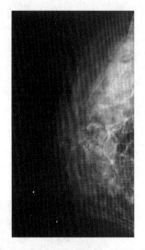

图 4-1　2019-03-27 乳腺钼靶

---

* 通信作者，邮箱：xsdd46127@163.com

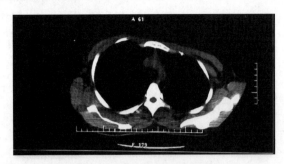

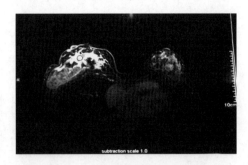

图 4-2　2019-03-27 胸部 CT　　　　图 4-3　2019-03-28 乳腺 MRI

【病史及治疗续一】

➢ 2019-04-04 给予患者 TH（T，紫杉醇；H，曲妥珠单抗）方案化疗加单靶向（曲妥珠单抗）新辅助治疗，具体剂量为白蛋白结合型紫杉醇 260 mg/m²，曲妥珠单抗首次 8 mg/kg，后续 6 mg/kg，每 3 周 1 次。

➢ 2019-04-25 至 2019-06-06 给予患者 PTH 方案（P，帕妥珠单抗；T，紫杉醇；H，曲妥珠单抗）化疗加双靶向（曲妥珠单抗、帕妥珠单抗）新辅助治疗共 3 个疗程，具体剂量为白蛋白结合型紫杉醇 260 mg/m²+曲妥珠单抗 6 mg/kg+帕妥珠单抗 420 mg（首次 840 mg），每 3 周为 1 个疗程。每 2 个疗程疗效评价 1 次。

➢ 2019-05-13 治疗 2 个疗程后进行疗效评价。查体发现，双侧乳房基本对称，右侧乳腺肿块明显缩小，肿块处皮肤松弛成皱褶，未见乳头内陷。右侧乳房外上象限可扪及一大小为 5.0 cm× 4.0 cm 的肿块，腋窝未扪及肿大淋巴结。根据乳腺彩超和 MRI 结果，疗效评价为 PR。

➢ 2019-06-25 治疗 4 个疗程后进行疗效评价。查体发现，双侧乳房对称，右侧乳房肿块明显缩小，肿块处皮肤松弛成皱褶，未见乳头内陷。右侧乳房外上象限未扪及明显肿块，可触及大小为 3.0 cm× 1.5 cm 的增厚腺体，腋窝未扪及肿大淋巴结。根据乳腺彩超、钼靶、MRI 及 CT，疗效评价为 PR。

【辅助检查】

➢ 2019-05-13 乳腺彩超示右侧乳腺见大小为 5.4 cm×1.4 cm 的低回声结节，双侧腋窝未探及明显肿大淋巴结（图 4-4）。

➢ 2019-05-16 乳腺 MRI 示右侧乳腺上方见区域状分布非肿块样强化，内部不均，直径约 4.6 cm，双侧腋窝未见明显肿大淋巴结（图 4-5）。

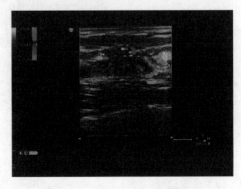

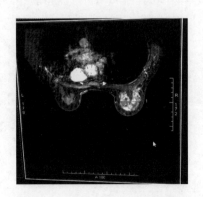

图 4-4　2019-05-13 乳腺彩超　　　　图 4-5　2019-05-16 乳腺 MRI

➢ 2019-06-25 乳腺彩超示右侧乳腺见大小为 3.2 cm×1.2 cm 的低回声结节，双侧腋窝未探及明显肿大淋巴结（图 4-6）。

➢ 2019-06-25 胸部 CT 示两肺未见明显占位，纵隔内未见明显肿大淋巴结（图 4-7）。

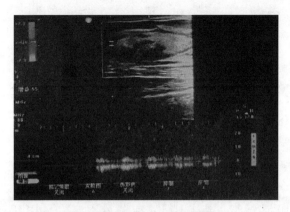 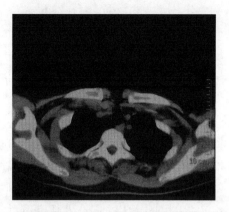

图 4-6　2019-06-25 乳腺彩超　　　　　　图 4-7　2019-06-25 胸部 CT

➢ 2019-06-25 乳腺钼靶示右侧乳腺中央区及内上象限见不规则肿块，伴区域分布细小多形性钙化灶；腋窝未见明显肿大淋巴结（图 4-8）。

➢ 2019-06-26 乳腺 MRI 示右侧乳腺上方见区域状分布非肿块样强化，内部不均，范围基本同前，强化程度较前有所降低，腋窝未见明显肿大淋巴结（图 4-9）。

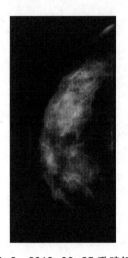 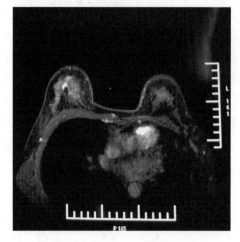

图 4-8　2019-06-25 乳腺钼靶　　　　　　图 4-9　2019-06-26 乳腺 MRI

【本阶段小结】

本例患者为绝经前女性，诊断为右侧乳腺癌合并右侧腋窝淋巴结转移，分期为 $cT_3N_1M_0c$ ⅢA 期，分子分型为 HER-2 阳性（HR 阳性）型。《中国临床肿瘤学会（CSCO）乳腺癌诊疗指南（2019. V1)》指出，满足以下条件之一者可选择术前新辅助药物治疗：①肿块较大（直径>

5 cm）；②腋窝淋巴结转移；③HER-2 阳性；④三阴性乳腺癌；⑤有保乳意愿，但因肿瘤大小与乳房体积比例大而难以保乳者。本例患者乳腺肿块直径>5 cm、HER-2 阳性且有淋巴结转移，适合进行新辅助治疗。在新辅助治疗中，NeoSphere 研究显示，曲妥珠单抗+帕妥珠单抗双靶向方案联合多西他赛可使患者的 pCR 率显著提升；5 年的随访数据显示，双靶向方案可带来 PFS 获益（86% *vs.* 81%），DFS 和 PFS 均优于其他组别。上述指南中，曲妥珠单抗联合帕妥珠单抗的双靶向抗 HER-2 治疗作为 1A 级证据进行Ⅱ级推荐。该指南也肯定了白蛋白结合型紫杉醇在新辅助治疗中的地位。综合考虑，建议本例患者行 PTH 方案，但因帕妥珠单抗的价格，其第 1 次治疗未使用，充分地交流后，第 2 次治疗加上了帕妥珠单抗，每隔 2 个疗程的疗效评价都是 PR，效果显著。

【专家点评】

本例患者是一例右侧乳腺癌合并右侧腋窝淋巴结转移的局部晚期患者，病理分子分型提示 HER-2 和 HR 均为阳性，即俗称的"三阳性"乳腺癌。不管是不是"三阳性"乳腺癌，通常 HER-2 阳性乳腺癌的基础治疗是靶向治疗联合化疗，可以使患者最大限度地获益。

新辅助治疗是 HER-2 阳性乳腺癌患者的优选策略。既往 HER-2 阳性乳腺癌的抗 HER-2 治疗是曲妥珠单抗单靶向方案，但随着帕妥珠单抗的上市，目前亦可以选择双靶向方案。不论是 NeoSphere 研究，还是 PEONY 研究、BERENICE 研究，抑或是 TRYPHAENA 研究，双靶向方案（较单靶向方案）使 HER-2 阳性乳腺癌患者通过新辅助治疗都获得了较高的 pCR 率，且达到 pCR 的患者有可能获得更佳的生存获益。对于新辅助治疗未达 pCR 的患者，基于 KATHERINE 研究的结果，后续的辅助治疗可以采用 14 个疗程的 T-DM1 强化治疗。在联用化疗药物方面，基于 GeparSepto 研究的结果，新辅助治疗中的紫杉类药物可选用白蛋白结合型紫杉醇。

（湖南省肿瘤医院　谢　宁　欧阳取长）

本例患者为局部晚期 Luminal B 型/HER-2 阳性型乳腺癌患者，进行了 4 个疗程的化疗+靶向新辅助治疗，临床疗效评价为 PR。在诊疗过程中有以下 5 点总结。

1. 对于肿块直径>10 cm、HER-2 阳性、腋窝淋巴结转移、同侧锁骨下淋巴结转移可能的局部晚期乳腺癌患者，不能忽视就诊时已存在全身转移的可能性，需要在治疗前进行全面评估，包括上腹部 CT、颅脑 CT、骨扫描、肿瘤标志物或正电子发射计算机断层成像（positron emission tomography CT，PET-CT）等。局部晚期乳腺癌与初治Ⅳ期乳腺癌的治疗原则有较大的差异。

2. 对于 HER-2 阳性局部晚期乳腺癌，NOAH 研究等确立了化疗联合靶向治疗的新辅助治疗方案是首选的治疗方式；而 NeoSphere 研究及 PEONY 研究证实了在新辅助治疗中，曲妥珠单抗联合帕妥珠单抗的双靶向方案较曲妥珠单抗单靶向治疗，提高近一倍的 pCR 率。因此，化疗联合双靶向的新辅助治疗方案成为各项指南的首推方案。本例患者使用 PTH/TH 方案，与 NeoSphere 研究和 POENY 研究使用的方案一致，也是获得临床 PR 疗效的基础。

3. 目前，本例患者已实施 4 个疗程的新辅助治疗，达到可手术的程度，接下来的治疗是继续原方案新辅助治疗以求达到 pCR 还是实施手术（根据 NeoSphere 研究和 POENY 研究，新辅助治疗采取 PTH 4 个疗程后手术）存在一定争议。根据新辅助治疗的目的，以及本例患者目前的疗效评价，可以考虑手术治疗，术后继续 FEC 方案化疗 3 个疗程，以及 HP 方案双靶向治疗维持至 1 年。

4. 本例患者的新辅助治疗中使用白蛋白结合型紫杉醇也是临床疗效得以保证的一个重要因素。根据 GeparSepto（GBG 69）研究，新辅助治疗中双靶向联合白蛋白结合型紫杉醇较传统紫杉醇显著增加 pCR 率，值得在临床实践中进一步探索。

5. 本例患者 HR 阳性且未绝经，加强内分泌治疗不容忽视，可以考虑在化疗起始使用促性腺激素释放激素激动药（GnRH-agonist，GnRHa）卵巢功能去势，待化疗结束后，进行 GnRHa+AI 共 5 年的内分泌治疗。

（复旦大学附属妇产科医院　吴克瑾）

【指南背景】

1.《中国临床肿瘤学会（CSCO）乳腺癌诊疗指南（2019．V1)》 曲妥珠单抗联用帕妥珠单抗的双靶向抗 HER-2 治疗作为 1A 级证据进行Ⅱ级推荐。

2.《中国抗癌协会乳腺癌诊治指南与规范（2019 年版)》 新辅助治疗方案应包括紫杉类和（或）蒽环类药物，HER-2 阳性者应加用抗 HER-2 药物，曲妥珠单抗+化疗应作为 HER-2 阳性乳腺癌新辅助治疗的初始方案；同时，在药物可及的情况下，初始治疗方案也可优选曲妥珠单抗+帕妥珠单抗+化疗。

（湖南省肿瘤医院　谢　宁　欧阳取长）

【循证背景】

1. NeoSphere 研究　该研究是一项多中心、开放性、Ⅱ期随机对照研究，纳入 417 例局部晚期、炎性或早期 HER-2 阳性的初治成年乳腺癌患者，按 1：1：1：1 的比例随机分配接受 4 个疗程的新辅助治疗，分组为曲妥珠单抗+多西他赛组、帕妥珠单抗+曲妥珠单抗+多西他赛组、帕妥珠单抗+曲妥珠单组及帕妥珠单抗+多西他赛组。术后，患者接受 3 个疗程的 FEC 方案化疗及 1 年的曲妥珠单抗治疗。结果显示，4 个疗程多西他赛+曲妥珠单抗+帕妥珠单抗方案达到 pCR 的比例为 46%，高于其他 3 组（多西他赛+曲妥珠单抗组 29%，多西他赛+帕妥珠单抗组 24%，曲妥珠单抗+帕妥珠单抗组 17%）；与未达到 pCR 的患者相比，获得 pCR 的患者（所有组合并）PFS 更长。在本研究中，帕妥珠单抗+曲妥珠单抗联合化疗与曲妥珠单抗联合化疗相比，并未出现新的或长期的安全性问题，未增加心脏疾病的发生风险。

2. PEONY 研究　该研究是一项针对亚洲人群（中国大陆地区、中国台湾地区，韩国、泰国）的随机、多中心、双盲、安慰剂对照的Ⅲ期试验，主要对比的是在新辅助治疗中帕妥珠单抗+曲妥珠单抗+多西他赛方案与安慰剂+曲妥珠单抗+多西他赛方案在疗效、安全性及耐受性方面的差异。该研究入组已确诊 HER-2 阳性的早期（$T_{2\sim3}$，$N_{0\sim1}$）/局部晚期（$T_{2\sim3}$，$N_{2\sim3}$；T_4，任何 N）乳腺癌患者 329 例，在手术前按照 2：1 的比例随机分为帕妥珠单抗+曲妥珠单抗+多西他赛方案组或安慰剂+曲妥珠单抗+多西他赛方案组，2 个方案组均行 4 个疗程治疗，每 3 周为 1 个疗程。术后，患者接受 3 个疗程的 FEC 方案化疗后，继续使用 13 个疗程的帕妥珠单抗+曲妥珠单抗或安慰剂+曲妥珠单抗方案治疗至 1 年。这项研究的主要研究终点是总 pCR（$ypT_{0/is}$，ypN_0），当患者完成手术后，总 pCR 结果由外部审查委员会（Independent Review Committee，IRC）评估。本研究达到了的主要研究终点，结果显示，曲妥珠单抗+帕妥珠单抗双靶向组的总 pCR 较曲妥珠单抗单靶向组显著提高 180%（39.3% vs. 21.8%，$P=0.0014$）。

3. BERENICE 研究　该研究是一项Ⅱ期临床研究，主要目的是探讨抗 HER-2 双靶向（曲妥珠单抗+帕妥珠单抗）治疗与蒽环类联合应用的有效性和安全性。研究设计分为 2 个队列，分别采取密集型多柔比星+环磷酰胺序贯每周紫杉醇和氟尿嘧啶+表柔比星+环磷酰胺序贯多西他赛化疗方案，曲妥珠单抗+帕妥珠单抗与紫杉醇或多西他赛同时使用。结果发现，抗 HER-2 双靶向治疗与蒽环类药物联合使用并未增加明显的心脏毒性。

4. TRYPHAENA 研究　该研究是一项探讨曲妥珠单抗+帕妥珠单抗方案与蒽环类药物联合应用的临床研究。其中，有一组是曲妥珠单抗+帕妥珠单抗与氟尿嘧啶+表柔比星+环磷酰胺化疗同

·27·

时使用。结果发现，与非蒽环组相比，蒽环组联合抗 HER-2 双靶向治疗并未导致明显的左心室射血分数下降，未增加心脏相关的安全性问题，pCR 率可达 60% 以上。

5. GeparSepto 研究　该研究探讨了白蛋白结合型紫杉醇与普通紫杉醇相比是否能提高新辅助治疗的疗效，结果发现，在 HER-2 阳性乳腺癌中，曲妥珠单抗+帕妥珠单抗方案联合白蛋白结合型紫杉醇的 pCR 率要明显高于普通紫杉醇（HR 阴性组：74.6% *vs.* 66.7%；HR 阳性组：56.4% *vs.* 49.7%）。

（湖南省肿瘤医院　谢　宁　欧阳取长）

【核心体会】

与化疗联合单靶向抗 HER-2 治疗相比，化疗联合双靶向抗 HER-2 治疗（如曲妥珠单抗+帕妥珠单抗）可以快速缩小肿瘤体积，有可能显著提高术前治疗的 pCR 率。

（湖南省肿瘤医院　谢　宁　欧阳取长）

参 考 文 献

[1] Gianni L, Pienkowski T, Im YH, et al. Efficacy and safety of neoadjuvant pertuzumab and trastuzumab in women with locally advanced, inflammatory, or early HER2-positive breast cancer（NeoSphere）：a randomised multicentre, open-label, phase 2 trial. Lancet Oncol, 2012, 13（1）：25-32.

[2] Shao Z, Pang D, Yang H, et al. Efficacy, safety, and tolerability of pertuzumab, trastuzumab, and docetaxel for patients with early or locally advanced ERBB2-positive breast cancer in Asia：the PEONY phase 3 randomized clinical trial. JAMA Oncol, 2019, 25：5.

[3] Swain SM, Ewer MS, Viale G, et al. Pertuzumab, trastuzumab, and standard anthracycline-and taxane-based chemotherapy for the neoadjuvant treatment of patients with HER2-positive localized breast cancer（BERENICE）：a phase Ⅱ, open-label, multicenter. multinational cardiac safety study. Ann Oncol, 2018, 29（3）：646-653.

[4] Schneeweiss A, Chia S, Hickish T, et al. Pertuzumab plus trastuzumab in combination with standard neoadjuvant anthracycline-containing and anthracycline-free chemotherapy regimens in patients with HER2-positive early breast cancer：a randomized phase Ⅱ cardiac safety study（TRYPHAENA）. Ann Oncol, 2013, 24（9）：2278-2284.

[5] Loibl S, Jackisch C, Schneeweiss A, et al. Dual HER2-blockade with pertuzumab and trastuzumab in HER2-positive early breast cancer：a subanalysis of data from the randomized phase Ⅲ GeparSepto trial. Ann Oncol, 2017, 28（3）：497-504.

[6] Gianni L, Pienkowski T, Im YH, et al. Five-year analysis of thephase Ⅱ NeoSphere trial evaluating four cycles of neoadjuvant docetaxel（D）and/or trastuzumab（T）and/or pertuzumab（P）. ASCO Meeting Abstracts, 2015, 33：505.

[7] 中国临床肿瘤学会指南工作委员会. 中国临床肿瘤学会（CSCO）乳腺癌诊疗指南（2018. V1）. 北京：人民卫生出版社, 2018.

[8] 中国抗癌协会乳腺癌专业委员会. 中国抗癌协会乳腺癌诊治指南与规范（2019 年版）. 中国癌症杂志, 2019, 29（8）：695.

[9] Gianni L, Eiermann W, Semiglazov V, et al. Neoadjuvant and adjuvant trastuzumab in patients with HER2-positive locally advanced breast cancer（NOAH）：follow-up of a randomised controlled superiority trial with a parallel HER2-negative cohort. Lancet Oncol, 2014, 15（6）：640-647.

[10] von Minckwitz G, Huang CS, Mano MS, et al. Trastuzumab emtansine for residual invasive HER2-positive breast cancer. N Engl J Med, 2019, 380（7）：617-628.

病例 5 异时性三原发肿瘤——乳腺癌、甲状腺乳头状癌及肺腺癌 1 例

党雪菲 李 纲*

复旦大学附属肿瘤医院闵行分院

【病史及治疗】

➢ 患者，女性，59 岁，已婚已育，否认肿瘤家族史。

➢ 2015-06-24 患者因发现"左侧乳房肿块 1 个月"于当地医院行"左侧乳腺癌改良根治术"。术后病理示左侧乳腺浸润性导管癌（invasive ductal carcinoma，IDC），Ⅱ～Ⅲ级，切缘未见癌，肿块大小为 2.0 cm×2.0 cm×1.8 cm。腋窝淋巴结（5/19 枚）见癌转移。免疫组织化学结果示 ER（+）、PR（-）、HER-2（+++）、Ki-67（30%）；HER-2 行 FISH 检测呈阳性。术后行辅助化疗，给予多西他赛 4 个疗程，曲妥珠单抗靶向治疗 12 个月。

➢ 2015-11 至 2015-12 患者行辅助放疗（具体靶区剂量不详）。放疗前胸部 CT 发现右肺小结节，直径为 0.8 cm。

➢ 2015-12 至 2016-06 患者放疗后服用卡培他滨（6 个月），同时口服来曲唑内分泌治疗（32 个月）。

➢ 2016-10 外院胸部增强 CT 示双肺多发转移瘤；右侧气管旁及左下肺门淋巴结肿大；甲状腺右叶结节，考虑肿瘤性病变；患者未进一步诊治，继续口服来曲唑治疗。

➢ 2017-11 外院 PET-CT 示左侧乳腺癌术后，双肺多发转移瘤，左侧少量胸腔积液；甲状腺右叶结节，^{18}F-氟代脱氧葡萄糖（^{18}F-fluorodeoxyglucose，FDG）代谢增高，考虑肿瘤；伴右侧上纵隔多发淋巴结转移，建议行病理检查；纵隔、气管前腔静脉后间隙及主肺动脉窗淋巴结考虑慢性炎症；未见肝、骨、脑转移。患者仍未诊治，继续口服来曲唑治疗至 2018-08（上述病史缺少相关影像学资料）。

【本阶段小结】

本例患者术后诊断为左侧乳腺浸润性导管癌，$pT_1N_2M_0$Ⅲa 期。根据《中国临床肿瘤学会（CSCO）乳腺癌诊疗指南（2019. V1）》，本例患者为绝经后 HER-2 阳性、HR 阳性乳腺癌，术后复发风险高，需行辅助化疗。HERA 研究确立了 HER-2 阳性乳腺癌术后曲妥珠单抗治疗 1 年的地位。BCIRG 006 研究随访 10.3 年的结果表明，对于 HER-2 阳性乳腺癌，术后行 AC-TH（A，多柔比星；C，环磷酰胺；T，多西他赛；H，曲妥珠单抗）方案或 TCbH（T，多西他赛；Cb，卡铂；H，曲妥珠单抗）方案辅助化疗为超过 83% 的患者带来 10 年以上的生存期。故本例患者术后需行 AC-TH 方案或 TCbH 方案辅助化疗及曲妥珠单抗辅助靶向治疗 1 年，但其辅助化疗方案不规范，仅行 4 个疗程多

* 通信作者，邮箱：ligang_ 0113@ 163. com

西他赛单药辅助化疗。美国 NCCN 指南推荐淋巴结≥4 枚的乳腺癌患者术后行辅助放疗，本例患者腋窝淋巴结（5/19 枚）见癌转移，但其化疗前基线检查不完善，且在化疗后、放疗前发现肺部 1 枚直径<1 cm 的小结节，不能明确该病灶是否为新发病灶，亦不能明确是否为肿瘤性病变，此外，本例患者在放疗后行卡培他滨治疗缺乏证据。《中国临床肿瘤学会（CSCO）乳腺癌诊疗指南（2019. V1)》推荐 5 年 AI 是辅助内分泌治疗的基础，具有高危因素者需延长内分泌治疗。本例患者为绝经后 HR 阳性乳腺癌患者，术后给予来曲唑内分泌治疗，但其 2016-10 及 2017-11 的 CT 及 PET-CT 检查均发现肺部转移灶、纵隔转移灶及甲状腺结节，应在其复发后给予曲妥珠单抗治疗或曲妥珠单抗联合帕妥珠单抗的抗 HER-2 治疗，但其未进一步治疗，继续口服来曲唑内分泌治疗。

【病史及治疗续一】

➤ 2018-08 患者出现间断咳嗽、咳黄白色痰及胸闷等症状。外院胸部 CT 示双肺多发结节，考虑乳腺癌转移，对症治疗无好转（图 5-1）。

➤ 2018-08 患者就诊于复旦大学附属肿瘤医院闵行分院（以下简称"分院"）门诊，完善颅脑增强 MRI 及发射型计算机断层成像（emission computed tomography，ECT）检查，未发现脑转移及骨转移（图 5-2，图 5-3）。建议患者至复旦大学附属肿瘤医院（以下简称"总院"）进行病理会诊，并于总院行甲状腺结节及肺部结节穿刺活检。

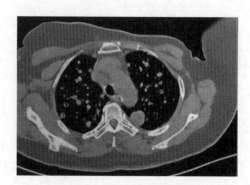

图 5-1　2018-08 胸部 CT

注：双肺可见多发高密度结节，伴纵隔淋巴结肿大

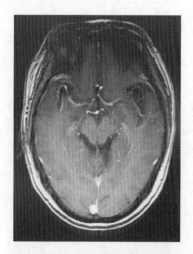

图 5-2　2018-08 颅脑增强 MRI

注：颅脑内未见转移

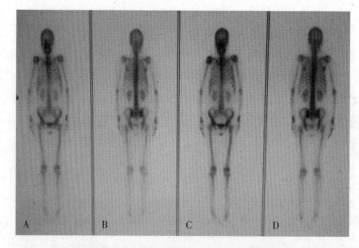

图 5-3　2018-08 ECT（全身骨显像）

注：A. 前位相高对比；B. 后位相高对比；C. 前位相；D. 后位相；未见异常

➤ 2018-09 乳腺癌病理会诊结果为左侧乳腺浸润性导管癌，Ⅲ级（图 5-4，图 5-5）。免疫组织化学结果示 ER（30%）、PR（-）、HER-2（+++）、Ki-67（30%）、雄激素受体（androgen receptor，AR）（70%）。总院甲状腺右叶结节细针穿刺活检的病理倾向甲状腺乳头状癌（图 5-6，

图 5-7）。患者未同意行肺部病灶穿刺活检。

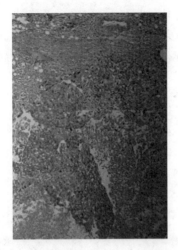

图 5-4　乳腺苏木精-伊红（hematoxylin-eosin，HE）染色

注：镜下见肿瘤细胞排列呈大小不等的巢状、实性片状，可见坏死，细胞异型明显，可见核分裂象，间质见促结缔组织反应

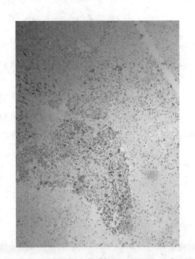

图 5-5　乳腺锌指转录因子 3（GATA-3）阳性

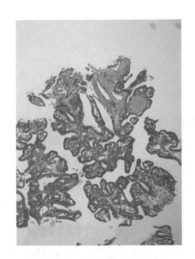

图 5-6　甲状腺 HE 染色

注：镜下见多极分支乳头，乳头中心有纤维血管间质，乳头表面被覆排列紊乱的立方或柱状上皮，上皮细胞肥大，胞核染色质少，呈磨玻璃样，可见核沟或核内包涵体

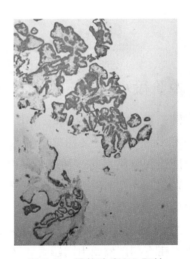

图 5-7　甲状腺 CK19 阳性

➤ 2018-10 患者再次就诊于分院，经多次告知穿刺活检明确诊断的必要性后行 CT 引导下肺部病灶穿刺活检，同时进行了血液基因检测。肺部病灶穿刺活检的病理倾向肺来源腺癌（图 5-8，图 5-9）。免疫组织化学结果示 CK（+）、甲状腺转录因子 1（thyroid transcription factor 1，TTF-1）（+）、ER（-）、PR（-）、甲状腺球蛋白（thyroglobulin，TG）（-）、CD19（+）、Ki-67（1%）、CK5/6（-）、E-钙黏附素（E-cadherin，E-cad）（+）、P53（个别+）。患者目前诊断：①左侧乳腺

浸润性导管癌术后，pT$_1$N$_2$M$_0$Ⅲa 期；②肺腺癌；③甲状腺乳头状癌；④肺及纵隔淋巴结转移癌。此时，患者咳嗽、胸闷、体力活动受限、一般状态稍差，为尽快控制病情，兼顾肺腺癌及乳腺癌的治疗，行 PH（P，紫杉醇，80 mg/m^2，第 1、8 天；H，曲妥珠单抗，首次 8 mg/kg，后6 mg/kg，每 3 周 1 次）方案姑息化疗 4 个疗程，并将肺部穿刺病灶送总院病理会诊，进一步明确诊断。患者化疗后Ⅰ度白细胞降低，4 个疗程化疗后疗效评价为 SD，咳嗽、胸闷症状好转。

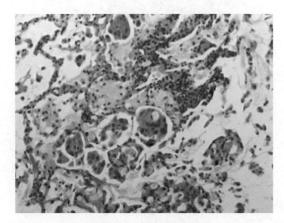

图 5-8 肺穿刺 HE 染色

注：镜下见癌细胞排列成小巢团状，不规则小腺样，细胞呈立方或圆形，胞核呈圆形、卵圆形，可见小核仁，周围见纤维性或黏液样间质

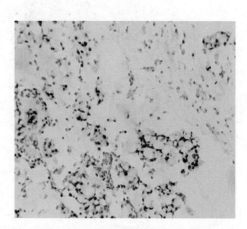

图 5-9 肺腺癌细胞 TTF-1 阳性

【本阶段小结】

本例患者为异时性多原发肿瘤。多原发肿瘤的概念于 1889 年由 Billroth 提出，1932 年由 Warren 和 Gates 修订，又称重复癌，是指同一患者体内同一或不同组织器官发生的经病理证实的具有不同组织学类型的 2 种或 2 种以上的恶性肿瘤，并且其中一种必须除外是另一种肿瘤转移的肿瘤，在同一器官不同部位或同一部位但病理证实为不同病理形态的肿瘤也称多原发肿瘤。根据肿瘤发生时间的先后分为 2 种：若 2 种恶性肿瘤同时或确诊时间<6 个月称为同时性多原发肿瘤，>6 个月称为异时性多原发肿瘤。诊断标准：①每种肿瘤在病理上都是恶性肿瘤；②每种肿瘤必须发生在不同部位或不同器官；③每种肿瘤各自独立，必须排除互为转移及复发癌的可能。多原发肿瘤的治疗取决于诊断的时间间隔，依据各自的病理类型及临床分期，尽可能进行根治性治疗。对于同时性多原发肿瘤，首先应该针对最危及生命或预后更差的肿瘤进行治疗；对于异时性多原发肿瘤，依据肿瘤诊断的先后顺序进行治疗。

本例患者经病理证实为乳腺癌、原发性肺腺癌及甲状腺乳头状癌，诊断明确，乳腺癌首先发生，在乳腺癌内分泌治疗期间发现肺及甲状腺病变，故考虑为晚期异时性三原发肿瘤，肺及纵隔淋巴结转移，给予其姑息性治疗。本例患者目前需要针对 3 种肿瘤共同治疗。甲状腺乳头状癌为低度恶性肿瘤，预后好于肺腺癌及乳腺癌。其肺内病灶表现为弥散性多发性病灶，目前尚不能区分肺内每个病灶的组织学来源（即哪些病灶为乳腺癌转移，哪些病灶为肺腺癌转移，哪些病灶为甲状腺乳头状癌转移），故治疗需要兼顾这 3 种肿瘤制定治疗方案。

乳腺癌治疗解析：本例患者乳腺癌诊断明确，末次曲妥珠单抗辅助治疗的时间为 2016-06。

2016-10 出现肺部及纵隔淋巴结病灶，考虑可能为乳腺癌转移。H0648g 研究的结果表明，对于 HER-2 阳性转移性乳腺癌患者，与单用化疗组相比，曲妥珠单抗联合化疗显著延长生存期 9 个月。CHAT 研究的结果显示，曲妥珠单抗联合多西他赛+卡培他滨（HTX 方案）化疗比曲妥珠单抗联合多西他赛单药化疗，PFS 延长约 5 个月，故《中国临床肿瘤学会（CSCO）乳腺癌诊疗指南（2019.V1）》推荐 HTX 方案作为晚期 HER-2 阳性乳腺癌一线首选方案（1A 类证据）。US Oncology 研究表明，紫杉醇+卡铂化疗联合曲妥珠单抗靶向治疗（PCH 方案）比紫杉醇单药联合曲妥珠单抗（PH 方案）靶向治疗显著提高 PFS（10.7 个月 *vs.* 7.1 个月），而 OS 也明显提高（41.5 个月 *vs.* 30.6 个月）。HERMINE 研究表明，在曲妥珠单抗治疗疾病进展后继续行曲妥珠单抗治疗同样可以获益。其他抗 HER-2 药物如帕妥珠单抗、T-DM1 及吡咯替尼均可改善晚期 HER-2 阳性乳腺癌患者的预后，但考虑当时（2018-10）药物的可及性及经济方面等因素，故选择继续使用曲妥珠单抗靶向治疗。依据《中国临床肿瘤学会（CSCO）乳腺癌诊疗指南（2019.V1）》，晚期乳腺癌的治疗与曲妥珠单抗搭配的联合化疗方案选择 TX（T，多西他赛；X，卡培他滨）方案（1A 类推荐），其次为 PC 方案。

甲状腺乳头状癌治疗解析：相对于肺腺癌及乳腺癌，甲状腺乳头状癌恶性程度较低。对于初诊的甲状腺乳头状癌，首选手术治疗及术后口服甲状腺素替代治疗。对于复发转移的甲状腺乳头状癌，需要多学科会诊，给予综合治疗，包括手术、激素治疗及放射性碘的核素治疗。^{131}I 全身显像可以发现具有摄碘能力的病变，用于评估甲状腺残留复发灶和转移灶的摄碘情况。本例患者不同意行 ^{131}I 全身显像检查，故目前无法区分肺部病灶是否存在有甲状腺乳头状癌转移的病灶。

肺腺癌治疗解析：《中国临床肿瘤学会（CSCO）原发性肺癌诊疗指南（2019）》指出，对于驱动基因阳性的晚期非小细胞肺癌，首选靶向治疗，而含铂双药联合化疗作为 2A 类推荐；无驱动基因的晚期非鳞癌非小细胞肺癌含铂双药联合化疗作为 1A 类证据。2002 年，Joan H. Schiller 等的临床研究表明，紫杉醇联合顺铂（TP 方案）、多西他赛联合顺铂（DP 方案）、吉西他滨联合顺铂（GP 方案）与紫杉醇联合卡铂（PC 方案）疗效相当，而卡培他滨在肺癌初始治疗中未予以推荐。

基于上述证据，本例患者目前驱动基因检测结果尚未取得，为尽快控制病情，故选择化疗。为兼顾乳腺癌和肺腺癌的治疗，PCH 方案为优选治疗方案，但其一般状态差，咳嗽、咳痰、胸闷症状较重，故给予 PH 方案治疗。

【病史及治疗续二】

➤ 2019-01 总院病理会诊结果示肺部穿刺活检送检组织腺泡腔内见异形腺体，倾向肺腺癌。免疫组织化学结果示 CK7（少+）、天冬氨酸蛋白酶 A（novel aspartic proteinase A，NapsinA）（+）、TTF-1（+）、Ki-67（欠佳）、囊泡病液体蛋白 15（gross cystic disease fluid protein 15，GCDFP-15）（-）、乳腺球蛋白（mammoglobin）（-）、配对盒基因 8（paired boxed gene 8，PAX8）（-）、CEA（少+）、P53（个别+）、CK19（+）、ER（-）、PR（-）。

➤ 2019-01 患者行血液多基因检测，结果示 *ERBB*2、*CDK*12、*DDR*2、*PI3KR*1 基因扩增。微卫星稳定（microsatellite stable，MSS），肿瘤组织的突变负荷（tumor mutational burden，TMB）3.2/mb，表皮生长因子受体（epidermal growth factor receptor，EGFR）基因未见突变，间变性淋巴瘤激酶（anaplastic lymphoma kinase，ALK）基因未见突变，*ROS*1 基因未见突变。

➤ 2019-01 至 2019-03 患者经 4 个疗程 PH 方案化疗后咳嗽、咳痰及胸闷症状略好转，转行 PCH [P，紫杉醇，80 mg/m²；C，卡铂，曲线下面积（area under the curve，AUC）= 2，第 1、8 天；H，曲妥珠单抗，6 mg/kg，每 3 周 1 次] 方案化疗 4 个疗程，耐受性可，化疗后 Ⅱ 度白细胞降低，症状较前略好转。

➢ 2019-04 患者复查，疗效评价为 SD。

【辅助检查】

➢ 2019-01 至 2019-03 胸部 CT 示 PH 方案化疗 4 个疗程后肺内病灶略减少，右下肺结节略缩小。PCH 方案化疗 4 个疗程后肺内病灶未见明显变化（图 5-10）。

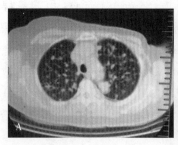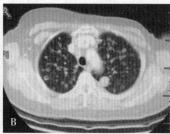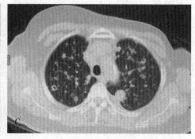

图 5-10　2019-01 至 2019-03 胸部 CT

注：A. 2018-10 化疗前；B. 2019-01 4 个疗程 PH 方案化疗后；C. 2019-03 4 个疗程 PCH 方案化疗后

➢ 2019-01 至 2019-03 颈部 MRI 示 PH 方案化疗 4 个疗程后甲状腺结节无明显变化。PCH 方案化疗 4 个疗程后甲状腺病灶未见明显变化（图 5-11）。

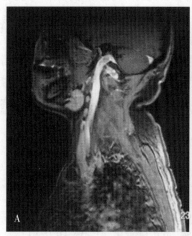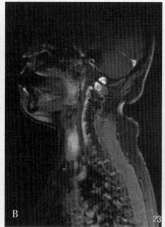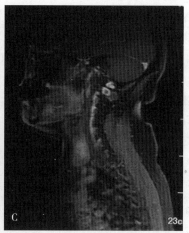

图 5-11　2019-01 至 2019-03 颈部 MRI

注：A. 2018-10 化疗前；B. 2019-01 4 个疗程 PH 方案化疗后；C. 2019-03 4 个疗程 PCH 方案化疗后

【本阶段小结】

本例患者的总院病理会诊结果及血液基因检测结果在此阶段已取得，确诊为乳腺癌、甲状腺乳头状癌及肺腺癌。其属于Ⅳ期无驱动基因原发性肺腺癌和 HER-2 阳性乳腺癌。本例患者经 4 个疗程 PH 方案化疗后咳嗽、气促症状较前略好转，复查结果疗效评价为 SD（好转），同时 PH 方案化疗耐受性可，故 2019-01 至 2019-03 给予 PCH 方案联合化疗。2019-04 复查，病情稳定。

【病史及治疗续三】

➤ 2019-04 至今患者行贝伐珠单抗联合 PCH 方案治疗。

➤ 2019-06 患者复查，疗效评价为 SD。

【本阶段小结】

《中国临床肿瘤学会（CSCO）原发性肺癌诊疗指南（2019）》推荐含铂类的联合化疗方案为 Ⅳ 期无驱动基因的非小细胞肺癌的一线治疗（1A 类证据）。Beyond 研究的结果表明，与安慰剂联合 PC 方案相比，贝伐珠单抗联合 PC 方案化疗，中位 PFS 显著延长，分别为 9.2 个月和 6.5 个月（$HR=0.4$，95% CI：0.29~0.54，$P<0.001$），中位 OS 也相对延长，分别为 24.3 个月和 17.7 个月（$HR=0.68$，95% CI：0.50~0.93，$P=0.015\ 4$）。本例患者行 4 个疗程 PCH 方案化疗后咳嗽、胸闷症状明显好转，疗效评价为 SD。基于上述证据，调整治疗方案选择了贝伐珠单抗联合 PCH 方案姑息化疗。

本例患者经病理证实为异时性多原发肿瘤，即甲状腺乳头状癌、乳腺癌、肺腺癌。对于同时性多原发肿瘤，首先应该针对最危及生命或预后更差的肿瘤进行治疗。对于异时性多原发肿瘤的治疗，主要取决于诊断的时间间隔，依据各自的病理类型及临床分期，尽可能进行根治性治疗，治疗顺序为肿瘤诊断的先后顺序。结合本例患者，其在诊断和治疗中主要存在 3 个难点。

第一，2016-10 患者发现肺、纵隔及甲状腺结节，未积极进行诊治。2018-08 至分院就诊，经医务人员反复告知明确诊断的必要性后行乳腺癌病灶病理会诊、甲状腺穿刺病理活检及肺部病灶穿刺病理活检。提示临床工作中需尽可能让患者充分了解检查的必要性，取得患者配合才能达到明确诊断的目的，进而制定正确的治疗策略。

第二，2018-08 患者出现咳嗽、胸闷，胸部 CT 表现为散在多发结节状高密度影，符合转移性肺癌的影像学表现，且此时也是乳腺癌易出现复发转移的时间，故本例患者诊断难度大，需明确肺部病灶为乳腺癌转移、甲状腺乳头状癌转移或原发性肺癌。虽然最终穿刺活检的病理证实肺部穿刺病灶为无驱动基因的原发性肺腺癌，但对于其肺部其他病灶，是否存在乳腺癌肺转移灶或甲状腺乳头状癌肺转移灶，尚不能一一明确，故增加了诊断的不确定性和治疗的复杂性。

第三，目前的治疗方案兼顾乳腺癌及肺腺癌，而暂未兼顾甲状腺乳头状癌。甲状腺乳头状癌是否需行手术治疗有待多学科会诊。此外，目前行贝伐珠单抗联合 PC 方案化疗，若疾病进展，应如何制定后续的治疗方案仍值得进一步探讨。

本例患者疾病诊疗过程见图 5-12。

【专家点评】

本例患者是一例经病理证实的较为罕见的三原发恶性肿瘤患者，关于多原发肿瘤（包括同时性和异时性）的定义前文已有阐述。多原发肿瘤的首发年龄主要集中于 40~60 岁。其发病机制目前认为有遗传基因异常、区域致癌、感染、治疗性因素、代谢综合征等。多原发肿瘤主要发生在组织类型相似的器官（如本例患者的三原发恶性肿瘤），多见于上呼吸道、上消化道、泌尿生殖系统、成对器官。多原发肿瘤的治疗原则和预后与复发转移性肿瘤有区别。例如，原发性肿瘤是可以根治的，应给予根治性治疗。治疗可遵循以下原则：①首选手术切除，尽可能切除每一个肿瘤，必要时分期手术。②先处理恶性程度大、对患者威胁较大的肿瘤。③多学科协作治疗，优化治疗方案。在治疗肿瘤的同时，尽可能纠正风险因素，如代谢综合征、吸烟、饮酒等。本例患者乳腺癌、肺腺癌及甲状腺乳头状癌诊断经病理证实较为明确，这是值得推崇之处。多原发肿瘤的诊断

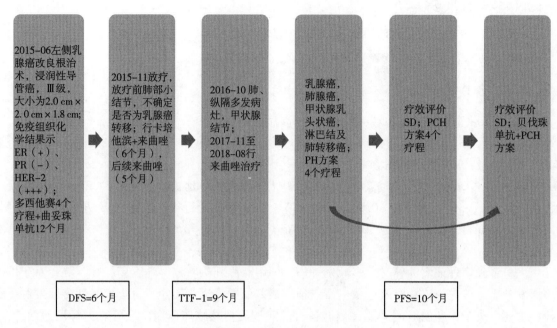

图 5-12　本例患者疾病诊疗过程

必须要有病理诊断作为支持证据。在治疗方面，为本例患者选择了兼顾了 2 种恶性程度更高的肿瘤的治疗方案，也是值得赞许的地方。

（湖南省肿瘤医院　谢　宁　欧阳取长）

本例患者为 59 岁的女性，乳腺肿块最先被发现，从外院提供的切片及检查结果来看，镜下肿瘤组织呈实性片状分布伴坏死，周围见纤维组织反应（图 5-4）；肿瘤细胞 GATA-3 表达阳性（图 5-5）；免疫组织化学结果示 ER（+）、PR（-）、HER-2（+++）、Ki-67（30%），HER-2 行 FISH 检测呈阳性，考虑乳腺原发浸润性癌（非特殊性）。随后发现其有甲状腺结节及多发性肺结节，甲状腺 HE 切片可见肿瘤组织呈伴有纤维血管轴心的分支乳头状结构，细胞拥挤（图 5-6）；肿瘤细胞 CK19 阳性（图 5-7），考虑为甲状腺原发乳头状癌。从提供的肺穿刺切片、外院病理报告和会诊报告来看，镜下黏液样背景中可见呈小巢状或腺样排列的肿瘤细胞，细胞异型明显（图 5-8）；TTF-1 阳性（图 5-9）；免疫组织化学结果示 CK7（少+）、NapsinA（+）、TTF-1（+）、GCDFP-15（-）、Mammaglobin（-）、ER（-）、PR（-），考虑为肺原发腺癌，但由于肺结节多发，其余未穿刺的肺结节性质无法确定。本例患者为异时性多原发肿瘤：乳腺浸润性癌（非特殊性）、甲状腺乳头状癌、肺腺癌，病理类型诊断明确。

（上海交通大学医学院附属仁济医院　张雪晴）

2015-06 本例患者被诊断为左侧乳腺浸润性导管癌；2016-10 发现本例患者双肺多发占位，考虑乳腺癌转移；2017-11 本例患者双肺多发占位，上纵隔淋巴结肿大，右侧甲状腺结节；2018-09 右侧甲状腺穿刺活检明确乳头状癌；2018-10 肺穿刺活检明确肺原发腺癌。

本例患者符合异时性多原发肿瘤。甲状腺乳头状癌恶性程度低，很少转移至肺和纵隔淋巴结，可不急于处理。乳腺癌转移至肺常见，本例患者肺穿刺活检证实肺原发性腺癌存在。0.8% ~ 1.4%

的乳腺癌可继发于原发性肺癌，中位间隔时间为 43.5~60.0 个月，其中乳腺癌多为浸润性导管癌，Luminal A 型占 36.4%，Luminal B 型占 32.7%，HER-2 过表达型占 7.7%，基底样型占 18.2%。肺癌类型有鳞癌、腺癌、小细胞癌、大细胞癌。肺部多为单发病灶。本例患者双肺多发占位，尽管一处穿刺证实为肺原发腺癌，肺内多处占位仍有可能是转移性乳腺癌病灶，纵隔肿大淋巴结也有可能是肺腺癌或乳腺癌转移。必要时需穿刺活检明确。

（上海交通大学医学院附属仁济医院　刘　强）

【核心体会】

多原发肿瘤的正确诊断是规范治疗的前提。在面对可能的多原发性肿瘤时，一定要有明确的病理诊断证据，在治疗上才能不走或少走弯路。

（湖南省肿瘤医院　谢　宁　欧阳取长）

参 考 文 献

[1] 李敏. 多原发恶性肿瘤研究进展. 中国癌症杂志，2017，27（2）：156-160.

[2] Kashif M, Ayyadurai P, Thanha L, et al. Triple synchronous primary lung cancer: a case report and review of the literature. Journal of Medical Case Reports, 2017, 11 (1): 245.

[3] Chen Y, Zhao MF, Qu XJn, et al. Retrospective analysis of 30 cases of multiple primary carcinoma. J China Med Univ, 2012, 41 (4): 340-342.

[4] 中国临床肿瘤学会指南工作委员会. 中国临床肿瘤学会（CSCO）乳腺癌诊疗指南（2019. V1）. 北京：人民卫生出版社，2019.

[5] 中国临床肿瘤学会指南工作委员会. 中国临床肿瘤学会（CSCO）原发性肺癌诊疗指南（2019）. 北京：人民卫生出版社，2019.

[6] Schiller JH, Harrington D, Belani CP, et al. Comparison of four chemotherapy regimens for advanced non-small-cell lung cancer. N Engl J Med, 2002, 346 (2): 92-98.

[7] 中国临床肿瘤学会指南工作委员会. 中国临床肿瘤学会（CSCO）复发转移性甲状腺癌诊疗指南（2019）. 北京：人民卫生出版社，2019.

[8] Extra JM, Antoine EC, Vincent-Salomon A, et al. Efficacy of trastuzumab in routine clinical practice and after progression for metastatic breast cancer patients: the observational Hermine study. Oncologist, 2010, 15 (8): 799-809.

[9] Cameron D, Piccart-Gebhart MJ, Gelber RD, et al. 11 years' follow-up of trastuzumab after adjuvant chemotherapy in HER2-positive early breast cancer: final analysis of the HERceptin Adjuvant (HERA) trial. Lancet, 2017, 389 (10075): 1195-1205.

[10] Zhou CC, Wu YL, Chen GY, et al. BEYOND: a randomized, double-blind, placebo-controlled, multicenter, phase Ⅲ study of first-Line carboplatin/paclitaxel plus bevacizumab or placebo in Chinese patients with advanced or recurrent nonsquamous non-small-cell lung cancer. Journal of Clinical Oncology, 2015, 33 (19): 2197-2204.

[11] 中国抗癌协会乳腺癌专业委员会. 中国抗癌协会乳腺癌诊治指南与规范（2019 年版）. 中国癌症杂志，2019，29（08）：609-680.

[12] Fritz A, Percy C, Jack A. International Classification of Diseases for Oncology: ICD-O-3. Geneva: WHO, 2000.

[13] Slamon DJ, Eiermann W, Robert NJ, et al. Ten year follow-up of BCIRG-006 comparing doxorubicin plus cyclophosphamide followed by docetaxel (AC-> T) with doxorubicin plus cyclophosphamide followed by docetaxel and trastuzumab (AC-> TH) with docetaxel, carboplatin and trastuzumab (TCH) in HER2+early breast cancer. Cancer Res, 2016, 76: 4.

[14] Gradishar WJ, Anderson BO, Abraham J, et al. Breast Cancer, Version 3. 2020, NCCN Clinical Practice

Guidelines in Oncology. J Natl Compr Canc Netw, 2020, 18 (4): 452-478.

[15] Marty M, Cognetti F, Maraninchi D, et al. Randomized phase Ⅱ trial of the efficacy and safety of trastuzumab combined with docetaxel in patients with human epidermal growth factor receptor 2-positive metastatic breast cancer administered as first-line treatment: The M77001 study group. Journal of Clinical Oncology, 2005, 23 (19): 4265-4274.

[16] Robert N, Leyland-Jones B, Asmar L, et al. Randomized phase Ⅲ study of trastuzumab, paclitaxel, and carboplatin compared with trastuzumab and paclitaxel in women with HER-2-overexpressing metastatic breast cancer. Journal of Clinical Oncology, 2006, 24 (18): 2786-2792.

[17] Wardley AM, Pivot X, Morales-Vasquez F, et al. Randomized phase Ⅱ trial of first-line trastuzumab plus docetaxel and capecitabine compared with trastuzumab plus docetaxel in HER2-positive metastatic breast cancer. Journal of Clinical Oncology, 2010, 28 (6): 976-983.

病例6　三阴性乳腺癌1例

杨　梅　李　纲*

复旦大学附属肿瘤医院闵行分院

【病史及治疗】

➢ 患者，女性，45岁，未绝经。因"左侧乳腺癌术后7个月，咳嗽1周"入院。

➢ 2017-07 患者发现左侧乳房外上象限有一肿块，直径约4 cm。行左侧乳房肿块空心针穿刺，病理示左侧乳腺浸润性癌。免疫组织化学结果示 ER（－）、PR（－）、HER-2（＋）、Ki-67（约50%，＋）、AR（－）。行左侧腋窝淋巴结穿刺，病理示转移性腺癌。

➢ 2017-08 行新辅助化疗，方案为剂量密集型 EC（E，表柔比星；C，环磷酰胺）方案4个疗程序贯每周 P（紫杉醇，共12周）。疗效评价为 PR。

【本阶段小结】

本例患者为绝经前女性，以"左侧乳房肿块"起病，左侧乳房及左侧腋窝穿刺病理示三阴性乳腺癌伴腋窝淋巴结转移。根据《中国临床肿瘤学会（CSCO）乳腺癌诊疗指南（2019. V1）》，新辅助治疗的适应证不再仅依据临床分期，应结合肿瘤的分子分型、临床分期及患者的个人意愿确定。CALGB 9741 研究的结果证实，剂量密集型辅助化疗优于常规化疗，每2周1次的含蒽环类、紫杉醇的剂量密集型化疗方案较每3周1次的标准化疗方案能够显著改善患者的 DFS（82% *vs.* 75%）。ECOG1199 研究表明，对于三阴性乳腺癌，紫杉醇每周方案在 OS 方面具有优势。本例患者选用了剂量密集型 EC 方案序贯每周紫杉醇新辅助化疗。

【病史及治疗续一】

➢ 2018-01-16 患者行左侧乳腺癌改良根治术，术后病理示左侧乳腺病灶2个，最大病灶的长径为1 mm，浸润性导管癌，不能分级，脉管侵犯（＋）；淋巴结（12/15枚）见癌转移；新辅助治疗后反应分级（Miller-Payne 分级）为4级（＞90%）。免疫组织化学结果示 ER（－）、PR（－）、HER-2（＋）、Ki-67（80%，＋）。

➢ 2018-03 至 2018-05 患者入组"吉西他滨联合顺铂方案作为新辅助化疗后 non-pCR（非病理完全缓解）三阴性乳腺癌患者术后辅助化疗方案疗效及安全性的一项前瞻性、随机、开放、多中心Ⅲ期临床试验"，行 GP（G，吉西他滨；P，顺铂）方案化疗4个疗程。

➢ 2018-06-17 至 2018-08-20 患者术后放疗25次。

【本阶段小结】

《中国临床肿瘤学会（CSCO）乳腺癌诊疗指南（2019. V1)》指出，三阴性乳腺癌经术前新辅助化疗后未达 pCR 的患者，根据术前分期、病理细胞学分级，经充分考虑后可给予术后辅助卡培他滨治疗（2B 类证据）。CREATE-X 研究提示，接受含蒽环类和（或）紫杉类方案新辅助化疗有残留浸润癌的 HER-2 阴性乳腺癌患者，术后接受卡培他滨辅助治疗可以显著延长 DFS 和 OS。CBCSG006 临床研究显示，对于转移性三阴性乳腺癌的一线化疗，吉西他滨+顺铂较吉西他滨+紫杉醇可获得更长的 PFS。本例患者术后入组临床研究，应用 GP 方案化疗 4 个疗程后行术后放疗。

【病史及治疗续二】

➢ 2018-07-24 乳腺 B 超示左侧锁骨上多发实质性结节，大小为 0.9 cm×0.8 cm、0.9 cm×0.5 cm、0.8 cm×0.7 cm、0.6 cm×0.4 cm 等，考虑淋巴结转移可能。遂行左侧锁骨上肿块穿刺，病理示转移性腺癌。

➢ 2018-08-10 患者出现反复干咳。

➢ 2018-08-22 胸部 CT 示左侧乳腺癌术后，局部胸壁软组织致密；两肺多发炎性灶及纤维灶；左侧胸腔积液伴左下肺局部不张；纵隔多发淋巴结增大。给予抗感染、化痰、利尿等对症治疗。

➢ 2018-09-03 患者咳嗽、胸闷症状加重，胸部 CT 示左侧大量胸腔积液、左肺膨胀不全；右肺下叶少许渗出，考虑炎症（图 6-1）。

➢ 2018-09-04 患者行左侧胸腔积液置管引流，胸闷、咳嗽症状减轻。胸腔积液细胞学结果示见腺癌细胞。

➢ 2018-09-28 胸部 CT 示左侧胸腔积液、左肺膨胀不全明显好转；两肺炎症，较前略增多（图 6-2）。

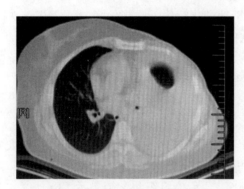 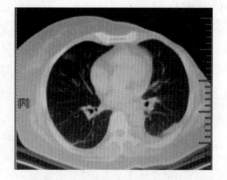

图 6-1　2018-09-03 胸部 CT　　　　　图 6-2　2018-09-28 胸部 CT

【本阶段小结】

本例患者辅助化疗选用 GP 方案，且术后放疗 25 次，当其起初出现咳嗽症状时，需警惕放射性肺炎发生。但其经对症抗感染治疗后呼吸道症状继续加重，及时复查胸部 CT 发现左侧大量胸腔积液，引流后呼吸道症状明显减轻。需要注意的是，本例患者术后辅助治疗刚结束即发现左侧锁骨上淋巴结转移及左侧胸膜转移。

【病史及治疗续三】

➤ 2018-09-29 颅脑 MRI 示颅内多发转移瘤（图6-3）。骨扫描示右侧第1肋、右侧骶髂关节放射性异常浓聚。骨盆 CT 示两侧髂骨致密性骨炎。

➤ 2019-10 患者行长春瑞滨联合卡培他滨化疗2个疗程，化疗期间行全脑放疗，总剂量为30Gy。第2个疗程化疗后患者出现发热、咳嗽、胸闷、气急等症状。

➤ 2018-11-03 胸部 CT 示双肺感染性病变，左侧为主，左侧少量胸腔积液。给予抗感染治疗（碳青酶烯类+氟康唑）。

➤ 2018-11-19 抗感染治疗2周后，胸部 CT 示两肺炎症，左侧显著；左侧少量胸腔积液，较前略吸收；左肺较前复张（图6-4）。

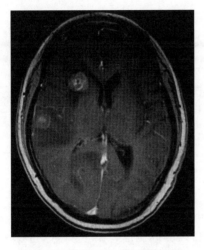
图6-3 2018-09-29 颅脑 MRI

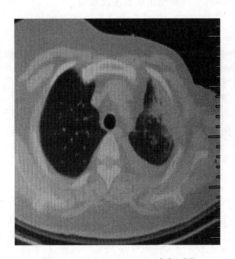
图6-4 2018-11-19 胸部 CT

【本阶段小结】

本例患者治疗结束即发现脑、左侧胸膜、左侧锁骨上淋巴结转移，一线化疗选用 NX（N，长春瑞滨；X，卡培他滨）方案治疗2个疗程，并于治疗期间行全脑放疗。化疗后出现双肺感染性病变。

【病史及治疗续四】

➤ 2018-12-28 患者出现左上肢水肿、左侧胸壁瘢痕周围皮肤多发红斑，刺痛（图6-5）。行左侧胸壁红斑穿刺，病理倾向腺癌。

➤ 2018-11-30 患者开始行多西他赛单药2个疗程，化疗后患者胸闷、气急等呼吸道症状改善。

➤ 2019-01-14 胸部 CT 示左上肺炎症，较前大部分吸收（图6-6）。疗效评价为 PD。

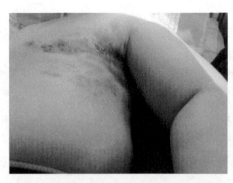
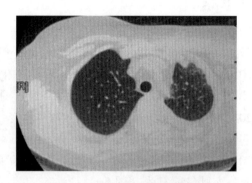

图 6-5　2018-12-28 左上肢水肿、
左侧胸壁瘢痕周围皮肤多发红斑

图 6-6　2019-01-14 胸部 CT

【本阶段小结】

本例患者二线治疗选择多西他赛化疗，化疗后呼吸道症状减轻，但出现左侧胸壁红斑，病理示腺癌；出现新发病灶，疗效评价为 PD。

【病史及治疗续五】

➢ 2019-01 患者开始行贝伐珠单抗+改良 FOLFOX6（奥沙利铂，85 mg/m^2，静脉滴注 2 小时，第 1 天；亚叶酸钙，400 mg/m^2，在氟尿嘧啶前 2 小时静脉滴注，第 1 天；氟尿嘧啶，400 mg/m^2，静脉注射，第 1 天，然后再用 2400 mg/m^2，46 小时持续静脉滴注，第 1~2 天；每 14 天 1 次）方案化疗。化疗后胸壁结节结痂，皮肤颜色变暗（图 6-7）；左上肢远端水肿减轻；呼吸道症状无加重。治疗期间疗效评价为 SD，Ⅱ度骨髓抑制。

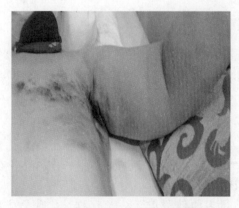

图 6-7　2019-01 化疗后胸壁结节

【本阶段小结】

在转移性乳腺癌中，3 项Ⅲ期研究（E2100 研究、AVADO 研究、RIBBON-1 研究）及荟萃分析均一致证实，贝伐珠单抗联合化疗较单纯化疗显著改善 PFS，显著提高 ORR，且患者耐受性良好，安全可靠。在转移性乳腺癌的治疗中，有多项 II 期临床研究证实，对紫杉类或蒽环类耐药的患者，奥沙利铂联合氟尿嘧啶（5-FU）为基础的方案具有中度活性，ORR 为 27%～34%，中位至疾病进展时间（time to progression，TTP）为 4.8～5.3 个月，不良反应轻，可作为乳腺癌多线治疗失败后的选择。本例患者三线治疗选择贝伐珠单抗+改良 FOLFOX6 方案化疗，至今已 6 个月，疗效评价为 SD。

本例患者疾病诊疗过程见图 6-8。

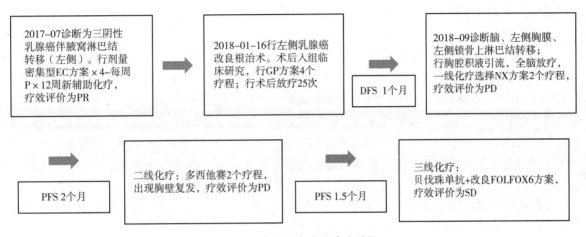

图 6-8　本例患者疾病诊疗过程

【专家点评】

三阴性乳腺癌（triple-negative breast cancer，TNBC）虽然被归类为乳腺癌的一种主要类型，但很可能并不是单一的一种类型。如果乳腺癌不表达 AR、PR 和 HER-2，就被笼统地归类为三阴性乳腺癌。Lehmann 等根据 mRNA 表达谱聚类分析将三阴性乳腺癌分为 6 个亚型，即 BLBC1 型、BLBC2 型、间充质型、间充质干细胞型、免疫调节型及 AR 阳性型。对于三阴性乳腺癌，除了传统以化疗为主的治疗方式以外，靶向治疗的研究主要集中在 DNA 修复缺陷、上皮间质转化、肿瘤干细胞、免疫相关治疗及 AR 过表达抑制等，但临床疗效还需观察。三阴性乳腺癌术后近期的复发率较高，易发生内脏转移，与其他乳腺癌亚型相比，三阴性乳腺癌恶性程度高，预后差，一直是乳腺癌临床治疗关注的重点和难点。

本例患者被诊断为三阴性乳腺癌，在接受标准的新辅助化疗方案并得到缓解后进行手术。GP 方案作为晚期一线治疗方案在 CBCSG006 研究中取得了不错的结果，笔者也很期待该方案在三阴性乳腺癌辅助治疗中的表现。尽管本例患者的病情进展距离辅助化疗结束仅有 1～2 个月的时间，但总体来说，如果适逢有合适的临床研究，在符合入组条件时推荐本例患者参加是合理的选择。

本例患者在辅助放疗期间出现了多处新发转移病灶，这里没有看到新发病灶的免疫组织化学结果，也没有获得行内分泌治疗或抗 HER-2 靶向治疗的病理证据。对三阴性乳腺癌进行靶向治疗（包括免疫治疗）是当下的研究热点。建议本例患者完成包括 BRCA 基因在内的基因检测，了解有无针对基因突变的治疗靶点。

本例患者在一线使用 NX 方案及全脑放疗后很快又出现了疾病进展。二线治疗选择使用多西他赛，根据时间推算，此时距离末次使用紫杉类药物的时间还不满 1 年，但既往新辅助化疗中紫杉类药物的使用是有效的。一般来说，二线治疗之后便没有标准方案可供推荐，可尝试使用既往没有使用过的药物。此时选择贝伐珠单抗+改良 FOLFOX6 方案作为三线治疗有一定的商榷之处。因 FOLFOX6 方案中的铂类和 5-FU 的同类药物本例患者既往均使用过。当然，这个方案至少让本例患者获得了 6 个月的 SD，从实际效果来看是可以接受的。

（湖南省肿瘤医院　谢　宁　欧阳取长）

三阴性乳腺癌是一类具有高度异质性的乳腺癌亚组，在乳腺癌各分子分型中具有远处转移率高、预后差的特点。尽管已有多项研究揭示了三阴性可被进一步细分为不同的分子亚型，并针对不同亚型或不同突变开发了一些新药，但基于国内暂时的不可获得性，目前对三阴性乳腺癌的全身治疗仍以化疗为主。

本例患者为初诊早期、伴腋窝淋巴结转移的三阴性乳腺癌患者。根据《中国临床肿瘤学会（CSCO）乳腺癌诊疗指南（2019. V1）》，可考虑采用术前新辅助治疗。荟萃分析显示，术前新辅助治疗与术后辅助治疗对远期生存的影响无明显差异；且根据 EBCTCG 研究，新辅助治疗具有更高的保乳率。此外，对于三阴性乳腺癌，行新辅助化疗有助于评估肿瘤对化疗方案的敏感性，新辅助化疗后的残余肿瘤负荷量亦对预后有重要的预测价值。根据 2020 年美国 NCCN 指南，对于 HER-2 阴性患者的术前治疗，优先推荐剂量密集型蒽环类联合环磷酰胺序贯紫杉醇周疗，即本例患者所采用的方案。

本例患者术后病理显示新辅助化疗未达 pCR。目前，对于未达 pCR 的三阴性乳腺癌，仅有 CREATE-X 研究表明术后给予 6~8 个疗程的卡培他滨可改善预后。目前，仍需更多的研究探索针对此情况的其他治疗方案。由于 DNA 损伤修复缺陷为三阴性乳腺癌的生物学特性之一，铂类作为一种 DNA 交联剂，其在三阴性乳腺癌中的应用一直是研究的热点。CBCSG006 研究提示，相较吉西他滨+紫杉醇方案，吉西他滨+顺铂（GP）方案作为转移性三阴性乳腺癌的一线治疗方案有着更高的客观缓解率和更长的疾病进展时间。本例患者入组的临床研究将探究 GP 方案作为非 pCR 三阴性乳腺癌辅助化疗方案的疗效与安全性。

本例患者行术后辅助化放疗后，先后出现了同侧锁骨上淋巴结、左侧胸膜及颅内的转移灶。对于出现脑转移的晚期乳腺癌患者，优先考虑针对转移灶进行局部治疗（如本例患者行全脑放疗）联合全身治疗。在《中国临床肿瘤学会（CSCO）乳腺癌诊疗指南（2019. V1）》中，对于既往蒽环类和紫杉类治疗失败的转移性乳腺癌，长春瑞滨+卡培他滨（NX）方案被列为一线化疗的 I 级推荐方案之一（2A 类证据）。行 NX 方案 2 个疗程后，本例患者出现疾病进展，改用多西他赛单药作为二线化疗。再次出现进展后，本例患者采用贝伐珠单抗+改良 FOLFOX6 方案作为三线治疗，6 个月后病情仍稳定。对于复发转移性乳腺癌，应以改善症状、延长寿命、提高生活质量为主要治疗目的，权衡控制肿瘤的迫切性和患者的耐受性选择单药或联合治疗方案，并结合对症支持治疗。对于复发转移性三阴性乳腺癌，目前期待更多有效的治疗手段，如免疫检查点抑制药、多腺苷二磷酸聚合酶（poly-ADP-ribose polymerase，PARP）抑制药、抗 AR 治疗等得到进一步的研究和验证。

（复旦大学附属肿瘤医院　金奕滋　张　剑）

【指南背景】

《中国临床肿瘤学会（CSCO）乳腺癌诊疗指南（2019. V1）》将紫杉类治疗失败定义为紫杉类药物治疗过程中发生疾病进展（至少完成 2 个疗程）或辅助治疗结束后 12 个月内发生复发转移。以下情况可考虑紫杉类药物再使用：①紫杉类药物新辅助治疗有效；②紫杉类药物辅助治疗结束 1 年以后复发；③紫杉类药物解救治疗有效后停药。

（湖南省肿瘤医院　谢　宁　欧阳取长）

【循证背景】

CBCSG006 研究是第 1 项在转移性三阴性乳腺癌患者中比较含铂类联合方案 GP 和含紫杉类联合方案 GT 的Ⅲ期研究，主要研究终点是 PFS。在意向性治疗（intention to treatment，ITT）人群中，GP 组和 GT 组中位 PFS 分别达到了 7.73 个月和 6.47 个月，非劣效性检验和优效性检验均显示统计学差异，这种差异在符合方案集（per protocol set，PPS）人群中也得到了验证。次要终点提示，GP 组对比 GT 组，提高了将近 15% 的有效率，说明对于恶性程度较高、负荷较大、进展较为迅速或亟须控制症状的转移性三阴性乳腺癌患者，GP 方案是比 GT 方案更合理的选择。

（湖南省肿瘤医院　谢　宁　欧阳取长）

【核心体会】

转移性三阴性乳腺癌的治疗目前仍以化疗为主，一线治疗可根据临床研究结果进行优化选择，对于肿瘤浸润免疫细胞程序性死亡配体 1（programmed death ligand 1，PD-L1）阳性人群，化疗联合免疫治疗是目前较好的选择。总之，从基础到临床研究，转移性三阴性乳腺癌有许多问题有待进一步阐明和解决。

（湖南省肿瘤医院　谢　宁　欧阳取长）

参 考 文 献

[1] 中国临床肿瘤学会指南工作委员会. 中国临床肿瘤学会（CSCO）乳腺癌诊疗指南（2019. V1）. 北京：人民卫生出版社，2019.

[2] Citron ML, Berry DA, Cirrincione C. Randomized trial of dose-dense versus conventionally scheduled and sequential versus concurrent combination chemotherapy as postoperative adjuvant treatment of node-positive primary breast cancer: first report of Intergroup Trial C9741/Cancer and Leukemia Group B Trial 9741. J Clin Oncol, 2003, 21（8）: 1431-1439.

[3] Masuda N, Lee SJ, Ohtani S, et al. Adjuvant capecitabine for breast cancer after preoperative chemotherapy. N Engl J Med, 2017, 376（22）: 2147-2159.

[4] Early Breast Cancer Trialists' Collaborative Group（EBCTCG）. Long-term outcomes for neoadjuvant versus adjuvant chemotherapy in early breast cancer: meta-analysis of individual patient data from ten randomised trials. Lancet Oncol, 2018, 19: 27-39.

[5] Symmans WF, Wei C, Gould R, et al. Long-term prognostic risk after neoadjuvant chemotherapy associated with residual cancer burden and breast cancer subtype. J Clin Oncol, 2017, 35: 1049-1060.

[6] Gradishar WJ, Anderson BO, Abraham J, et al. Breast Cancer, Version 3.2020, NCCN Clinical Practice Guidelines in Oncology. J Natl Compr Canc Netw, 2020, 18（4）: 452-478.

[7] Hu XC, Zhang J, Xu BH, et al. Cisplatin plus gemcitabine versus paclitaxel plus gemcitabine as first-line therapy for metastatic triple-negative breast cancer（CBCSG006）: a randomised, open-label, multicentre, phase 3 trial. Lancet Oncol, 2015, 16: 436-446.

[8] Kassam F, Enright K, Dent R, et al. Survival outcomes for patients with metastatic triple negative breast cancer: implications for clinical practice and trial design. Clin Breast Cancer, 2009, 9: 29-33.

[9] Mauri D, Pavlidis N, Ioannidis JPA. Neoadjuvant versus adjuvant systemic treatment in breast cancer: a meta-analysis. J Natl Cancer Inst, 2005, 97: 188-194.

病例 7　晚期复发难治性乳腺癌 1 例

黄　英　尹清云　刘新兰*

宁夏医科大学总医院肿瘤医院

【病史及治疗】

➢ 患者，女性，56 岁，已绝经。有前列腺癌家族史，否认既往特殊病史。

➢ 2016-03-20 因 "发现右侧乳房及右侧腋窝肿块 10 天" 就诊。

➢ 2016-03-20 专科查体发现，美国东部肿瘤协作组（Eastern Cooperative Oncology Group，ECOG）评分为 1 分，数字评分法（numerical rating scale，NRS）疼痛评分为 0 分。右侧腋窝可触及 1 枚大小为 1.0 cm×2.0 cm 的肿大淋巴结，质硬，活动度可，无压痛。双侧颈部、双侧锁骨上、左侧腋窝未触及肿大淋巴结。双乳对称，未见皮损及破溃，无局部皮肤红肿及橘皮样改变。双侧乳头无凹陷及溢液。右侧乳房外上象限可触及一大小为 1.0 cm×2.0 cm 的肿块，压痛阴性，形态规则，边界欠清晰，活动度较差。左侧乳房未触及明确肿块。心、肺、腹查体未见异常。

【辅助检查】

➢ 2016-03-20 乳腺彩超示右侧乳腺低回声肿块（右侧乳房 9~10 点钟位置，BI-RADS 分级为 5 级），右侧乳腺低回声结节（右侧乳房 8~9 点钟位置，BI-RADS 分级为 3 级）；右侧腋窝淋巴结肿大。

➢ 2016-03-20 乳腺钼靶示右侧乳腺外上象限可见大小为 1.1 cm×1.4 cm 的结节影，考虑乳腺癌可能，密度均匀，边界模糊；右侧腋窝可见大小为 1.9 cm×2.5 cm 的肿大淋巴结影，正常淋巴门结构消失。

【病史及治疗续一】

➢ 2016-03-30 患者于全身麻醉下行 "右侧乳腺肿块切除冷冻术+右侧乳腺癌改良根治术"。术后病理示：①右侧乳腺非特殊性浸润性癌，Ⅲ级（3+2+2），直径约 1.5 cm，部分区域癌组织坏死，血管内未见癌栓，淋巴管内未见癌栓，神经未见侵犯。②周围乳腺组织呈腺病，部分区域间质明显增生。③右侧乳头和切口皮肤未见癌，上切缘、下切缘、内切缘、外切缘和基底切缘未见癌。④送检右侧腋窝淋巴结（11/24 枚）见癌转移。免疫组织化学结果示 ER（<1%）、PR（<1%）、HER-2（0）、AR（-）、Ki-67（index 80%）。

➢ 2016-04-21 至 2014-08-20 术后给予患者密集型 EC-T（E，表柔比星，140 mg，第 1 天，静脉注射；C，环磷酰胺，1.0 g，第 2 天，静脉注射；T，紫杉醇脂质体，270 mg，静脉滴注）方案化疗共 8 个疗程。

---

* 通信作者，邮箱：nliuxinlan@163.com

➢ 2016-09-07 至 2016-10-13 行局部放疗〔处方剂量：95%计划靶区（planning target volume，PTV）1，95%临床靶区（clinical target volume，CTV）2，95%CTV 3（50Gy/2Gy/25f）〕。化疗结束后定期复查。

【本阶段小结】

根据影像学资料、手术、术后病理，本例患者右侧乳腺非特殊性浸润性癌诊断明确，腋窝淋巴结（11/24 枚）见癌转移。根据美国 NCCN 指南、《中国临床肿瘤学会（CSCO）乳腺癌诊疗指南（2019.V1）》及国家卫生健康委员会发布的《乳腺癌诊疗规范（2018 年版）》，若乳腺癌患者有明确的术后辅助化疗指征，且术后复发危险属于高危，应选择密集型 AC（A，多柔比星；C 环磷酰胺）/EC-T 方案辅助化疗共 8 个疗程。本例患者 ER、PR 及 HER-2 均为阴性，无内分泌治疗及分子靶向治疗指征。放疗适应证为原发肿瘤最大径≥5 cm，或肿瘤侵及乳腺皮肤、胸壁，腋窝淋巴结≥4 枚，保乳术后。本例患者腋窝淋巴结（11/24 枚）见癌转移，放疗指征明确，完成术后辅助化疗后行局部放疗。

【病史及治疗续二】

➢ 2018-01-20 胸部 CT 示右肺上叶可见直径为 0.9 cm 的不规则结节影，考虑乳腺癌转移（图 7-1）。

➢ 2018-03-05 患者入院，完善相关检查。

➢ 2018-03-05 腹部 CT 示肝囊肿。

➢ 2018-03-05 胸部 CT 示右肺结节较前明显增大，大小为 1.9 cm×1.7 cm（图 7-2）。遂行 CT 引导下右肺穿刺活检，病理示乳腺非特殊性浸润性癌转移。免疫组织化学结果示 GATA-3（部分+）、GCDFP-15（-）、ER（<1%）、PR（<1%）、AR（<1%）、HER-2（0）、Ki-67（70%）、TTF-1（-）。

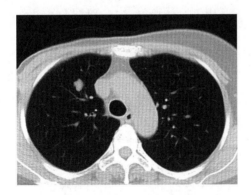 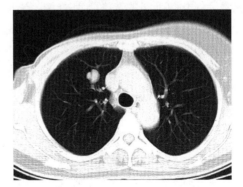

图 7-1　2018-01-20 胸部 CT　　　　图 7-2　2018-03-05 胸部 CT

➢ 2018-03-09 至 2018-07-03 根据患者病情给予 DP（D，多西他赛，120 mg，第 1 天，静脉滴注；P，顺铂，60 mg，第 2、3 天，静脉滴注；每 21 天为 1 个疗程）方案化疗 6 个疗程，联合沙利度胺治疗 2 个疗程（因服用沙利度胺后有明显颜面部水肿，在使用 2 周后停药）。同时辅以止吐等对症治疗，治疗期间出现Ⅳ度骨髓抑制，积极予以升白细胞治疗后血细胞上升。

➢ 2018-04-20 患者使用 DP 方案 2 个疗程后复查。胸部 CT 示右肺结节明显缩小（由 1.9 cm×

1.7 cm→0.6 cm×0.4 cm），疗效评价为 PR（图 7-3）。

➢ 2018-06-01 患者使用 DP 方案 4 个疗程后复查。胸部 CT 示右肺结节较 2 个疗程 DP 方案化疗后增大（0.6 cm×0.4 cm→0.8 cm×0.5 cm），疗效评价为 SD（图 7-4）。

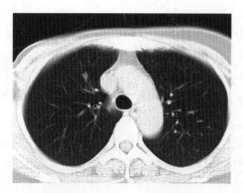 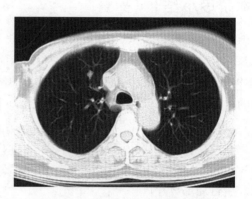

图 7-3　2018-04-20 胸部 CT　　　　图 7-4　2018-06-01 胸部 CT

➢ 2018-07-17 给予患者卡培他滨维持治疗，但在口服卡培他滨 3 天后复查血常规，提示Ⅳ度骨髓抑制，并在口服卡培他滨后出现明显恶心症状，故将卡培他滨调整为 500 mg、每日 3 次维持治疗，但调整卡培他滨剂量后仍有Ⅳ度骨髓抑制，仅口服卡培他滨半个月后停药。

【本阶段小结】

本例患者影像学提示右肺新发单枚结节，需考虑以下可能：①乳腺癌右肺转移；②原发性肺癌。从一元论的角度考虑为乳腺癌右肺转移的可能性大，进一步行 CT 引导下右肺结节穿刺活检，明确其性质为乳腺癌转移，且分子分型仍然为三阴性，与原发病灶的分子分型一致。对于复发转移性乳腺癌一线化疗策略的选择，美国 NCCN 指南、《中国临床肿瘤学会（CSCO）乳腺癌诊疗指南（2019.V1）》及国家卫生健康委员会发布的《乳腺癌诊疗规范（2018 年版)》指出，紫杉类药物治疗失败是指紫杉类药物在解救治疗过程中发生疾病进展（至少完成 2 个疗程）或辅助治疗结束后 12 个月内发生复发转移。以下情况可考虑再次使用紫杉类药物：①紫杉类药物新辅助治疗有效；②紫杉类药物辅助治疗结束 1 年以后复发；③紫杉类药物解救治疗有效后停药。1 级推荐的单药方案包括多西他赛、紫杉醇、白蛋白结合型紫杉醇等；联合化疗包括 TP（T，紫杉醇；P，顺铂）方案、GT（G，吉西他滨；T，紫杉醇）方案、TX（T，多西他赛；X，卡培他滨）方案等。CBCSG 006、TNT 等研究提示，铂类在三阴性乳腺癌中具有较高的有效率，含铂类方案可作为三阴性乳腺癌解救化疗的选择之一，特别是有 *BRCA1/2* 基因突变的患者。本例患者在术后辅助治疗结束 1 年后病情进展，仍可选择紫杉类药物。考虑联合化疗通常有更高的客观缓解率和无疾病进展时间，且其原发灶和转移灶分子分型均为三阴性，故选择 DP 方案化疗，化疗后疗效评价为 PR，后续需要维持治疗。考虑其在 DP 方案治疗期间多次出现Ⅳ度骨髓抑制，故在完成 6 个疗程后停止静脉化疗，调整为口服卡培他滨维持治疗。但在卡培他滨治疗期间再次出现Ⅳ度骨髓抑制，本例患者无法耐受，故停用。

【病史及治疗续三】

➢ 2018-10-08 患者进行常规复查。胸部 CT（轴位平扫）示右肺上叶及左肺下叶胸膜下小结节，较大者位于右肺上叶，大小为 2.3 cm×2.0 cm（图 7-5）。

> 2018-10-08 腹部彩超示肝左叶见 0.9 cm×0.9 cm 大小的囊性病变，胆囊结石。

> 2018-10-15 患者入院治疗。

> 2018-10-19 至 2019-04-03 患者完成"紫杉醇+安罗替尼（白蛋白结合型紫杉醇 400 mg，第 1 天，静脉滴注；安罗替尼 12 mg，口服，每天 1 次，第 1~14 天；每 21 天为 1 个疗程）"二线化疗方案 8 个疗程。治疗期间出现轻度胃肠道反应、Ⅳ度骨髓抑制。

> 2018-11-29 化疗 2 个疗程后复查。胸部 CT 示右肺上叶结节缩小（最大径 2.3 cm→1.2 cm），评价疗效为 PR（图 7-6）。

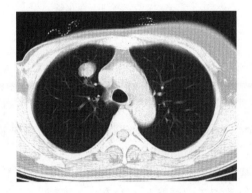 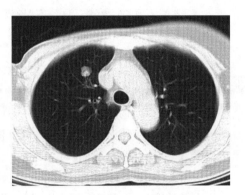

图 7-5　2018-10-08 胸部 CT　　　　　　图 7-6　2018-11-29 胸部 CT

> 2019-01-04 化疗 4 个疗程后复查。胸部 CT 示右肺上叶结节缩小（最大径 1.2 cm→1.1 cm），评价疗效为 PR（图 7-7）。

> 2019-03-06 化疗 6 个疗程后复查。胸部 CT 示右肺上叶结节较前略增大（最大径 1.1 cm→1.3 cm），但较化疗前明显缩小，故总体评价疗效为 PR（图 7-8）。

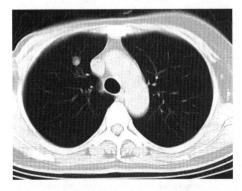 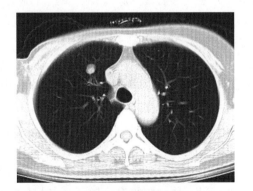

图 7-7　2019-01-04 胸部 CT　　　　　　图 7-8　2019-03-06 胸部 CT

> 2019-04-29 患者再次复查。胸部 CT 示右肺上叶结节，大小为 1.7 cm×1.6 cm，较 2019-03-06 胸部 CT 结节增大，纵隔及右肺门淋巴结转移（纵隔淋巴结大小为 1.5 cm×0.9 cm）（图 7-9），总体疗效评价为 PD。

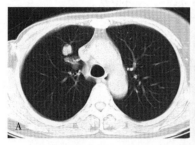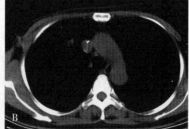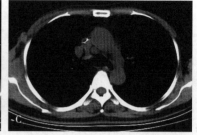

图 7-9　2019-04-29 胸部 CT

注：A. 右肺上叶转移灶（肺窗）；B. 右肺上叶转移灶（纵隔窗）；C. 纵隔肿大淋巴结

【本阶段小结】

本例患者在一线化疗方案治疗结束后 3 个月余病情再次进展，表现为右肺结节再次增大。考虑一线 DP 方案及单药卡培他滨治疗期间骨髓抑制均为Ⅳ度，且升血细胞治疗后血常规恢复缓慢，考虑其无法耐受双药联合化疗。结合其一线 DP 方案疗效评价达 PR，后续未能维持治疗，出现病情进展，提示紫杉类药物疗效尚可，现仍可选择紫杉类药物。白蛋白结合型紫杉醇相对于溶剂型紫杉醇，理论上总体有效率可能更高，因其独特的肿瘤靶向性，具有高药效、高剂量、高肿瘤富集及相对低毒性的特点。CA024（Ⅱ期）研究对比了白蛋白结合型紫杉醇和多西他赛在乳腺癌治疗中的作用，结果提示，前者客观缓解率显著提高、血液学毒性更低、Ⅲ级感觉神经病变改善时间更快、中位总生存时间延长（但差异无统计学意义）。因此，结合本例患者既往的治疗效果及不良反应，二线化疗方案选择白蛋白结合型紫杉醇。为提高化疗疗效，联合抗肿瘤血管生成治疗，优选恩度、安罗替尼泛血管抑制药。向其家属交代病情后，家属同意选择安罗替尼抑制肿瘤血管生成。完成 2 个疗程、4 个疗程化疗后右肺结节均明显缩小，疗效评价为 PR。在治疗期间本例患者出现声音嘶哑，行颈部增强 CT、喉镜等检查，均未见明显异常，考虑为安罗替尼的不良反应。在完成 6 个疗程化疗后复查胸部 CT，提示右肺结节有再次增大的趋势，但总体仍小于首次"白蛋白结合型紫杉醇+安罗替尼"方案化疗前，但在完成 8 个疗程化疗后全面复查发现右肺结节继续增大，且新发右肺门及纵隔肿大淋巴结，总体疗效评价为 PD。纵观其一线"多西他赛+顺铂"方案、二线"白蛋白结合型紫杉醇+安罗替尼"方案治疗期间，右肺结节均一度明显缩小，疗效评价达 PR，但缓解期短，故不排除其存在化疗药物原发性耐药的可能。目前对于二线治疗进展后的乳腺癌，尚无标准的治疗方案，结合本例患者前期的治疗效果，可考虑选择的药物包括长春瑞滨、吉西他滨、培美曲塞等，但均不能肯定疗效，且其一般情况较差，无法耐受继续化疗。IMpassion 130 研究的结果显示，PD-L1 抗体联合白蛋白结合型紫杉醇一线治疗转移性或不可切除的局部晚期三阴性乳腺癌，可显著提高 PFS，特别是在 PD-L1 表达阳性的人群中，甚至可以带来 OS 获益，故专家组鼓励晚期三阴性乳腺癌患者积极参与免疫检查点抑制药相关的临床研究。综合考虑本例患者的治疗经过及治疗效果，目前可考虑行免疫检查点抑制药治疗。

本例患者疾病诊疗过程见图 7-10。

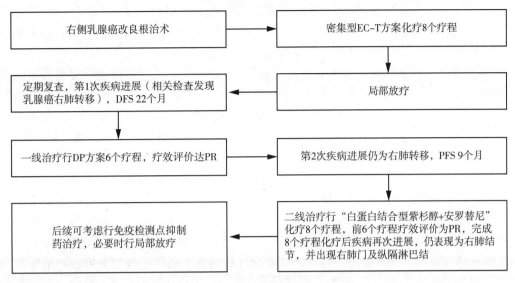

图 7-10　本例患者疾病诊疗过程

【专家点评】

1. 本例患者为中年女性，分子分型为三阴性乳腺癌。回顾其术前临床查体及辅助钼靶检查结果，临床分期为 N_2，有行新辅助治疗的指征。美国 NCCN 指南、《中国临床肿瘤学会（CSCO）乳腺癌诊疗指南（2019. V1)》及《中国抗癌协会乳腺癌诊治指南与规范（2019 年版）》都强调了新辅助化疗的重要意义，即根据个体对治疗的反应提供了重要的预后信息，尤其是三阴性乳腺癌及 HER-2 阳性乳腺癌。因此，当术前病理诊断提示本例患者为三阴性乳腺癌时，若能给予新辅助化疗（一方面通过患者对治疗的反应判断其预后，及时调整药物；另一方面，对于新辅助化疗后术后未能达到 pCR 的患者，给予 6~8 个疗程卡培他滨的强化化疗），可进一步降低患者的复发风险。

2. 术后 1~3 年是乳腺癌的复发高峰期，尤其对于起病为Ⅲc 期的三阴性乳腺癌患者，出现肺转移的可能性很大。复发转移后行转移灶的活检有重要意义，一方面可以明确转移灶的性质是原发还是转移；另一方面，可以明确转移灶的病理分型，对于后续治疗有重要意义。本例患者经再次活检明确转移灶性质，病理分型仍提示三阴性，解救治疗首选化疗。

3. CBCSG006、TNT 等研究均提示铂类在三阴性乳腺癌的治疗中有具有较高的有效率。本例患者 DFS 较短，一线首选含铂类的联合化疗方案是合理的选择。关于抗血管生成药在晚期乳腺癌治疗中的地位，美国 NCCN 指南、《中国临床肿瘤学会（CSCO）乳腺癌诊疗指南（2019. V1)》及《中国抗癌协会乳腺癌诊治指南与规范（2019 年版）》均未将抗血管生成药列入Ⅰ级推荐。现有的证据认为，在晚期乳腺癌的治疗中联合应用贝伐珠单抗，PFS 可以得到有限的获益，但不能延长 OS，临床实践中应慎重选择患者。目前，沙利度胺并未获批用于乳腺癌的治疗，故其作为晚期三阴性乳腺癌的一线治疗选择可能缺少一定的循证医学证据。

4. 本例患者一线治疗使用多西他赛联合顺铂，疗效评价达 PR，维持化疗选择换药化疗，在临床上是可选方案。维持化疗的理想选择应该是单药治疗有效、相对低毒、便于长期使用，卡培他滨是临床上常见的维持化疗药物之一，其最常见的不良反应为手足综合征及消化道症状，Ⅳ度骨髓抑制较少见。本例患者在服用卡培他滨短期内就出现Ⅳ度骨髓抑制，临床中应警惕其他原因导致骨髓抑制的可能性。

5. 目前，对于三阴性乳腺癌二线治疗进展后，无标准方案推荐。综合本例患者既往治疗及有效持续时间来看，常规化疗可能带来的获益有限。结合 IMpassion 130 研究的结果，在本例患者及其家属理解的情况下，可以做免疫检查点抑制药治疗的尝试。

6. 本例患者有肿瘤家族史（其父亲患前列腺癌），原发灶、转移灶病理均提示为三阴性乳腺癌，且对铂类治疗敏感。因此，建议行 *BRCA* 基因检测，若其存在 *BRCA* 基因胚系突变，基于 O-lympiAD 研究的结果，可以给予奥拉帕尼治疗，可能带来临床获益。

（湖南省肿瘤医院　田　璨　欧阳取长）

本例患者 2016 年确诊为乳腺癌，在行改良根治术前，辅助检查就提示右侧乳腺癌伴右侧腋窝淋巴结转移，且右侧腋窝转移淋巴结较大，直径达 2.5 cm。此时，其临床分期预计晚于 T_1N_2。如果能在术前完善乳腺 MRI 并行粗针穿刺明确分子分型，新辅助化疗应先于根治性手术作为其治疗选择。事实证明，本例患者术后病理示三阴性乳腺癌、Ki-67（80%）、转移淋巴结>10 枚等，均提示肿瘤高危、增生活跃、进展较快。但本例患者行改良根治术后的一系列辅助治疗措施在当时是合适的，包括足剂量的密集型 EC-T 方案化疗、辅助放疗。现今，针对此类高危的三阴性乳腺癌患者，也可以借鉴 CREATE-X 研究的结果，在术后辅助化疗后给予卡培他滨治疗 6 个月，以增加这一特殊类型乳腺癌的辅助治疗效果。

本例患者 DFS 2 年，出现肺转移后，积极行穿刺活检明确了转移灶的病理类型。三阴性乳腺癌在出现复发转移后，有<30%的患者会出现病理类型的改变，这样就为患者提供了后续选择内分泌治疗或靶向治疗的机会。本例患者虽然转移灶的病理类型仍为三阴性，但这一操作非常值得肯定。

本例患者为非紫杉类耐药，一线化疗选择 DP 方案充分考虑了这一点。6 个疗程化疗的最佳疗效为 PR。文中未描述 6 个疗程后的影像学资料，单就 4 个疗程后的 CT 描述，依据 RECIST 标准，肺转移灶在第 1 次 PR 后略增大，但未达 PD 之间的所有评价均为肿瘤持续缓解中，PR 至 PD 之间的时间称为肿瘤缓解持续时间（duration of response，DOR），治疗开始到 PD 的时间称为 PFS。这是一个容易被临床医师混淆的概念。这段治疗还需要强调 2 点：①沙利度胺并无三阴性乳腺癌治疗的较强证据，且可能会加重胃肠道反应，影响化疗的耐受性，在此并不建议临床常规使用。②一线 6 个疗程化疗后的卡培他滨维持治疗属于换药维持。给药前医师并不清楚该药在本例患者身上的疗效。针对本例患者这一阶段的治疗，也可以考虑耐受性较好的多西他赛单药维持治疗。在临床维持治疗中，不要局限于口服药物的维持，紫杉醇、多西他赛、吉西他滨及长春瑞滨等均可作为原方案药物之一进入维持治疗阶段。

本例患者一线 DP 方案治疗 PFS 为 7 个月，二线"白蛋白结合型紫杉醇+安罗替尼"治疗仍取得了 PR 疗效，PFS 达 6 个月，这对于转移性三阴性乳腺癌应该算是不错的疗效了。转移性乳腺癌三线治疗无标准方案，本病例笔者在阶段小节中提到的所有方案均可用于这一阶段的患者。笔者建议本例患者：①参加临床研究。②选择非紫杉类的化疗药物，可联合铂类。③检测胚系 *BRCA* 基因是否有突变，若为 *BRCA* 基因胚系突变，可考虑 PARP 抑制药（奥拉帕尼）治疗。④关于免疫治疗，基于目前的临床研究，免疫检查点抑制药在乳腺癌中的疗效远不如其他肿瘤乐观。IM-passion 130 研究所取得的可观成绩取决于该研究的设计，即三阴性乳腺癌一线治疗给予 PD-L1 抗体联合强效化疗药物。对于像本例患者这类转移性三阴性乳腺癌三线以上的治疗，免疫治疗并非优势选项。

（中国医学科学院肿瘤医院　王佳玉）

【指南背景】

1. 2020 年美国 NCCN 指南（第 2 版） 新辅助治疗的优势在于可以根据个体对治疗的反应提供了重要的预后信息，特别是一些特殊类型的乳腺癌（三阴性或 HER-2 阳性）患者，新辅助治疗后达到 pCR 与更好的 DFS 和 OS 相关。术前治疗还能使医师辨别哪些患者适合在辅助治疗中使用一些新的药物，尤其是标准术前治疗后仍有明显肿瘤残余的患者。

2.《中国临床肿瘤学会（CSCO）乳腺癌诊疗指南（2019. V1）》 满足以下条件之一者可选择术前新辅助治疗：①肿块较大（直径>5 cm）；②腋窝淋巴结转移；③HER-2 阳性；④三阴性；⑤有保乳意愿，但肿瘤大小与乳房体积比例大难以保乳者。若三阴性乳腺癌患者完成术前新辅助化疗后未达 pCR，术后可给予 6~8 个疗程的卡培他滨治疗。铂类在三阴性乳腺癌中具有较高的有效率，含铂方案可作为三阴性乳腺癌解救化疗的选择之一，特别是有 *BRCA*1/2 基因突变的患者。复发转移性乳腺癌的治愈很难，需要采取"细水长流、延年益寿"的策略，选择最佳的一线治疗，可以是内分泌治疗、化疗（或联合分子靶向治疗），有效患者可以考虑合理的维持治疗。基于 IMpassion130 研究的结果，鼓励晚期三阴性乳腺癌患者积极参与免疫检查点抑制药相关的临床研究。

3.《中国抗癌协会乳腺癌诊治指南与规范（2019 年版）》 新辅助治疗的意义：①新辅助治疗是局部晚期乳腺癌或炎性乳腺癌的规范疗法，可以使肿瘤降期以利于手术，或变不能手术为能手术。②若能达到 pCR，则预示较好的远期效果。晚期乳腺癌包括复发和转移性乳腺癌，是不可治愈的疾病。治疗的主要目的是缓解症状、提高生活质量和延长患者生存期。应尽可能地在决定治疗方案前对复发或转移部位进行活检，尤其是孤立性病灶，以明确诊断和重新评估肿瘤的 ER、PR 和 HER-2 状态。对于转移性乳腺癌，推荐的首选化疗方案包括单药序贯化疗或联合化疗。与单药化疗相比，联合化疗通常有更好的客观缓解率和无疾病进展时间。对于三阴性乳腺癌，可选择吉西他滨加卡铂或顺铂。对于免疫细胞 PD-L1 阳性的三阴性乳腺癌患者，一线除化疗外还可选择白蛋白结合型紫杉醇周疗+PD-L1 单抗（阿特珠单抗）治疗。对于 *BRCA*1/2 基因胚系突变的患者，优先选择 PARP 抑制药（奥拉帕尼/他拉唑帕尼）和铂类药物（顺铂/卡铂）治疗。

（湖南省肿瘤医院　田　璨　欧阳取长）

【循证背景】

1. CREATE-X 研究 该研究纳入 910 例接受过蒽环类或紫杉醇或联合新辅助化疗而未达 pCR 的 HER-2 阴性乳腺癌患者，术后随机给予标准 8 个疗程的卡培他滨治疗。生存数据显示，加或不加卡培他滨组患者的 2 年 DFS 率分别为 82.8% 和 74.0%，估算 5 年的 DFS 率分别为 74.1% 和 67.7%（$P = 0.005$）；DFS 亚组分析的结果表明，无论 HR 状态如何，患者均能从卡培他滨中获益。

2. IMpassion 130 研究 PD-L1 抗体联合白蛋白结合型紫杉醇一线治疗转移性或不可切除的局部晚期三阴性乳腺癌，可显著提高 PFS，特别是在 PD-L1 表达阳性的人群中，甚至带来 OS 的获益。

3. OlympiAD 研究 对于存在 *BRCA*1/2 基因胚系突变的 HER-2 阴性晚期乳腺癌患者，奥拉帕尼相较于化疗，可显著延长 PFS（7.0 个月 *vs.* 4.2 个月）。

（湖南省肿瘤医院　田　璨　欧阳取长）

【核心体会】

部分三阴性乳腺癌恶性程度高，易出现复发转移，且治疗手段有限，为改善其预后，建议三阴性乳腺癌患者在早期采用多样的治疗方式，以获得更好的疗效。

（湖南省肿瘤医院　田　璨　欧阳取长）

参 考 文 献

［1］中华人民共和国国家卫生健康委员会. 中国乳腺癌诊疗规范（2018 年版）. 肿瘤综合治疗电子杂志，2019，5（3）：70-99.

［2］Gradishar WJ, Anderson BO, Abraham J, et al. Breast Cancer, Version 3.2020, NCCN Clinical Practice Guidelines in Oncology. J Natl Compr Canc Netw, 2020, 18（4）：452-478.

［3］中国抗癌协会乳腺癌专业委员会. 中国抗癌协会乳腺癌诊治指南与规范（2019 年版）. 中国癌症杂志，2019，29（8）：609-679.

［4］Hu XC, Zhang J, Xu BH, et al. Cisplatin plus gemcitabine versus paclitaxel plus gemcitabine as first-line therapy for metastatic triple-negative berast cancer（CBCSG006）: a randomised, open-label, multicentre, phase Ⅲ trial. Lancet Oncol, 2015, 16（4）：436-446.

［5］Masuda N, Lee SJ, Ohtani S, et al. Adjuvant capecitabine for breast cancer after preoperative chemotherapy. N Engl J Med, 2017, 376（22）：2147-2159.

［6］Schmid P, Rugo HS, Adams S, et al. Atezolizumab plus nab-paclitaxel as first-line treatment for unresectable, locally advanced or metastatic triple-negative breast cancer（IMpassion130）: updated efficacy results from a randomised, double-blind, placebo-controlled, phase 3 trial. Lancet Oncol, 2020, 21（1）：44-59.

［7］Robson M, Im SA, Senkus E, et al. Olaparib for metastatic breast cancer in patients with a germline BRCA mutation. N Engl J Med, 2017, 377（6）：523-533.

［8］O'Shaughnessy J, Gradishar WJ, Bhar P, et al. Nab-paclitaxel for first-line treatment of patients with metastatic breast cancer and poor prognostic factors: a retrospective analysis. Breast Cancer Res Treat, 2013, 138（3）：829-837.

［9］Tutt A, Tovey H, Cheang MCU, et al. Carboplatin in BRCA1/2-mutated and triple-negative breast cancer BRCAness subgroups: the TNT trial. Nat Med, 2018, 24（5）：628-637.

［10］Hu XC, Zhang J, Xu BH, et al. Cisplatin plus gemcitabine versus paclitaxel plus gemcitabine as first-line therapy for metastatic triple-negative berast cancer（CBCSG006）: a randomised, open-label, multicentre, phase Ⅲ trial. Lancet Oncol, 2015, 16（4）：436-446.

［11］中国临床肿瘤学会指南工作委员会. 中国临床肿瘤学会（CSCO）乳腺癌诊疗指南（2019. V1）. 北京：人民卫生出版社，2019.

病例 8 晚期乳腺癌化疗后肝脓肿误诊为肝转移 1 例

李　轩　尹清云　刘新兰*

宁夏医科大学总医院肿瘤医院

【病史及治疗】

➤ 患者，女性，52 岁，绝经前。有高血压、糖尿病、乙肝病史，否认恶性肿瘤家族史。

➤ 2018-08-31 患者以"发现左侧乳房结节 1 个月"就诊于宁夏医科大学总医院肿瘤医院。查体发现，左侧乳房 7 点钟位置腺体边缘可触及大小为 2.0 cm×2.0 cm 的质硬结节，边界不清，活动度差，压痛阴性，双侧腋窝未触及肿大淋巴结。

➤ 2018-09-02 乳腺彩超示左侧乳腺 7~8 点钟位置见低回声结节（BI-RADS 分级为 4B 级），大小为 2.4 cm×1.7 cm；双侧腋窝未见异常形态淋巴结。

➤ 2018-09-03 乳腺钼靶示左侧乳腺内下象限结构欠对称，双乳内未见明显结节及肿块影。

➤ 2018-09-05 胸部 CT 示左侧乳腺结节，位于左侧乳腺下象限，大小为 1.0 cm×0.7 cm。

➤ 2018-09-06 患者行左侧乳腺肿块穿刺细胞学检查，见可疑恶性细胞。

➤ 2018-09-14 患者行左侧乳腺癌改良根治术，术后病理示左侧乳腺非特殊性浸润性癌，Ⅱ级，癌灶最大径约 2.0 cm，未见脉管癌栓及神经受累，切缘、乳头及皮肤未见癌浸润；左侧腋窝前哨淋巴结（2/5 枚）内可见癌转移，左侧腋窝淋巴结（0/32 枚）未见癌。免疫组织化学结果示 ER（90%，+，强）、PR（80%，+，强）、HER-2（0）、Ki-67（20%）。

➤ 2018-10-22 患者术后分期检查示子宫多发肌瘤，较大者大小为 9.0 cm×8.7 cm。其余复查未见肿瘤征象。明确诊断为左侧乳腺非特殊性浸润性癌术后，$pT_1N_1M_0$ Ⅱ A 期，Luminal B 型（HER-2 阴性）。因乙肝全套检查结果提示"小三阳"，乙型肝炎病毒（hepatitis B virus，HBV）-DNA $3.89×10^5$ U/L，给予恩替卡韦抗病毒治疗 2 周。

➤ 2018-11-05 查体发现，左侧锁骨上触及肿大淋巴结，大小为 1.5 cm×1.0 cm。颈部 B 超示左侧锁骨上见几枚肿大淋巴结，较大者大小为 1.7 cm×1.7 cm，边界清，未见淋巴结门结构（图 8-1）。遂行左侧锁骨上淋巴结穿刺活检，病理示纤维组织中可见癌细胞，结合免疫组织化学结果，符合乳腺癌转移。免疫组织化学结果示 ER（90%，+，强）、PR（20%，+，弱）、HER-2（0）、Ki-67（70%）。血常规示中性粒细胞Ⅲ度减低、轻度贫血、血小板正常。骨髓细胞学检查结果示骨髓增生减低。针对中性粒细胞减低：患者骨髓细胞学检查提示骨髓增生减低，除外骨髓转移及血液系统恶性肿瘤；全腹 CT 未见脾增大，除外脾功能亢进所致血细胞减少；既往无发热及疫区接触史，除外布氏杆菌、伤寒等感染性疾病；无特殊药物服用史。中性粒细胞减低原因不明。

➤ 2018-11-06 多学科会诊（multi-disciplinary team，MDT）讨论后制定治疗方案，具体如下：

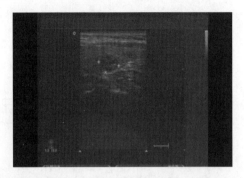

图 8-1　2018-11-05 颈部 B 超

①充分交代化疗风险，若患者及其家属同意化疗，可在升血细胞治疗支持下，行 T（紫杉醇）周方案化疗，化疗结束后行放疗，放疗后行手术去势（因患者合并多发子宫肌瘤，月经量多，妇科会诊后建议行子宫+双附件切除术），术后口服依西美坦内分泌治疗。②若患者拒绝化疗，行"戈舍瑞林+依西美坦"内分泌治疗，同时行局部放疗，放疗后行"子宫+双附件切除术"，术后继续口服依西美坦内分泌治疗。患者及其家属拒绝化疗。

➢ 2018-11-14 给予患者"戈舍瑞林+依西美坦"内分泌治疗。

【本阶段小结】

本例患者乳腺癌术后分期为 ⅡA 期，分子分型为 Luminal B 型（HER-2 阴性），左侧腋窝前哨淋巴结（2/5 枚）可见癌转移，辅助化疗指征明确，术后复发风险分层为中危，各大指南推荐 AC-T（A，多柔比星；C，环磷酰胺；T，紫杉醇）方案化疗。其治疗前因合并乙肝病毒复制，给予抗病毒治疗 2 周，再次就诊即发现同侧锁骨上淋巴结转移，因中性粒细胞Ⅲ度减低，骨髓穿刺检查提示骨髓增生减低，MDT 讨论后制定 T（紫杉醇）周方案化疗，局部放疗，放疗后行"子宫+双附件切除术"，术后行内分泌治疗。但本例患者拒绝化疗，给予"戈舍瑞林+依西美坦"内分泌治疗并预约局部放疗。

【病史及治疗续一】

➢ 2018-11-27 放疗前胸部定位 CT 示左侧腋窝、左侧锁骨上、左侧乳腺内、左侧下颈部及纵隔 5、6 区多发肿大淋巴结，范围较大无法行局部放疗（图 8-2）。依据前期 MDT 讨论结果，患者同意行 T 周方案化疗。

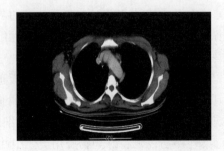

图 8-2　2018-11-27 胸部定位 CT

➤ 2018-12-09 至 2019-01-10 患者行 T 方案（紫杉醇脂质体，120 mg，第 1 天，静脉滴注，7 天为 1 个疗程）化疗 5 个疗程。化疗前血常规示中性粒细胞 I 度减低；化疗中监测血常规，结果示白细胞、中性粒细胞 II 度抑制，升血细胞治疗后可恢复正常。

➤ 2019-01-17 患者受凉后出现发热，体温最高达 39.8℃，无寒战、咳嗽、咳痰等不适。

➤ 2019-01-21 胸部 CT 示右侧胸腔积液；右肺中叶、下叶实质性病变（图 8-3）。

➤ 2019-01-21 全腹 CT 示肝右叶占位，大小为 8.8 cm×8.1 cm，考虑转移（图 8-4）。

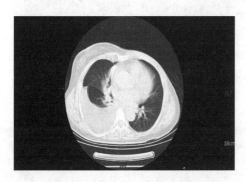 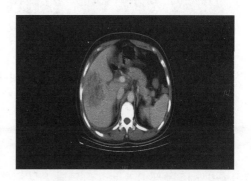

图 8-3　2019-01-21 胸部 CT　　　　图 8-4　2019-01-21 全腹 CT

➤ 2019-01-21 血培养示肺炎克雷伯菌。

➤ 2019-01-23 患者转呼吸科行美罗培南抗感染治疗 1 周后复查血培养，结果呈阴性，出院继续口服抗生素治疗 2 周。同时继续"戈舍瑞林+依西美坦"内分泌治疗。

➤ 2019-02 患者就诊于某肿瘤医院，考虑乳腺癌肝转移，建议采用 NX 方案化疗，为行化疗于 2019-03 再次就诊宁夏医科大学总医院肿瘤医院。

➤ 2019-03-04 胸部 CT 示双肺间质性改变（图 8-5）。

➤ 2019-03-04 全腹 CT 示肝右叶占位，大小为 4.3 cm×4.0 cm，考虑乳腺癌肝转移，与 2019-01-21 全腹 CT 对比病灶缩小（图 8-6）。患者临床表现与肿瘤治疗转归不符，进一步行肝穿刺活检，病理示结缔组织中见大量淋巴细胞、浆细胞、巨噬细胞浸润，部分细胞周围可见色素颗粒沉着。再次进行 MDT 讨论，认为前期化疗后出现的肝占位考虑为肝脓肿，后并发血行感染、肺部感染。目前，肝病灶为脓肿吸收好转的表现，继续给予抗感染治疗，待肝脓肿痊愈后再行后续治疗。治疗期间继续使用"戈舍瑞林+依西美坦"内分泌治疗。

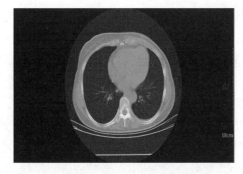 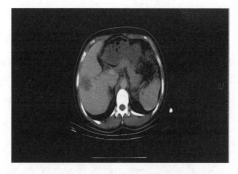

图 8-5　2019-03-04 胸部 CT　　　　图 8-6　2019-03-04 全腹 CT

> 2019-04-15 胸部 CT 示双肺间质性改变，纵隔未见软组织肿块（图 8-7）。

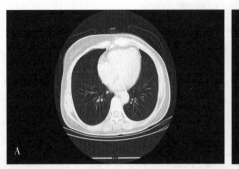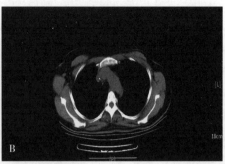

图 8-7 2019-04-15 胸部 CT

注：A. 肺窗；B. 纵隔窗

> 2019-04-15 全腹 CT 示肝右叶低密度影，大小为 2.2 cm×2.1 cm，病变较前减小（图 8-8）。
> 2019-04-15 颈部 B 超示左侧锁骨上见几枚肿大淋巴结，较大者大小为 1.8 cm×0.5 cm，边界清，淋巴门不清（图 8-9）。肿瘤治疗疗效评价为 PR。

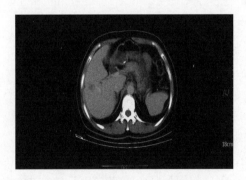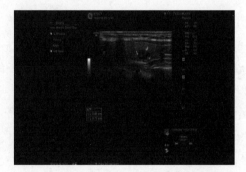

图 8-8 2019-04-15 全腹 CT　　　图 8-9 2019-04-15 颈部 B 超

【本阶段小结】

本例患者放疗前胸部定位 CT 发现纵隔多发淋巴结转移，范围较广，无法放疗。根据前期 MDT 讨论意见，本例患者同意行紫杉醇周方案化疗，化疗期间继续药物去势，拟病情稳定后给予内分泌维持治疗。但其在化疗第 5 个疗程的间歇期出现高热，并发血行感染、肺部感染。进一步行全腹 CT 检查，发现肝巨大占位性病变，提示乳腺癌肝转移，结合术后本例患者短期内出现多发淋巴结，乳腺癌肝转移不能除外，给予抗感染治疗后症状缓解，血行感染及肺部感染得到控制，肝病灶明显缩小。本例患者外地就诊，若考虑乳腺癌肝转移，可建议更换 NX 方案化疗。笔者认为，其临床表现与乳腺癌肝转移不符合，再次经 MDT 讨论及穿刺病理，明确肝病灶为肝脓肿，因脓肿未完全吸收，继续给予抗感染治疗，治疗期间持续给予"戈舍瑞林+依西美坦"内分泌治疗。截至 2019-04-15 末次复查，肿瘤客观病灶较前缩小，疗效评价为 PR，肝脓肿进一步吸收。

本例患者确诊乳腺癌后行规范根治性手术，根据疾病分期，术后辅助化疗、放疗及内分泌治疗指征明确，但因其自身原因及骨髓增生减低未行化疗，给予内分泌治疗，很快出现区域淋巴结及纵隔淋巴结等转移。继而给予紫杉醇单药化疗，化疗过程中因血行感染，行相关影像学检查，结果发现肺部感染、肝巨大占位，提示乳腺癌肝转移。本例患者就此情况在外院就诊，考虑乳腺癌肝转移，建议其采用 NX 方案化疗。但其在抗感染治疗的过程中，肝病灶明显缩小，且没有进行化疗，与转移不符，经穿刺检查排除乳腺癌肝转移，结合病史及 MDT 讨论意见，认为肝占位为逆行感染所致的肝脓肿，并发血行播散、肺部感染。调整治疗方案为继续内分泌治疗，目前随访肿瘤治疗有效，肝脓肿持续吸收缩小。本例患者肝脓肿被误诊为肝转移，两者需要注意鉴别：①肝转移癌，一般临床有原发癌的证据，甲胎蛋白（alpha fetal protein，AFP）多为阴性，多发病灶为主，CT 平扫肝转移癌边界多不规则，增强扫描门静脉期强化，有"环靶征"或"牛眼征"改变，一般不伴有肝硬化，确诊依据病理学检查。②肝脓肿，临床表现为发热、肝区疼痛、压痛明显，白细胞和中性粒细胞计数升高，B 超检查发现脓肿液性暗区，诊断性穿刺可明确诊断。肝脓肿的 CT 表现大致可归纳为 3 类：①圆形或类圆形低密度区伴环状强化，脓肿壁外围可有低密度环形"双靶征"或"双环征"，反映了脓肿形成期，外围低密度环为脓肿周围充血水肿带，此型为肝脓肿的典型表现。②多房或蜂窝状低密度区，增强扫描时病灶内房隔及细小脓肿壁均可有强化，可呈"簇状征"或"花瓣征"，反映了细菌性肝脓肿形成初期或多个脓肿融合或化脓性炎症破坏后的增生反应。③边界不清、密度不均的低密度肿块，可有不同程度的强化，延时扫描时部分病灶呈等密度，反映了化脓性炎症期或脓肿不完全液化残存肝组织的炎性反应。

本例患者系肺炎克雷伯菌引起的肝脓肿。细菌性肝脓肿是由于细菌经肝动脉、门静脉和胆道等各种途径进入肝，肝实质发生炎症坏死，形成脓肿，是一种继发性感染性疾病。胆源性疾病是主要致病因素，其次为血行感染，病原体多为大肠埃希菌、金黄色葡萄球菌、表皮葡萄球菌。近年来，肺炎克雷伯杆菌已经取代大肠埃希菌成为细菌性肝脓肿的主要致病菌。肺炎克雷伯菌肝脓肿的 CT 表现多为单发、实性、多房、脓肿壁薄、周围无强化、常并发血栓性静脉炎及迁徙性感染。有文献报道，由肺炎克雷伯菌导致的肝脓肿占 50%~88%，常见于糖尿病患者，且易形成迁徙性感染，部分病例通过血行引起肺、眼内、脑及筋膜感染。肺炎克雷伯杆菌肝脓肿伴有肝外感染并发症，尤其是中枢神经系统感染、肺部感染、眼内感染及坏死性筋膜炎时，由于其具有很强的侵袭性，临床可诊断为肺炎克雷伯菌肝脓肿侵袭性综合征。对于细菌性肝脓肿合并基础疾病的关系，有研究提出糖尿病是细菌性肝脓肿的易患因素，细菌性肝脓肿患者合并糖尿病的比例高达67.5%，糖尿病患者发生细菌性肝脓肿的病原体多为肺炎克雷伯杆菌，其机制可能与糖尿病患者通常存在免疫缺陷，高血糖有利于革兰阴性菌生长繁殖，并可抑制白细胞趋化和吞噬能力，进而极易发生感染有关。糖尿病已成为细菌性肝脓肿重要的独立易感因素。本例患者合并糖尿病，化疗后免疫力进一步下降，是导致感染的重要因素。对于肿瘤患者合并感染时，若相关检查发现肝新发占位，需谨慎鉴别，以免误诊。

本例患者疾病诊疗过程见图 8-10。

【专家点评】

1. 这是一例起病为 Ⅱa 期、病理分型为 Luminal B 型（HER-2 阴性）的乳腺癌患者，从临床分期及分子分型来看，属于中度复发风险，有术后辅助化疗、放疗及内分泌治疗的指征。早期乳腺癌辅助化疗的目的是争取治愈，基于多项临床研究的结果，术后辅助化疗尽可能在术后 1 个月内开始进行。对于中危复发风险的绝经前 HR 阳性乳腺癌患者，辅助内分泌治疗选择卵巢功能抑制（ovarian function suppression，OFS）+AI 或 OFS+他莫昔芬。本例患者 STEPP 评分为 1.76 分，建议行 OFS+AI 内分泌治疗。

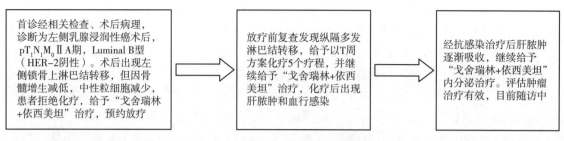

图 8-10　本例患者疾病诊疗过程

2. 临床常见乳腺癌合并慢性乙型病毒性肝炎的情况,需要注意的是辅助化疗可能带来药物性肝损害。因此,对于乙肝病毒复制活跃的患者,可在辅助化疗的同时给予抗病毒治疗,并定期监测肝功能及乙肝病毒复制的情况。除非患者化疗前存在肝功能明显异常、化疗禁忌证的情况,否则 2 种治疗可同时进行。

3. 本例患者术后 1 个月余、抗病毒治疗 2 周后返院,即发现锁骨上淋巴结转移（2018-09-14 手术,2018-11-05 发现锁骨上淋巴结转移）,在给予"戈舍瑞林+依西美坦"内分泌治疗后半个月发现全身多处肿大淋巴结,考虑转移,这种疾病转移速度与术后分期分型是不太符合的,在临床上这样的情况较为少见,建议在治疗前充分评估患者的全身情况,同时考虑合并其他疾病的可能性。

4. 本例患者因全身多处淋巴结转移,接受了 1 个疗程单药紫杉醇脂质体的化疗,化疗前存在粒细胞降低,应预测化疗后由于骨髓抑制,感染的风险会更高。对于这类患者,强调化疗后预防性升白细胞处理的重要性,并强调在随访过程中密切监测血常规的变化,及时对症处理。本例患者于 1 个疗程化疗后出现发热、血培养阳性,提示败血症、重症感染,经抗感染治疗后好转;且在败血症、发热的同时,CT 发现肝有大小为 8.8 cm×8.1 cm 的占位,结合其临床表现与疾病特征,除了考虑转移瘤,应该警惕感染灶、脓肿形成的可能;在治疗的过程中可密切观察病灶的变化情况,辅助判断肿块的性质（单纯转移性病灶对抗感染治疗无效）。

5. 转移灶的再穿刺活检有利于疾病的鉴别诊断,明确病灶的病理类型对后续治疗有重要意义。因此,在本例患者发现肝新增占位病灶时,除非有明确的穿刺禁忌证,否则应首选再穿刺活检,指导后续治疗方案的制定。

（湖南省肿瘤医院　田　璨　欧阳取长）

【指南背景】

1. 2020 年美国 NCCN 指南（第 2 版）　基于 SOFT&TEXT 联合分析的结果,针对复发风险高（如年轻、肿瘤分级高、淋巴结阳性）、HR 阳性的绝经前乳腺癌患者,专家组将 5 年 OFS+AI 用于辅助内分泌治疗;对于未接受抗雌激素治疗的绝经前晚期乳腺癌患者,初始治疗为选择性 ER 调节药或 OFS/切除+绝经后患者一样的内分泌治疗（包括非甾体 AI、甾体芳香化酶灭活药、ER 调节药、ER 下调药、PR、AR、大量 ER）。

2.《中国临床肿瘤学会（CSCO）乳腺癌诊疗指南（2019. V1)》　根据 SOFT&TEXT 联合分析的结果,对于具有高复发风险的绝经前 HR 阳性乳腺癌患者（如年轻、肿瘤分级高、淋巴结转移）,内分泌治疗选择 5 年 OFS 联合 AI;对于绝经后、HR 阳性晚期未经内分泌治疗的患者,晚期一线内分泌治疗推荐选择第 3 代 AI。

3.《中国抗癌协会乳腺癌诊治指南与规范（2019 年版）》 OFS 推荐用于中危复发风险的绝经前患者且同时 STEPP 分数较高者。

（湖南省肿瘤医院　田　璨　欧阳取长）

1. 2018 年美国 NCCN 指南（第 3 版） 对于仅锁骨上区域复发的乳腺癌患者，可考虑放疗。

2.《中国抗癌协会乳腺癌诊治指南与规范（2017 年版）》 对于锁骨上淋巴结复发的患者，若既往未行放疗，放疗靶区需包括锁骨上、下淋巴引流区和胸壁。对于既往无放疗史的患者，可考虑行锁骨上淋巴结清扫术。

3.《中国临床肿瘤学会（CSCO）乳腺癌诊疗指南（2018. V1）》 绝经前患者满足组织学分级为 2~3 级、淋巴结阳性 1~3 枚或有辅助化疗指征但不愿接受化疗，内分泌治疗考虑 OFS+他莫昔芬（1A）或 OFS+AI 5 年（2A）。晚期乳腺癌的确诊性检查应行转移灶病理活检。

（湖北省肿瘤医院　龚益平）

【循证背景】

1. CALGB 9344 研究、NSABP B-28 研究（随机试验） 这 2 项研究比较了腋窝淋巴结阳性的乳腺癌患者接受 AC 方案序贯或不序贯紫杉类化疗的疗效，结果显示，序贯紫杉醇治疗可以使无病生存率提高；其中一项研究的结果还显示，序贯紫杉醇治疗使 OS 率提高。

2. SOFT 研究 该研究预设的化疗亚组及 2007 年关于 OFS 的 Meta 分析中化疗联合 OFS 获益的患者的临床特征分析显示，OFS 联合化疗的获益患者多为淋巴结阳性、组织学分级为 2~3 级、肿瘤直径>2 cm 的患者。

（湖南省肿瘤医院　田　璨　欧阳取长）

1. 紫杉醇周疗治疗转移性乳腺癌的 Ⅱ 期临床研究 该研究入组 212 例晚期乳腺癌患者，211 例行毒性评估，177 例行反应性评估。总体应答率为 21.5%，41.8% 的患者病情稳定。中位进展时间为 4.7 个月，总生存期为 12.8 个月，治疗耐受性良好。

2. 白蛋白结合型紫杉醇对比普通紫杉醇治疗转移性乳腺癌的 Ⅲ 期临床研究 该研究将 454 例晚期乳腺癌分为 2 组，一组接受白蛋白结合型紫杉醇治疗，另一组接受普通紫杉醇治疗，结果显示，白蛋白结合型紫杉醇明显提高晚期乳腺癌患者的 PFS。

3. TEXT&SOFT 联合分析 汇总 TEXT 研究和 SOFT 研究 4690 例患者的数据，随机将绝经前早期 HR 阳性乳腺癌患者分为 2 组，第 1 组为他莫昔芬+OFS 5 年，第 2 组为依西美坦+OFS 5 年，中位随访 68 个月后，依西美坦联合 OFS 与他莫昔芬联合 OFS 相比，可显著降低复发率。

（湖北省肿瘤医院　龚益平）

【核心体会】

临床上常见肿瘤同时合并糖尿病、乙肝等基础疾病，在治疗过程中要重视合并症的管理，在治疗过程中若出现疾病变化，应考虑各种可能性的发生，以免漏诊、误诊。治疗过程中应兼顾抗肿瘤治疗及其他合并症的处理，必要时可以多学科协作，共同制定个体化治疗方案，为患者谋求最大的生存获益。

（湖南省肿瘤医院　田　璨　欧阳取长）

初诊乳腺癌患者要全面检查，对病情进行全面评估。手术后根据需要尽快行规范的全身系统治疗和放疗。若短期内出现局部或内脏巨大转移灶，考虑转移，但不能仅靠影像学检查，穿刺活检病理检查十分必要，可明确复发转移灶的病变性质，重新评估转移灶的 HR 和 HER-2 状态。

（湖北省肿瘤医院　龚益平）

参 考 文 献

［1］中国抗癌协会乳腺癌专业委员会. 中国抗癌协会乳腺癌诊治指南与规范（2017 年版）. 中国癌症杂志，2017，27（9）：659-759.

［2］中国临床肿瘤学会指南工作委员会. 中国临床肿瘤学会（CSCO）乳腺癌诊疗指南（2019. V1）. 北京：人民卫生出版社，2019.

［3］Perez EA, Vogel CL, Irwin DH, et al. Multicenter phase Ⅱ trial of weekly paclitaxel in women with metastatic breast cancer. Journal of Clinical Oncology, 2001, 19（22）：4216-4223.

［4］Gradishar WJ, Tjulandin S, Davidson N, et al. Phase Ⅲ trial of nanoparticle albumin-bound paclitaxel compared with polyethylated castor oil-based paclitaxel in women with breast cancer. J Clin Oncol, 2005, 23（31）：7794-7803.

［5］Pagani O, Regan MM, Walley BA, et al. Adjuvant exemestane with ovarian suppression in premenopausal breast cancer. N Engl J Med, 2014, 371（2）：107-118.

［6］Sparano JA, Zhao F, Martino S, et al. Long-term follow-up of the E1199 phase Ⅲ trial evaluating the role of taxane and schedule in operable breast cancer. J Clin Oncol, 2015, 33（21）：2353-2360.

［7］Lee NK, Kim S, Lee JW, et al. CT differentiation of pyogenic liver abscesses caused by Klebsiella pneumoniae vs non-Klebsiella pneumoniae. Br J Radiol, 2011, 84（1002）：518-525.

［8］Lin JC, Siu LK, Fung CP, et al. Impaired phagocytosis of capsular serotypes K1 or K2 Klebsiella pneumoniae in type 2 diabetes mellitus patients with poor glycemic control. J Clin Endocrinol Metab, 2006, 91（8）：3084-3087.

［9］蔡柏蔷. 呼吸内科诊疗常规. 北京：人民卫生出版社，2004.

［10］查云岚，梁永杰. 肺炎克雷伯杆菌所致社区获得性肺炎 1 例. 实用临床医学，2011，12（7）：29.

［11］Hayes DF, Thor AD, Dressler LG, et al. HER2 and response to paclitaxel in node-positive breast cancer. N Engl J Med, 2007, 357（15）：1496-1506.

［12］Mamounas EP, Bryant J, Lembersky B, et al. Paclitaxel after doxorubicin plus cyclophosphamide as adjuvant chemo-therapy for node-positive breast cancer: results from NSABP B-28. J Clin Oncol, 2005, 23（16）：3686-3696.

［13］Francis PA, Regan MM, Fleming GF, et al. Adjuvant ovarian suppression in premenopausal breast cancer. N Engl J Med, 2015, 372（5）：436-446.

［14］中国抗癌协会乳腺癌专业委员会. 中国抗癌协会乳腺癌诊治指南与规范（2019 年版）. 中国癌症杂志，2019，29（8）：609-679.

病例9 HER-2 阳性乳腺癌新辅助治疗 1 例

吕　燕　尹清云　刘新兰*

宁夏医科大学总医院肿瘤医院

【病史及治疗】

➢ 患者，女性，30 岁，未绝经，孕 2 产 1，否认肿瘤家族史。

➢ 2018-12-04 患者因发现"右侧乳房肿块 20 天"就诊。

【辅助检查】

➢ 2018-12-04 乳腺彩超示右侧乳房 11 点钟位置乳腺边缘见大小为 3.2 cm×1.9 cm 的极低回声占位，边界不清，形态极不规则，周边可见分叶及毛刺，未见明确钙化；右侧腋窝可见几枚异常肿大淋巴结，较大者大小为 1.1 cm×0.8 cm，边界清楚，淋巴结门结构不清楚（图 9-1）。诊断意见：右侧乳腺极低回声占位（BI-RADS 分级为 5 级）；右侧腋窝见异常肿大淋巴结。

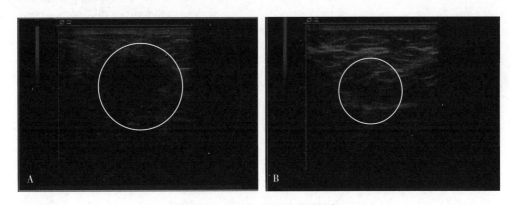

图 9-1　2018-12-04 乳腺彩超

注：A. 圈内为右侧乳腺肿块；B. 圈内为右侧腋窝肿大淋巴结

➢ 2018-12-04 患者行右侧乳腺肿块穿刺细胞学检查，结果见高度可疑恶性细胞。

➢ 2018-12-12 乳腺钼靶示右侧乳腺上象限见结节影，大小为 1.5 cm×1.6 cm，边缘可见毛糙；双侧腋窝见肿大淋巴结影，较大者大小为 1.7 cm×1.4 cm，边界清楚（图 9-2）。诊断意见：右侧乳腺上象限见结节影，BI-RADS 分级为 4C 级，伴双侧腋窝淋巴结影。

➢ 2018-12-12 乳腺 MRI 示右侧乳房外上象限 11～1 点钟位置腺体内见大小为 2.8 cm×2.4 cm

* 通信作者，邮箱：nxliuxinlan@ 163. com

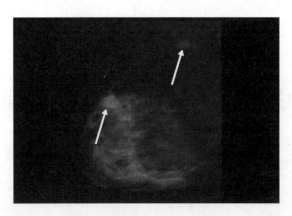

图 9-2　2018-12-12 乳腺钼靶

注：左下箭头指向右侧乳腺结节影；右上箭头指向右侧腋窝淋巴结影

的异常信号影，形态尚规则，边界尚清，T_1WI 呈低信号，T_2WI 呈不均匀高信号，弥散加权成像（diffusion weighted imaging，DWI）呈明显高信号，表观扩散系数（apparent diffusivity coefficient，ADC）值在（1.02~1.16）×10³mm²/s，增强扫描可见明显欠均匀强化，增强曲线呈"流出型"，结节边界欠光滑，周围可见毛刺及浅分叶；另于肿块后上方见结节影，大小为 1.0 cm×0.7 cm，DWI 呈明显高信号，ADC 值为 1.12×10³mm²/s，增强扫描与肿块强化程度基本一致，双侧乳腺内可见多发弱强化结节影，较大者大小为 0.8 cm×0.6 cm，边界尚清，增强曲线为"流入型"。双侧腋窝可见淋巴结显示，较大者大小为 1.9 cm×1.0 cm，位于右侧腋窝内侧，ADC 呈明显高信号，ADC 值在（1.16~1.19）×10³mm²/s，增强扫描可见明显强化，增强曲线呈"流出型"；左侧较大者大小为 1.0 cm×0.9 cm，DWI 呈高信号，增强扫描可见轻度强化，增强曲线为"平台型"（图 9-3）。诊断意见：①右侧乳房外上象限 11~1 点钟方向肿块影+右侧淋巴结转移，BI-RADS 分级为 5 级。②双乳腺体增生。③双侧腋窝淋巴影显示。

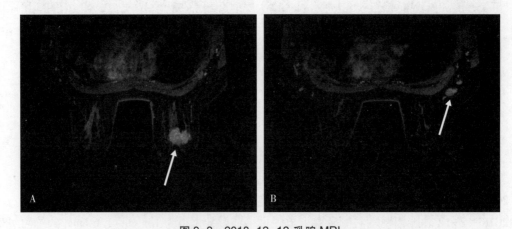

图 9-3　2018-12-12 乳腺 MRI

注：A. 箭头指向右侧乳腺肿块；B. 箭头指向右侧腋窝肿大淋巴结

➤ 2018-12-13 患者行右侧乳腺肿块穿刺活检，病理示右侧乳腺非特殊性浸润性癌，Ⅲ级（3+3+2）。免疫组织化学结果示 ER（5%，+，弱）、PR（<1%）、AR（80%，+，强）、HER-

2（+++）、Ki-67（index 20%）。

➢ 2018-12-13 患者行右侧腋窝肿大淋巴结穿刺细胞学检查，结果见恶性肿瘤细胞。

➢ 2018-12-13 腹部彩超示肝囊肿。

➢ 2018-12-13 胸部 CT 示右肺中叶钙化灶；右侧乳腺可见一大小为 3.0 cm×2.2 cm 的肿块，右侧腋窝多发肿大淋巴结（图9-4）；肝右叶见类圆形低密度影，考虑肝囊肿。

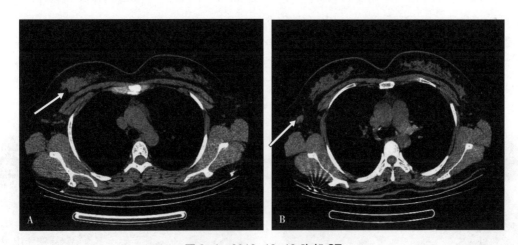

图 9-4 2018-12-13 胸部 CT

注：A. 箭头指向右侧乳腺肿块；B. 箭头指向右侧腋窝肿大淋巴结

➢ 2018-12-13 全腹 CT 示肝右前叶低密度灶，考虑囊肿；子宫左侧壁肌层内稍低密度影，考虑子宫肌瘤可能。

➢ 2018-12-13 肿瘤标志物、骨显像、甲状腺及颈部淋巴结彩超未见异常。

【本阶段小结】

根据《中国临床肿瘤学会（CSCO）乳腺癌诊疗指南（2019. V1）》，对于满足以下条件之一者可选择术前新辅助药物治疗：①肿块较大者（直径>5 cm）；②腋窝淋巴结转移；③HER-2 阳性；④三阴性；⑤有保乳意愿，但肿瘤大小与乳房体积比例大难以保乳者。新辅助治疗的目的和意义：①新辅助治疗是局部晚期乳腺癌或炎性乳腺癌的规范疗法，可以使肿瘤降期以利于手术，或变不可手术为可手术。②对于肿瘤较大且有保乳意愿的患者可以提高保乳率。③具有药敏筛选作用。对于新辅助治疗获得 pCR 的患者，说明对治疗方案敏感，新辅助治疗对术后辅助治疗和预后评估具有指导意义。结合本例患者，腋窝淋巴结转移、HER-2 阳性且保乳意愿强烈，综合各项检查，未见肿瘤远处转移征象，术前新辅助治疗指征明确。Buzdar 等的新辅助研究证明，HER-2 阳性患者新辅助治疗使用曲妥珠单抗联合化疗与单用化疗相比，能够显著提高 pCR 率。NOAH 研究（Ⅲ期）的结果进一步证实了曲妥珠单抗新辅助治疗的获益，pCR 率、5 年无事件生存率和总生存率均显著提高。参考 BCIRG-006 研究，AC-TH 方案与 TCbH 方案均可作为新辅助治疗的推荐方案，但考虑先用曲妥珠单抗可能达到快速缩瘤、防止肿瘤进展的作用，故推荐更早使用含曲妥珠单抗的方案，如 TCbH 方案。鉴于上述循证医学证据，建议给予本例患者 TCbH 方案化疗 6 个疗程。

【病史及治疗续一】

➢ 2018-12-28 至 2019-04-20 患者新辅助治疗行 TCbH（T，多西他赛，130 mg，静脉滴注，

第 1 天；Cb，洛铂，50 mg，静脉滴注，第 2 天；H，曲妥珠单抗，首次 8 mg/kg，以后 6 mg/kg，每 21 天 1 次）方案化疗 6 个疗程。因患者治疗第 1 个疗程后出现中性粒细胞缺乏性发热，故于第 2 个疗程给予化疗药物减量（具体：T，多西他赛，120 mg，静脉滴注，第 1 天；Cb，洛铂，45 mg，静脉滴注，第 2 天）。

➤ 2019-02-11 患者化疗 2 个疗程后，乳腺彩超示右侧乳房 11 点钟位置乳腺边缘极低回声占位，较化疗前（2018-12-04 乳腺彩超）缩小（3.2 cm→2.1 cm），右侧腋窝淋巴结短径变化不明显（0.8 cm→0.7 cm），疗效评价为 PR（图 9-5）。

➤ 2019-03-25 患者化疗 4 个疗程后，乳腺彩超示右侧乳房 11 点钟位置乳腺边缘极低回声占位较 2019-02-11 乳腺彩超缩小（2.1 cm→1.3 cm），右侧腋窝淋巴结短径未见变化（0.7 cm→0.7 cm）（图 9-6）。

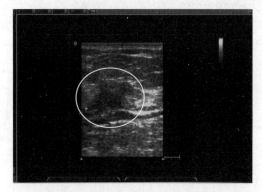 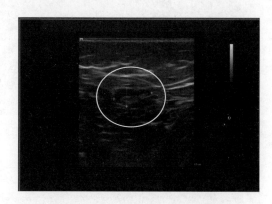

图 9-5　2019-02-11 乳腺彩超　　　　　图 9-6　2019-03-25 乳腺彩超
注：圈内为化疗 2 个疗程后右侧乳腺肿块缩小　　注：圈内为化疗 4 个疗程后右侧乳腺肿块缩小

➤ 2019-03-25 胸部 CT 示右侧乳腺肿块消失，右侧腋窝淋巴结较前（2018-12-13 胸部 CT）明显缩小（1.00 cm→0.55 cm），疗效评价为 PR（图 9-7）。

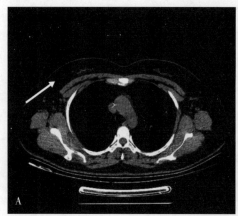 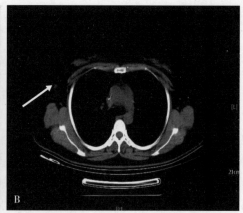

图 9-7　2019-03-25 胸部 CT
注：A. 化疗 4 个疗程后右侧乳腺肿块消失，箭头指向原病灶所在部位；B. 化疗 4 个疗程后右侧腋窝淋巴结缩小，箭头指向病灶

➢ 2019-05-05 患者化疗 6 个疗程后，乳腺彩超示右侧乳房 11 点钟位置乳腺边缘极低回声占位较 2019-03-25 缩小（1.3 cm→1.0 cm），右侧腋窝淋巴结消失（图 9-8）。

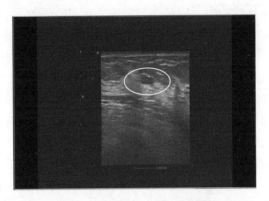

图 9-8　2019-05-05 乳腺彩超
注：圈内示化疗 6 个疗程后右侧乳腺肿块缩小

➢ 2019-05-05 胸部 CT 示右侧乳腺肿块及右侧腋窝淋巴结均消失，疗效评价为 PR（图 9-9）。

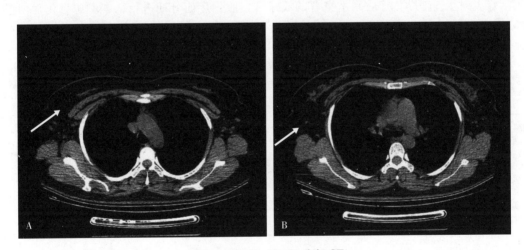

图 9-9　2019-05-05 胸部 CT
注：A. 化疗 6 个疗程后右侧乳腺肿块消失，箭头指向原病灶所在部位；B. 化疗 6 个疗程后右腋窝淋巴结消失，箭头指向原病灶所在部位

➢ 2019-05-08 患者行右侧乳腺癌保乳术，术后病理示：①右侧乳腺肿块，乳腺腺病合并纤维腺瘤，间质伴玻璃样变性，未见明确癌组织，符合新辅助治疗反应评估（Miller-Payne 分级为 5 级）。②上切缘、下切缘、内切缘、外切缘、基底切缘少量乳腺组织未见癌。③右侧腋窝淋巴结（0/19 枚）未见癌转移。

➢ 2019-05-09 术后继续给予患者曲妥珠单抗治疗（6 mg/kg，每 21 天 1 次）1 年，并完成局部放疗。因患者术前乳腺肿块穿刺的免疫组织化学结果提示 ER 仅为 5% 弱阳性，后续内分泌治疗获益有限，向患者交代病情后，其拒绝行内分泌治疗。

【本阶段小结】

根据《中国抗癌协会乳腺癌诊治指南与规范（2017年版）》，对于乳腺癌新辅助治疗的疗程，若2个疗程化疗后肿瘤无变化或增大，应从实际情况考虑是否需要更换化疗方案或采用其他治疗方法；接受新辅助治疗后，即便临床肿瘤完全消失，也必须接受既定的后续治疗，包括手术治疗，并根据手术前后的病理决定进一步的辅助治疗方案。结合本例患者，化疗2个疗程后乳腺彩超提示乳腺肿块明显缩小，继续原方案化疗4个疗程、6个疗程后复查，乳腺彩超提示乳腺肿块进行性缩小，且术后病理对新辅助反应评估为5级（Miller-Payne分级5级），达到pCR。针对新辅助化疗后的术后辅助治疗，根据《中国临床肿瘤学会（CSCO）乳腺癌诊疗指南（2019.V1）》中HER-2阳性乳腺癌术前靶向治疗的原则，术前新辅助治疗用过曲妥珠单抗的患者，无论是否达到pCR，推荐术后应继续使用曲妥珠单抗，总疗程达1年。KATHERINE研究显示，术前治疗使用曲妥珠单抗未达pCR的患者，术后辅助治疗使用T-DM1可以进一步改善预后。结合2017年由美国德克萨斯大学安德森癌症中心发表的研究结果，在ER≥10%的肿瘤患者中，辅助内分泌治疗与长期复发和总生存率显著相关，1%≤ER<10%的肿瘤患者则无明显差异，故该研究得出ER<10%的乳腺癌患者从辅助内分泌治疗中获益有限，可酌情考虑进行辅助内分泌治疗。但对于绝经前患者，若ER阳性率在1%~9%，不建议采用OFS联合口服内分泌药物的方案。结合本例患者，术前乳腺肿块穿刺的免疫组织化学结果提示ER阳性率仅为5%弱阳性，内分泌治疗获益有限，且其拒绝行内分泌治疗。对于新辅助化疗后手术患者的放疗，参照化疗前分期进行，本例患者化疗前淋巴结已有转移，结合保乳手术，放疗指征明确，后续行局部放疗的同时继续使用曲妥珠单抗靶向治疗至1年，定期随访。

本例患者疾病诊疗过程见图9-10。

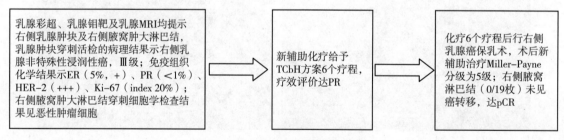

图9-10　本例患者疾病诊疗过程

【专家点评】

1. 本例患者为年轻乳腺癌患者，首次诊断为右侧乳腺癌，$cT_2N_2M_0$ Ⅲa期，非特殊性浸润性癌，HR（+）、HER-2（+++），有强烈的保乳意愿，还有行新辅助化疗和靶向治疗的指征，也可通过新辅助治疗起到体内药敏的作用。关于HER-2阳性乳腺癌的新辅助治疗方案，在2018年国内能获得的抗HER-2靶向药物只有曲妥珠单抗，故可供选择的方案是比较有限的。如果是在药物可及的今天，基于NeoSphere研究的结论，为进一步提高患者的pCR率，可以选择曲妥珠单抗+帕妥珠单抗+多西他赛。

2. 相关指南推荐，标准TCbH方案的用药是多西他赛+卡铂+曲妥珠单抗。本例患者在治疗过程中选择的洛铂并非标准治疗方案，相应的循证医学证据支持较少。

3. 本例患者 6 个疗程 TCbH 方案后行右侧乳腺癌保乳术，术后病理提示达 pCR（理想的治疗目标），术后继续行曲妥珠单抗靶向治疗至 1 年。根据本例患者新辅助化疗前的分期和淋巴结阳性，有术后辅助放疗的指征。各大指南也推荐新辅助化疗后的放疗指征参考新辅助化疗前的分期进行。

4. 相关指南推荐，乳腺癌患者术后在 ER 或 PR>1% 的情况下都可以考虑进行内分泌治疗。本例患者新辅助治疗前的 ER 表达显示为 5%，且 PR 阴性，提示可能内分泌治疗获益有限，在本例患者及其家属充分理解的基础上可以考虑联合内分泌治疗，但不建议选用 OFS 联合口服内分泌治疗药物的方案。

（湖南省肿瘤医院　田　璨　欧阳取长）

这是 1 例年轻的 HER-2 阳性乳腺癌新辅助治疗后接受保乳手术的病例，其经过 6 个疗程化疗及抗 HER-2 新辅助治疗后达到 pCR，治疗结果满意，若有化疗前体格检查相关资料，对临床分期可能会更有帮助。《中国抗癌协会乳腺癌诊治指南与规范（2019 年版）》提出，三阴性及 HER-2 阳性型患者不能作为优选新辅助治疗的单一依据，建议同时伴有较高肿瘤负荷时优选新辅助治疗。但《中国临床肿瘤学会（CSCO）乳腺癌诊疗指南（2019. V1）》对于 HER-2 阳性及三阴性乳腺癌行新辅助化疗的条件更为放宽，可能考虑 HER-2 阳性及三阴性乳腺癌均有新辅助化疗未达 pCR 但后续强化治疗可改善生存的临床研究（KATHERINE 研究及 CREATE-X 研究）。本例患者 HER-2 阳性，行术前新辅助化疗依据较充分。选择标准方案 TCbH，基于 NeoSphere 研究及 APHINITY 研究的结果，帕妥珠单抗已于 2019 年在我国上市，对于伴有腋窝淋巴结转移的患者，可考虑加用帕妥珠单抗治疗。本例患者目前处于术后状态，是否加用帕妥珠单抗进一步强化治疗值得商榷。本例患者穿刺病理示 ER 5% 弱阳性，虽然美国安德森癌症中心及笔者团队发表的文章均提示对于此类患者，内分泌治疗获益有限，但考虑内分泌治疗不良反应轻，且穿刺标本与完整的肿瘤标本可能存在差异，故内分泌治疗如他莫昔芬仍可作为推荐。

（山东大学齐鲁医院　杨其峰）

【指南背景】

1. **《中国临床肿瘤学会（CSCO）乳腺癌诊疗指南（2019. V1）》**　对于 HER-2 阳性患者的新辅助治疗，曲妥珠单抗联合化疗与单用化疗相比，能够显著提高 pCR 率，以曲妥珠单抗为基础的方案已成为 HER-2 阳性乳腺癌的标准新辅助治疗方案。AC-TH 方案与 TCbH 方案参考相关辅助治疗研究，均可作为新辅助治疗的推荐方案。目前，推荐结合患者新辅助治疗前的临床分期和新辅助化疗后的病理分期，按照病程中的最高分期，进行放疗决策。对于 ER 阳性率在 1%~9% 的癌症患者，在完成辅助化疗后，可酌情考虑进行辅助内分泌治疗。但对于绝经前的患者，若 ER 阳性率在 1%~9%，不建议采用 OFS 联合口服内分泌药物的方案。

2. **《中国抗癌协会乳腺癌诊治指南与规范（2019 年版）》**　新辅助治疗的意义：①新辅助治疗是局部晚期乳腺癌或炎性乳腺癌的规范疗法，可以使肿瘤降期，以利于手术，或变不能手术为能手术。②若能达到 pCR，则预示较好的远期效果。接受有效的新辅助治疗后，即便临床上肿瘤完全消失，也必须接受既定的后续治疗，包括手术治疗，并根据手术前后的病理检查结果决定进一步辅助治疗的方案。放疗指征主要综合参考新辅助治疗前的初始分期和新辅助化疗及术后病理改变的情况。新辅助治疗前初始分期为 Ⅲ 期及新辅助治疗前后明确淋巴结持续阳性的患者，推荐术后放疗。

3. **2020 年美国 NCCN 指南（第 2 版）**　对于 HER-2 阳性且适合术前全身治疗的患者，推荐化疗和以曲妥珠单抗为基础的靶向治疗。在新辅助治疗中，化疗联合双靶向抗 HER-2 治疗（曲妥珠单抗联合帕妥珠单抗）与单一抗 HER-2 药物相比，可显著提高 pCR 率。在全身治疗期间，应该通过临床检查，常规对肿瘤的应答情况进行评估。对于接受新辅助化疗的患者，放疗方案的制定应根据化疗前肿瘤特征的最大分期和（或）病理分期，而非根据新辅助化疗后的肿瘤缓解情况。

（湖南省肿瘤医院　田　璨　欧阳取长）

【循证背景】

1. NeoSphere 研究　新辅助化疗联合曲妥珠单抗、帕妥珠单抗双靶向治疗组的 pCR 率明显高于曲妥珠单抗单靶向治疗组的 pCR 率，也高于帕妥珠单抗单靶向治疗组的 pCR 率。

2. NOAH 研究　化疗联合曲妥珠单抗治疗可以显著提高患者的 pCR 率、DFS 率及 OS 率，且未见明显的心脏毒性反应。

（湖南省肿瘤医院　田　璨　欧阳取长）

1. KATHERINE 研究　该研究将 1486 例患者随机分为 T-DM1 治疗组和曲妥珠单抗治疗组，结果提示，接受曲妥珠单抗单靶向或联合帕妥珠单抗双靶向新辅助治疗的患者，若有残存浸润病灶，均可能从术后 T-DM1 治疗中获益。

2. APHINITY 研究　该研究纳入 558 例患者。相比于曲妥珠单抗联合化疗，曲妥珠单抗+帕妥珠单抗+化疗使患者 6 年内的复发风险下降达 23%，绝对获益从 3 年的 0.9% 增至 6 年的 2.8%，提升超 200%。淋巴结阳性的高危人群获益尤为显著，6 年无浸润性复发生存率近 88%，绝对获益达到 4.5%。

（山东大学齐鲁医院　杨其峰）

【核心体会】

HER-2 阳性乳腺癌对于抗 HER-2 治疗敏感，新辅助治疗 pCR 率高。

（湖南省肿瘤医院　田　璨　欧阳取长）

对于 HER-2 阳性乳腺癌患者，可相对积极选择术前新辅助治疗，TCbH+/-P 是优选方案，若 6 个疗程新辅助治疗后未达 pCR，建议术后行 T-DM1 后续强化治疗。

（山东大学齐鲁医院　杨其峰）

参 考 文 献

［1］Chen T, Zhang N, Moran MS, et al. Borderline ER-positive primary breast cancer gains no significant survival benefit from endocrine therapy: a systematic review and meta-analysis. Clin Breast Cancer, 2018, 18（1）: 1-8.

［2］Fujii T, Kogawa T, Dong W, et al. Revisiting the definition of estrogen receptor positivity in HER2-negative primary breast cancer. Ann Oncol, 2017, 28（10）: 2420-2428.

［3］中国临床肿瘤学会指南工作委员会. 中国临床肿瘤学会（CSCO）乳腺癌诊疗指南（2018. V1），北京：人民卫生出版社，2018.

［4］Buzdar AU, Ibrahim NK, Francis D, et al. Significantly higher pathologic complete remission rate after neoadjuvant therapy with trastuzumab, paclitaxel, and epirubicin chemotherapy: results of a randomized trial in human epidermal growth factor receptor 2-positive operable breast cancer. J Clin Oncol, 2005, 23（16）: 3676-3685.

［5］Gianni L, Eiermann W, Semiglazov V, et al. Neoadjuvant and adjuvant trastuzumab in patients with HER2-positive locally advanced breast cancer（NOAH）：follow-up of a randomised controlled superiority trial with a parallel HER2-negative cohort. Lancet Oncol，2014，15（6）：640-647.

［6］Romond EH，Perez EA，Bryant J，et al. Trastuzumab plus adjuvant chemotherapy for operable HER2-positive breast cancer. N Engl J Med，2005，353（16）：1673-1684.

［7］Slamon D，Perez EA，Robert N，et al. Ten years follow-up of BCIRG-006 comparing doxorubicin plus cyclophosphamide followed by docetaxel with doxorubicin plus cyclophosphamide followed by docetaxel and trastuzumab with docetaxel，carboplatin，and trastuzumab in HER2-positive early breast cancer. Cancer Research，2015，76（Suppl 4）：S5.

［8］von Minckwitz G，Huang CS，Mano MS，et al. Trastuzumab emtansine for residual invasive HER2-positive breast cancer. N Engl J Med，2019，380（7）：617-628.

［9］Lluch A，Barrios CH，Torrecillas L，et al. Phase Ⅲ trial of adjuvant capecitabine after standard neo-/adjuvant chemotherapy in patients with early triple-negative breast cancer（GEICAM/2003-11_ CIBOMA/2004-01）. J Clin Oncol，2020，38（3）：203-213.

［10］Gianni L，Pienkowski T，Im YH，et al. 5-year analysis of neoadjuvant pertuzumab and trastuzumab in patients with locally advanced，inflammatory，or early-stage HER2-positive breast cancer（NeoSphere）：a multicentre，open-label，phase 2 randomised trial. Lancet Oncol，2016，17（6）：791-800.

［11］von Minckwitz G，Procter M，de Azambuja E，et al. APHINITY steering committee and investigators. Adjuvant pertuzumab and trastuzumab in early HER2-positive breast cancer. N Engl J Med，2017，377（2）：122-131.

［12］中国抗癌协会乳腺癌专业委员会. 中国抗癌协会乳腺癌诊治指南与规范（2019 年版）. 中国癌症杂志，2019，29（8）：609-679.

病例 10 $pT_{1\,mic}\,N_0\,M_0$ ⅠA 期 HER-2 阳性乳腺癌 1 例

吕 叶 尹清云 刘新兰*

宁夏医科大学总医院肿瘤医院

【病史及治疗】

➢ 患者，女性，45 岁，未绝经。否认既往特殊病史及肿瘤家族史。

➢ 2018-11-02 患者因"发现左侧乳腺肿块 2 个月余"就诊于宁夏医科大学总医院肿瘤医院。专科查体发现，双侧乳房对称，未见皮损及破溃，无酒窝征，无局部皮肤红肿及橘皮样改变，双侧乳头无凹陷及溢血、溢液。左侧乳房 2 点钟方向距乳头 10.0 cm 处可触及一大小为 2.0 cm×1.5 cm 的肿块，质硬，形态不规则，边界不清，活动度较差，表面不光滑，轻微压痛。右侧乳房未触及明显肿块。双侧锁骨上及双侧腋窝未触及肿大淋巴结。

【辅助检查】

➢ 2018-11-03 乳腺彩超示左侧乳腺低回声区（BI-RADS 分级为 4B 级）、左侧乳腺囊性病变（BI-RADS 分级为 2 级）。

➢ 2018-11-03 乳腺 MRI 示左侧乳腺外象限不规则肿块影，考虑恶性可能性大；左侧乳腺外上象限小囊肿 3 个；左侧腋窝多发小淋巴结。

➢ 2018-11-04 乳腺钼靶示左侧乳腺外上象限呈区域性分布细沙样钙化灶。

➢ 2018-11-06 患者行左侧乳腺穿刺活检，病理示左侧乳腺高级别导管原位癌，有无浸润待肿块完整切除后确定。免疫组织化学结果示 ER（<1%）、PR（<1%）、AR（20%，+）、HER-2（+++）、Ki-67（index 20%）、P120（膜+）、E-cad（膜+）、CK5/6（肌上皮+）、EGFR（−）。

【病史及治疗续一】

➢ 2018-11-14 患者在全身麻醉下行"左侧乳腺癌改良根治术+背阔肌肌皮瓣Ⅰ期乳房再造术+切口纹饰美容术+任意皮瓣形成术+各部位多头带包扎术"。术后病理示：①左侧乳头下切缘乳腺组织部分区域可见导管原位癌。②左侧乳腺高级别导管原位癌（粉刺型），最大径约 3.0 cm，局部可见微浸润，浸润灶直径约 0.1 cm，组织学分级Ⅲ级，未见脉管内癌栓，未见神经受侵。③左侧乳腺四周切缘、基底切缘及乳晕皮肤未见癌浸润。④左侧乳头基底处可见导管原位癌。⑤左侧腋窝淋巴结（0/13 枚）未见癌转移。浸润性癌的免疫组织化学结果示 ER（−）、PR（−）、AR（60%，+，中等）、HER-2（+++）、Ki-67（20%）、CD31（未见血管内癌栓）、D2-40（未见淋巴管内癌栓）、S-100（未见神经受侵），Calponin、CK5/6、P63 示微浸润癌灶肌上皮消失。

---

* 通信作者，邮箱：nliuxinlan@163.com

【本阶段小结】

根据本例患者的影像学资料、手术、术后病理，诊断分期明确，为左侧乳腺癌改良根治术后 $pT_{1mic}N_0M_0$ I A 期（HER-2 过表达型）。

1982 年，Lagios 首次提出了"微浸润乳腺癌"的概念，是指在病理上乳腺癌细胞突破基底膜进入邻近组织，其浸润最大径不超过 1 mm。关于"微浸润"还有很多定义，例如，伴间质浸润的导管原位癌（ductal carcinoma in situ，DCIS）；DCIS 伴单灶或多灶浸润，但基底膜受浸润的范围不超过 10%；单灶或多灶浸润，但最大径不超过 1 mm；浸润最大径不超过 2 mm，范围不超过 10%；单灶浸润不超过 2 mm，多灶浸润不超过 3 个，每个直径不超过 1 mm 等。"微浸润"定义的多样性给临床决策带来了很大困扰。1997 年，《AJCC 癌症分期手册》（第 5 版）首次针对"微浸润"设置了特定的 T 分期，将"微浸润"定义为"肿瘤细胞穿透基底膜进入邻近组织，最大径不超过 1 mm，并将其正式命名为 pT_{1mic}。2010 年，美国 NCCN 指南明确指出，对于病理存在浸润性癌（即使是微浸润）的患者，应当按照相应浸润性癌分期的指南接受治疗。《中国临床肿瘤学会（CSCO）乳腺癌诊疗指南（2019. V1）》指出，目前尚无 HER-2 阳性微浸润的患者能从靶向辅助治疗中获益的明显证据，故这部分患者不在辅助治疗人群的讨论范围。$pT_{1mic}N_0$ 乳腺癌的总体预后较好。有回顾性研究显示，微浸润癌 5 年的无复发生存（relapse free survive，RFS）率为 93%。目前相关的循证医学证据显示，在 $T_{1a\sim b}$ 淋巴结阴性的患者中，HER-2 阳性患者的复发风险是 HER-2 阴性患者的 2.68 倍，远处转移风险是 HER-2 阴性患者的 5.3 倍。更重要的是，对于 HER-2 阳性的 $pT_{1a\sim b}N_0M_0$ 患者，肿瘤大小与复发风险并无显著相关性，说明 HER-2 阳性本身对预后的影响显著超过了肿瘤大小对预后的影响。目前，缺乏 HER-2 阳性微浸润乳腺癌患者能从靶向辅助治疗中获益的循证医学证据，伴 HR 阴性、多灶、淋巴结见孤立肿瘤细胞等高危因素的患者可尝试靶向治疗，但需权衡利弊。本例患者微浸润癌的组织学分级为 III 级，且 ER（-）、PR（-），化疗意愿强烈。与本例患者及其家属进行充分沟通后，在尊重其意愿的基础上，参照 T_{1n} 患者，若伴有高危因素，如 HR 阴性、分级差、Ki-67 高等，可考虑使用曲妥珠单抗辅助治疗。APT 研究提示，对于 HER-2 阳性患者的小肿瘤（直径≤3.0 cm），使用 TH 周方案，其 3 年无侵袭性疾病生存率可达 98.7%。因此，对于原发灶直径≤1.0 cm、淋巴结阴性的 HER-2 阳性乳腺癌患者，可考虑毒性更低的 TH 周方案辅助化疗。

【病史及治疗续二】

➤ 2019-01-09 术后分期检查未见肿瘤客观征象。

➤ 2019-01-09 至 2019-04-16 给予患者 TH 周方案化疗 12 个疗程，化疗期间出现轻度骨髓抑制，耐受性良好，目前仍使用曲妥珠单抗辅助靶向治疗中。

【本阶段小结】

对于微浸润乳腺癌，目前总体预后较好，但从个体水平上看，仍存在高复发风险人群，如 HER-2 阳性患者。目前，无 $T_{1mic}N_0M_0$ HER-2 阳性乳腺癌患者从靶向辅助治疗中获益的直接证据，且美国 NCCN 指南并不推荐上述人群行辅助靶向治疗。对于个别合并高危因素且自身治疗意愿强烈的患者，医师应综合评估其复发风险、治疗获益、治疗中的不良反应及药品价格等多方面因素，进而指导治疗。期望后期合理的临床试验设计能解答这一问题。

本例患者疾病诊疗过程见图 10-1。

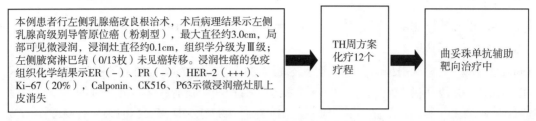

图 10-1　本例患者疾病诊疗过程

【专家点评】

本例患者病理类型为高级别导管原位癌（粉刺型），局部可见微浸润，浸润灶直径约 0.1 cm，对于该类型乳腺癌的辅助治疗循证医学依据较少，总体预后较好。2019 年美国 NCCN 指南（第 1 版）指出，HER-2 阳性、ER 阳性、$T_{1 mic}$ 患者的复发风险<5%，内分泌治疗为最佳选择。但对于伴有高危因素者，充分权衡治疗的获益和风险后，可尝试化疗及靶向治疗等全身治疗。本例患者 HR 阴性且组织学分级为Ⅲ级，伴有高危因素，治疗可按照 HER-2 阳性小肿瘤患者的诊治原则进行。目前，关于Ⅰ期 HER-2 阳性乳腺癌的治疗存在 2 个问题：一是多大的肿瘤需要行辅助化疗联合曲妥珠单抗靶向治疗，美国 NCCN 指南推荐化疗联合曲妥珠单抗可用于 $T_{1ab}N_0M_0$ 患者，同时承认这类人群可以被纳入前瞻性随机对照辅助治疗研究中；二是什么方案对这类人群是最安全有效的。APT 和 TCH 这 2 项研究均提示，对于 HER-2 阳性的低危小肿瘤，考虑弱化化疗的模式，采用不含蒽环类或短周期化疗，但曲妥珠单抗治疗仍保留 1 年的标准用药时间，可以获得良好的疗效。

（辽宁省肿瘤医院　孙　涛）

【指南背景】

1. 2019 年美国 NCCN 指南　对于病理存在浸润性癌（即使是微浸润）的患者，应当按照相应浸润性癌分期的指南接受治疗。

2.《乳腺癌 HER-2 检测指南（2019 版）》　该指南新增了"细胞数量过少的微浸润灶不宜行 FISH 检测"的表述，这是紧贴临床实际工作的更新。随着临床检测水平的不断提高，乳腺微浸润癌的检出率越来越高，很多浸润灶在 HE 切片中可能只有几个腺体，免疫组织化学可以很好地鉴别并进行 HER-2 表达情况的判读，但是 FISH 属于暗视野检测，在荧光显微镜下往往难以区分原位癌和浸润性癌，若浸润性癌灶过小，容易与原位癌混淆，造成误诊。该指南明确写入这条排除标准后，病理医师和临床医师在这一问题上的沟通也就有据可循，方便了检测工作。至于病灶直径是"≤1 mm"还是"≤5 mm"，用于 FISH 检测中微浸润灶的界定可灵活掌握。若微浸润灶中完全是浸润性癌腺体，没有原位癌腺体夹杂其中或可以与原位癌腺体很好地区分，哪怕是"直径≤5 mm"的浸润性癌灶也可以进行 FISH 检测。笔者的做法是对照 HE 及免疫组织化学切片，仔细将微浸润灶周围的原位癌组织尽可能去除后再行 FISH 检测。但如果微浸润灶的浸润性癌腺体与原位癌腺体互相夹杂在一起、难以区分，则不宜行 FISH 检测，容易造成误诊。

（辽宁省肿瘤医院　孙　涛）

【循证背景】

1. 目前，尚无关于 $pT_{1 mic}N_0M_0$ 分期术后辅助治疗的大型临床试验数据。

2. APT 研究　该研究是一项单臂多中心研究，纳入人群为 HER-2 阳性、肿瘤直径≤3 cm、淋巴结阴性的患者，接受紫杉醇周方案化疗了 12 个疗程，联合曲妥珠单抗靶向治疗。结果显示，3 年无浸润性疾病生存率为 98.7%，7 年无病生存率为 93.3%。

3. TCH 研究　该研究评估在非蒽环类治疗方案 TC（多西他赛+环磷酰胺）中增加 1 年曲妥珠单抗治疗 HER-2 阳性早期乳腺癌的疗效。结果显示，2 年无病生存率为 97.8%，2 年总生存率为 99.5%。因此认为，4 个疗程 TC 方案化疗联合曲妥珠单抗靶向治疗可作为 HER-2 扩增低风险早期乳腺癌的辅助治疗方法。

（辽宁省肿瘤医院　孙　涛）

【核心体会】

当病理诊断为微浸润时，应严格遵循病理诊断标准，避免将 T_{1a} 诊断为微浸润，造成低估，必要时可再次检测病理。对于此类型的乳腺癌，目前的研究越来越关注其临床病理学特征，伴 HR 阴性、多灶、淋巴结见孤立肿瘤等高危因素者，可尝试化疗及靶向治疗等全身治疗，但需充分权衡风险/获益比及患者本人的治疗意愿，之后方可进行。

（辽宁省肿瘤医院　孙　涛）

参　考　文　献

[1] Lagios MD, Westdahl PR, Margolin FR, et al. Duct carcinoma in situ. Relationship of extent of noninvasive disease to the frequency of occult invasion, multicentricity, lymph node metastases, and short-term treatment failures. Cancer, 1982, 50 (7): 1309-1314.

[2] Yu KD, Wu LM, Liu GY, et al. Different distribution of breast cancer subtypes in breast ductal carcinoma in situ (DCIS), DCIS with microinvasion, and DCIS with invasion component. Ann Surg Oncol, 2011, 18 (5): 1342-1348.

[3] Tolaney SM, Barry WT, Dang CT, et al. Adjuvant paclitaxel and trastuzumab for node-negative, HER2-positive breast cancer. New Engl J Med, 2015, 372 (2): 134-141.

[4] Jones SE, Collea R, Paul D, et al. Adjuvant docetaxel and cyclophosphamide plus trastuzumab in patients with HER2-amplified early stage breast cancer: a single-group, open-label, phase 2 study. Lancet Oncol, 2013, 14 (11): 1121-1128.

[5] 《乳腺癌 HER-2 检测指南（2019 版）》编写组. 乳腺癌 HER-2 检测指南（2019 版）. 中华病理学杂志, 2019, 48 (3): 169-175.

病例 11　淋巴结阴性、HER-2 阳性乳腺癌小肿瘤的治疗

袁春秀　尹清云　刘新兰*

宁夏医科大学总医院肿瘤医院

【病史及治疗】

➢ 患者，女性，53 岁，未绝经。否认肿瘤家族史。

➢ 2019-02-11 患者因"右侧乳腺肿块 1 年余"就诊。

➢ 2019-02-19 患者行"右侧乳腺癌改良根治术"。术后病理示：①右侧乳腺导管原位癌（高等核级，粉刺型，伴钙化），灶区有微浸润（直径<1 mm），总癌灶最大径约 4.0 cm。②上切缘、下切缘、内切缘、外切缘、基底切缘及乳头、切口皮肤未见癌转移。③右侧腋窝淋巴结（0/11 枚）未见癌转移。免疫组织化学结果：①P63、Calponin、CK5/6 示局部肌上皮消失。②微浸润灶，ER（<1%）、PR（<1%）、HER-2（+++）、Ki-67（50%）、AR（90%，+，强）。

【辅助检查】

➢ 2019-02-11 肿瘤标志物示 CEA、CA153 正常。

➢ 2019-02-11 乳腺钼靶示右侧乳腺外下象限不对称致密影，大小为 5.0 cm×3.1 cm，边缘模糊，内散在沙粒样钙化影，BI-RADS 分级为 4C 级；双侧腋窝可见小淋巴结影（图 11-1）。

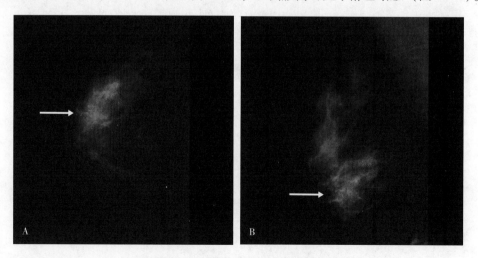

图 11-1　2019-02-11 乳腺钼靶

注：A. 乳腺钼靶正位，箭头指向病灶；B. 乳腺钼靶斜位，箭头指向病灶

---

* 通信作者，邮箱：nxliuxinlan@163.com

➤ 2019-02-11 乳腺及引流区淋巴结彩超示右侧乳腺外下象限见大小为 2.5 cm×1.6 cm 的减低回声区，边界不清，形态不规则，内部回声不均匀，散在点状强回声钙化，BI-RADS 分级为 4 级。

➤ 2019-02-11 乳腺 MRI（平扫+增强）示右侧乳腺外下象限见不规则异常信号灶，较大层面大小为 4.2 cm×2.0 cm，边缘欠光整，见短毛刺，边界不清，病灶侵犯部分乳腺导管，延伸至乳头并可见强化，T_1WI 呈低信号，T_2WI 呈不均匀稍高信号，BI-RADS 分级为 4C 级（图 11-2）。

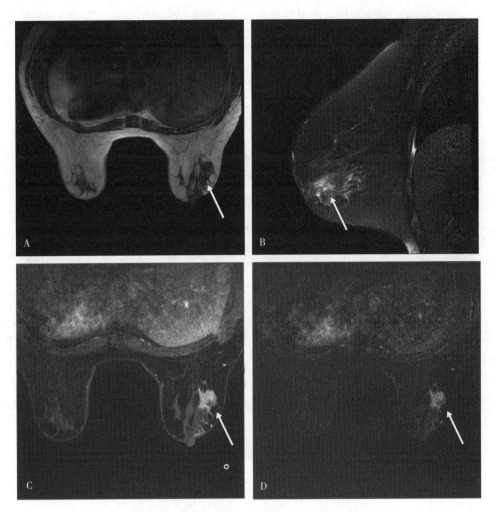

图 11-2　2019-02-11 乳腺 MRI（平扫+增强）

注：A. T_1WI 呈低信号，箭头指向病灶；B. T_2WI 呈不均匀稍高信号，箭头指向病灶；C. 动态增强图像，箭头指向病灶；D. 动态增强减影图像，箭头指向病灶

➤ 2019-02-11 胸部 CT、腹部彩超、颅脑 CT 均显示阴性。

【本阶段小结】

目前，对于乳腺癌小肿瘤的定义并不明确，大部分临床研究将此类乳腺癌限定为肿块直径 ≤1.0 cm、淋巴结转移阴性的浸润性癌，即分期为 $T_{1a \sim b}N_0M_0$ 的早期乳腺癌。循证医学证据显示，即使是直径不到 1.0 cm 的小肿瘤，也可能存在复发及远处转移的风险，称之为高侵袭性小肿瘤。目前，针对淋巴结阴性、HER-2 阳性乳腺癌小肿瘤使用靶向治疗能否获益存在争议。

HER-2阳性乳腺癌曲妥珠单抗辅助治疗，HERA 研究、NCCTG N9831 研究、NSABP B31 研究及 BCIRG 006 研究纳入的患者原发灶直径大多超过 1.0 cm 或腋窝淋巴结阳性。对于腋窝淋巴结阴性的小肿瘤（T_{1a} 或 T_{1b}），如果 HER-2 阳性，是否应用曲妥珠单抗一直存在争议。回顾性研究的结果显示，对于 T_{1a}、T_{1b} 早期乳腺癌，HER-2 阳性仍是影响预后的独立危险因素，可以考虑应用曲妥珠单抗。BCIRG 006 研究的亚组分析显示，淋巴结阴性、肿瘤直径<1.0 cm 且 HER-2 阳性的患者，曲妥珠单抗联合化疗组的 5 年 DFS 显著优于单纯化疗组。关于小肿瘤的 APT 临床研究最新发现，入组的 T_{1a}、T_{1b} 患者约占 50%，其中曲妥珠单抗治疗 HER-2 阳性小肿瘤的 3 年 DFS 率为 98.7%，3 年 RFS 率为 99.2%。2019 年美国 NCCN 指南（第 1 版）推荐，即使是 T_{1a}、T_{1b} 患者，也可以考虑应用辅助化疗联合曲妥珠单抗治疗。《中国临床肿瘤学会（CSCO）乳腺癌诊疗指南（2019.V1）》提出，T_{1b} 患者可推荐使用曲妥珠单抗辅助治疗，T_{1a} 患者可考虑曲妥珠单抗辅助治疗，尤其是伴有高危因素者，如 HR 阴性、分级差、Ki-67 高等。

微浸润乳腺癌是指在主要为非浸润性癌的背景下，乳腺间质内出现 1 个或多个明确分离的小浸润癌灶（免疫组织化学结果证实肌上皮缺失），每个浸润癌灶的直径均≤1 mm。若出现多灶微浸润（2 个或以上），每个微浸润癌灶需分别测量而不相加。目前，对于这类乳腺癌的治疗，循证医学依据较少。$pT_{1mi}N_0$ 乳腺癌的总体预后较好。有回顾性研究显示，微浸润癌 5 年的 RFS 率为 93%。2019 年美国 NCCN 指南（第 1 版）指出，HER-2 阳性、ER 阳性、T_{1mi} 乳腺癌患者的复发风险<5%，内分泌治疗为最佳选择。但在临床中可以见到微浸润癌出现复发转移的情况。Fang 等的研究报道，HER-2 阳性、$pT_{1mi}N_0$ 乳腺癌患者的复发风险较高，未接受辅助化疗和靶向治疗的 HER-2 阳性、$pT_{1mi}N_0$ 乳腺癌患者的预后差。2017 年，第 15 届 St. Gallen 大会的绝大部分专家支持 T_{1a} 以上的乳腺癌患者使用靶向治疗，但没有对 $T_{1mi}N_0$ 乳腺癌患者的投票决议。目前，缺乏 HER-2 阳性微浸润乳腺癌患者能从靶向辅助治疗中获益的循证医学证据，伴 HR 阴性、多灶、淋巴结见孤立肿瘤细胞等高危因素的患者可以尝试靶向治疗，但需要权衡利弊。对于本例患者，考虑 ER 阴性、PR 阴性、Ki-67 高、HER-2 阳性，具有不良预后因素，可考虑尝试化疗及靶向治疗。向本例患者及其家属交代病情后，他们拒绝上述治疗。目前，对于肿瘤体积较小、淋巴结阴性，尤其是 HER-2 阳性和三阴性乳腺癌患者，是否需要行全身治疗仍然存在争议。如何从小肿瘤群体中将高侵袭性亚群甄选出来，并给予相应治疗，从而取得临床获益，目前尚缺乏有效、可靠的循证医学证据。

本例患者疾病诊疗过程见图 11-3。

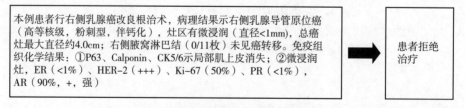

本例患者行右侧乳腺癌改良根治术，病理结果示右侧乳腺导管原位癌（高等核级，粉刺型，伴钙化），灶区有微浸润（直径<1mm），总癌灶最大直径约 4.0cm；右侧腋窝淋巴结（0/11 枚）未见癌转移。免疫组织化学结果：①P63、Calponin、CK5/6 示局部肌上皮消失；②微浸润灶，ER（<1%）、HER-2（+++）、Ki-67（50%）、PR（<1%），AR（90%，+，强） → 患者拒绝治疗

图 11-3　本例患者疾病诊疗过程

【专家点评】

对于导管原位癌伴微浸润的预后是有争议的。一部分研究认为，导管原位癌伴微浸润和导管原位癌相似，预后较好；另一部分研究则认为，其预后要差于导管原位癌但优于浸润性癌。既往

的研究表明，HER-2 在 DCIS 中的表达水平明显高于浸润性乳腺癌，故 HER-2 有可能在疾病早期（原位癌发展为浸润性癌的过程中）表达上调，而在进一步的疾病进展过程中受多种因素调节表达下调。也许，正是 HER-2 的过表达导致 DCIS 转变为浸润性癌，甚至可以说抗 HER-2 治疗可能会影响 DCIS 向浸润性癌的转变。目前，对于这类微浸润癌患者没有开展相关的临床研究，多数专家不建议给予抗 HER-2 治疗。针对本例患者，建议复核病理，结合其复发风险，可参考 APT 研究及 TCH 研究，与本例患者及其家属沟通，制定个体化治疗方案。

（辽宁省肿瘤医院　孙　涛）

【指南背景】

1. 2019 年美国 NCCN 指南（第 2 版）　在 $T_{1a\sim b}$ 的患者中，HER-2 过表达会增加 15%～30% 的复发风险，远高于类似的 HER-2 阴性乳腺癌患者。专家组建议将曲妥珠单抗联合化疗用于 HER-2 阳性、淋巴结阴性、肿块直径在 0.6～1.0 cm（T_{1b}）及腋窝淋巴结转移≤2 mm（$pN_{1\,mi}$）的小肿瘤。HER-2 阳性、ER 阳性、$T_{1\,mic}$ 患者的复发风险<5%，内分泌治疗为最佳选择。

2.《中国临床肿瘤学会（CSCO）乳腺癌诊疗指南（2019. V1）》　腋窝淋巴结阴性、HER-2阳性乳腺癌患者曲妥珠单抗辅助治疗的适应证：T_{1a} 的患者可考虑曲妥珠单抗辅助治疗，尤其是伴有高危因素的患者，如 HR 阴性、分级差、Ki-67 高。目前，尚无 HER-2 阳性微浸润患者能从靶向辅助治疗中获益的明确证据，故这部分患者不在辅助治疗人群的讨论范围内，但当病理诊断为微浸润时，应严格遵循病理诊断标准，避免将 T_{1a} 诊断为微浸润，造成低估，必要时可以再次检测病理。

（辽宁省肿瘤医院　孙　涛）

【循证背景】

1. APT 研究　对于 HER-2 阳性的小肿瘤（直径≤3 cm），使用 TH 周方案，其 3 年无侵袭性疾病生存率可达 98.7%。因此，对于原发灶直径≤1 cm、淋巴结阴性、HER-2 阳性的患者，可考虑毒性更低的 TH 周方案辅助化疗。

2. TCH 研究　该研究评估在非蒽环类治疗方案（多西他赛+环磷酰胺）中增加 1 年曲妥珠单抗治疗 HER-2 阳性早期乳腺癌的疗效，结果显示，2 年的无病生存率为 97.8%，2 年的总生存率为 99.5%。

（辽宁省肿瘤医院　孙　涛）

【核心体会】

对于病理诊断为乳腺导管原位癌伴微浸润的患者，首先复核病理，若伴有 ER 表达低、肿瘤体积较大、HER-2 阳性等高危因素，需要在个体化方案的制定上采取更积极的策略。

（辽宁省肿瘤医院　孙　涛）

参 考 文 献

［1］江泽飞，邵志敏，徐兵河. 人表皮生长因子受体 2 阳性乳腺癌临床诊疗专家共识 2016. 中华医学杂志，2016，96（14）：1091-1096.

［2］张少华，李健斌，江泽飞. HRE-2 阳性乳腺癌的辅助治疗和新辅助治疗. 转化医学电子杂志，2017，4（6）：6-8.

［3］邵志敏，沈镇宙，徐兵河. 乳腺肿瘤学. 2 版. 上海：复旦大学出版社，2018.

［4］Yu KD, Wu LM, Liu GY, et al. Different distribution breast cancer subtypes in breast ductal carcinoma in situ (DCIS), DCIS with microinvasion and DCIS with invasion component. Ann Surg Oncol, 2011, 18 (5): 1342-1348.

［5］Fang Y, Wu J, Wang W, et al. Biologic behavior and long-term outcomes of breast ductal carcinoma in situ with microinvasion. Oncotarget, 2016, 7 (39): 64182-64190.

［6］Wang SY, Shamliyan T, Virnig BA, et al. Tumor characteristics as predictors of local recurrence after treatment of ductal carcinoma in situ: a meta-analysis. Breast Cancer Res Treat, 2011, 127 (1): 1-14.

［7］Bellon JR, Guo H, Barry WT, et al. Local-regional recurrence in women with small node-negative, HER2-positive breast cancer: results from a prospective multi-institutional study (the APT trial). Breast Cancer Res Treat, 2019, 176 (2): 303-310.

［8］Slamon D, Eiermann W, Robert N, et al. Adjuvant trastuzumab in HER2-positive breast cancer. N Engl J Med, 2011, 365 (14): 1273-1283.

［9］Gradishar WJ, Anderson BO, Abraham J, et al. Breast Cancer, Version 3. 2020, NCCN Clinical Practice Guidelines in Oncology. J Natl Compr Canc Netw, 2020, 18 (4): 452-478.

病例12 HR阳性、HER-2阴性 乳腺癌肝转移1例

赵艳姣 尹清云 刘新兰*

宁夏医科大学总医院肿瘤医院

【病史及治疗】

➤ 患者，女性，47岁，化疗后停经。

➤ 2017-02-24患者行右侧乳腺癌改良根治术。术后病理示右侧乳腺非特殊性浸润性癌，中分化，癌灶最大径为2.7 cm，乳头及各切缘阴性；右侧腋窝淋巴结未（0/12枚）见癌转移。免疫组织化学结果示ER（60%，+）、PR（50%，+）、AR（70%，+）、HER-2（0）、Ki-67（index 70%）。

➤ 2017-03-28至2017-07-13患者行AC（多柔比星+环磷酰胺）方案辅助化疗6个疗程。

➤ 2017-08-01患者行他莫昔芬治疗至2019-01。

【辅助检查】

➤ 2019-01-11腹部B超示肝内见大小为3.8 cm×3.0 cm的占位，形态不规则，倾向乳腺癌转移可能。

➤ 2019-01-11上腹部MRI示肝左内叶、右叶多发转移，最大径约为3.5 cm（图12-1）。

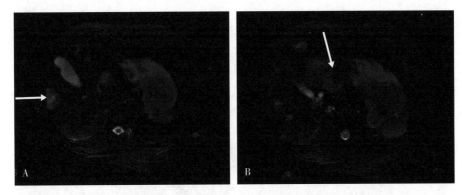

图12-1 2019-01-11上腹部MRI

注：A. 箭头指向肝右叶转移灶；B. 箭头指向肝左内叶转移灶

➤ 2019-01-11肿瘤标志物示CEA 1.67 μg/L、CA153 39.83 U/ml。

➤ 2019-01-11胸部CT、盆腔彩超、脑MRI、骨扫描未见异常。

---

* 通信作者，邮箱：nliuxinlan@163.com

【病史及治疗续一】

➢ 2019-01-15 患者行超声引导下肝转移灶穿刺活检，病理示肝纤维结缔组织内可见癌浸润，结合免疫组织化学结果及形态学，支持乳腺癌转移性病变。癌细胞免疫组织化学结果示AFP（-）、HepPar-1（-）、ER（50%，++）、PR（<1%）、AR（70%，++）、HER-2（0）、GATA-3（+）、Ki-67（index 70%）。

➢ 2019-02-20 至 2019-05-28 患者行"TP（白蛋白结合型紫杉醇+顺铂）+重组人血管内皮抑制素"方案治疗 6 个疗程。

【辅助检查】

➢ 2019-03-12 患者化疗 2 个疗程后复查上腹部 MRI，与 2019-01-11 上腹部 MRI 比较，肝左内叶转移灶较前缩小（最大径 3.5 cm→2.4 cm），肝右叶转移灶较前缩小（最大径 3.5 cm→2.1 cm），疗效评价为 PR（图 12-2）。

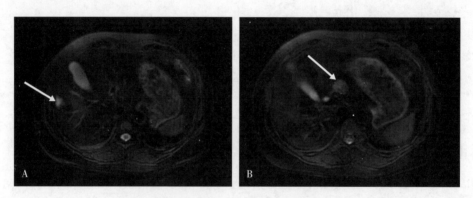

图 12-2　2019-03-12 上腹部 MRI

注：A. 箭头指向肝右叶转移灶，最大径缩小，3.5 cm→2.4 cm；B. 箭头指向肝左内叶转移灶，最大径缩小，3.5 cm→2.1 cm

➢ 2019-04-19 患者化疗 4 个疗程后复查上腹部 MRI，与 2019-03-12 上腹部 MRI 比较，肝左内叶转移灶较前缩小（最大径 2.4 cm→1.9 cm），肝右叶转移灶较前缩小（最大径 2.1 cm→1.1 cm），疗效评价为 PR（图 12-3）。

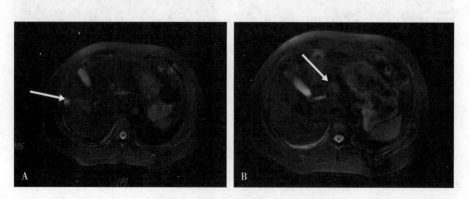

图 12-3　2019-04-19 上腹部 MRI

注：A. 箭头指向肝右叶转移灶，最大径缩小，2.4 cm→1.9 cm；B. 箭头指向肝左内叶转移灶，最大径缩小，2.1 cm→1.1 cm

➤ 2019-06-14 患者化疗 6 个疗程后复查上腹部 MRI，与 2019-04-19 上腹部 MRI 比较，肝左内叶转移灶较前缩小（最大径 1.9 cm→1.6 cm），肝右叶转移灶和前一致（最大径 1.1 cm→1.1 cm）（图 12-4）。总体疗效评价为 PR。

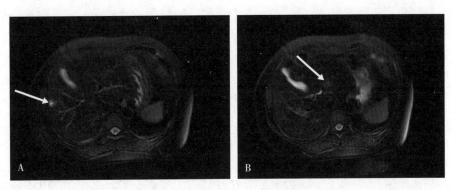

图 12-4　2019-06-14 上腹部 MRI

注：A. 箭头指向肝右叶转移灶，最大径缩小，1.9 cm→1.6 cm；B. 箭头指向肝左内叶转移灶，最大径与 2019-04-19 一致，1.1 cm→1.1 cm

【本阶段小结】

本例患者于 2019-01 出现肝转移灶，行腹部彩超引导下肝转移灶穿刺活检，病理示乳腺癌肝转移，分子分型为 Luminal B 型（HER-2 阴性），确诊为 HR 阳性、HER-2 阴性复发转移性乳腺癌。对于这类患者，2018 年美国 NCCN 指南、《中国临床肿瘤学会（CSCO）乳腺癌诊疗指南（2018.V1）》及《中国抗癌协会乳腺癌诊治指南与规范（2018 年版）》均推荐首选内分泌治疗，但有下列情况之一者需要考虑化疗：①内分泌耐药；②肿瘤进展迅速，需要快速缓解病情；③有内脏危象。内分泌治疗原发性耐药是指辅助内分泌治疗时间<2 年复发，或晚期一线内分泌治疗<6 个月出现疾病进展。本例患者术后辅助他莫昔芬内分泌治疗 2 年内出现肝转移，考虑内分泌治疗原发性耐药。因此，一线治疗首选化疗。对于既往蒽环类术前/辅助治疗失败的复发转移性乳腺癌患者，优选紫杉类药物为基础的方案，一线治疗可选单药或联合方案。本例患者相对年轻，耐受性好，肝多发转移，故选择两药联合方案化疗。《中国临床肿瘤学会（CSCO）乳腺癌诊疗指南（2018. V1）》增加了白蛋白结合型紫杉醇作为晚期乳腺癌一线解救治疗的 1A 级推荐。CA012 Ⅲ期临床研究发现，白蛋白结合型紫杉醇较溶剂型紫杉醇，一线治疗患者的总有效率提高 15%，具有血液学毒性低、Ⅲ度神经毒性恢复快的优势。重组人血管内皮抑制素是作用于内皮细胞的抗血管生成靶向药物，可以抑制内皮细胞的增生，从而影响肿瘤血管的形成，间接抑制肿瘤生长。乳腺癌与许多恶性肿瘤一样，是一种血管依赖性恶性肿瘤。与本例患者及其家属充分沟通后，一线制定"白蛋白结合型紫杉醇+顺铂+重组人血管内皮抑制素"方案治疗 6 个疗程，总体疗效评价为 PR。

【病史及治疗续二】

➤ 2019-06-18 患者行"白蛋白结合型紫杉醇+重组人血管内皮抑制素"方案维持治疗 2 个疗程，后续根据复查结果制定治疗方案。

【本阶段小结】

本例患者一线行"白蛋白结合型紫杉醇+顺铂+重组人血管内皮抑制素"方案治疗 6 个疗程后，总体疗效评价达 PR。复发转移性乳腺癌无法治愈，治疗目的为控制病情、改善生活质量和延长生存。对于一线化疗有效的患者，完成 6~8 个疗程后，可考虑维持治疗。《中国晚期乳腺癌临床诊疗专家共识（2018 版）》指出，维持治疗可以采用内分泌治疗或化疗。联合化疗有效的患者，如果因为不良反应不能继续耐受联合化疗，可以考虑原联合方案中 1 个单药进行维持治疗，可选的维持药物应该是单药治疗有效、相对低毒的药物。因此，本例患者于 2019-06-18 行"白蛋白结合型紫杉醇+重组人血管内皮抑制素"方案维持治疗 2 个疗程。HR 阳性患者的后续治疗还可以选择内分泌治疗作为维持手段。晚期乳腺癌一线内分泌治疗的研究提示，第 3 代 AI 较他莫昔芬延长了无疾病进展时间，提高了客观缓解率。对于绝经后 HR 阳性他莫昔芬辅助内分泌治疗失败的晚期乳腺癌患者，晚期一线内分泌治疗推荐选择第 3 代 AI。0020/0021 研究证实，氟维司群 250 mg 在抗雌激素治疗失败患者的后续治疗中与 AI 等效。Global CONFIRM 研究及 China CONFIRM 研究证实，在经内分泌治疗（分别有 55.0% 和 57.5% 的患者行他莫昔芬治疗后）的绝经后 HR 阳性乳腺癌患者中，氟维司群 500 mg 的疗效优于氟维司群 250 mg。FALCON 研究证实，对于未经内分泌治疗的患者，氟维斯群较第 3 代 AI 延长了无疾病进展时间，差异具有统计学意义，特别是在单纯性骨转移、软组织转移的患者中优势更明显，故晚期一线内分泌治疗也可推荐氟维司群。本例患者辅助他莫昔芬治疗 2 年内病情进展，目前处于围绝经期，根据上述循证医学证据，一线内分泌治疗可选择氟维司群或第 3 代 AI，结合氟维司群在单纯性骨转移、软组织转移的患者中更具优势，且其主要为肝转移，故一线内分泌治疗可选择 OFS+AI 治疗。

本例患者疾病诊疗过程见图 12-5。

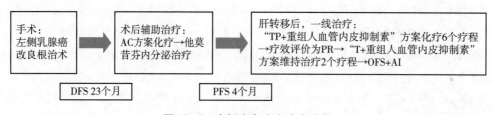

图 12-5　本例患者疾病诊疗过程

【专家点评】

目前，对于 HR 阳性、HER-2 阴性晚期乳腺癌患者，要充分考虑其无病生存期、既往治疗方案、转移后的肿瘤负荷，在美国 NCCN 指南、美国临床肿瘤学会（American Society of Clinical Oncology，ASCO）乳腺癌指南、ESMO 临床实践指南等的指导下进行个体化治疗；对于存在原发性耐药或内脏危象的患者，考虑化疗；其他考虑内分泌治疗。本例患者 HR 阳性、HER-2 阴性，辅助他莫昔芬治疗 1 年 5 个月复发，为原发性内分泌耐药，存在无症状内脏转移，一线采取了抗血管生成药联合化疗，疗效评价为 PR，获益显著，维持治疗选用 OFS+AI。对于联合化疗有效的患者，维持治疗可以考虑原联合方案中的一个单药，以尽量延长疾病控制时间。本例患者也可以选择吉西他滨维持治疗。另外，MONARCH2 研究及 PALOMA3 研究证实了内分泌耐药患者应用 CDK4/6 抑制药联合内分泌治疗的临床获益。尤其是 2019 年公布的 MONARCH2 研究的 OS 数据，联合组的 OS 较氟维司群单药延长 9.4 个月，原发性内分泌耐药及内脏转移亚组均有获益。KCSG-BR 15-10 研究提示，绝经前患者 CDK4/6 抑制药+内分泌治疗的疗效优于单药卡培他滨化疗。故本例患者也可以考虑一线 CDK4/6 抑制药联合内分泌治疗，其化疗后疗效评价维持 PR，考虑临床获益及不良反应，结合相关指南，后续治疗可以给予单药维持化疗或内分泌维持治疗。本例患者为原发性内分泌耐药，OFS 联合 AI 或氟维司群维持治疗可能获益有限，但目前化疗后疾病稳定，转行 CDK4/6 抑制药联合内分泌维持治疗的数据尚不充足，需进一步研究证实。

（辽宁省肿瘤医院　孙　涛）

本例患者为 47 岁的中年女性，绝经前，右侧乳腺浸润性癌根治术后，组织学分级 Ⅱ 级（G_2 期），病理分期为 $pT_2N_0M_0$，分子分型为 Luminal B 型（HER-2 阴性）。依据《中国抗癌协会乳腺癌诊治指南与规范（2019 年版）》的乳腺癌术后复发风险分组，本例患者属于中危组；对于 HR 阳性、HER-2 阴性、淋巴结阴性的患者，需考虑多基因检测指导制定辅助化疗方案，如 21 基因检测复发风险评分（recurrence score，RS）≥26 分者；对于年龄<50 岁且 RS≥16 分者，建议行辅助化疗。本例患者虽未行基因检测，但因肿瘤直径>2 cm，依据 2020 年美国 NCCN 指南（第 3 版）和《中国临床肿瘤学会（CSCO）乳腺癌诊疗指南（2019. V1)》，可考虑术后辅助化疗。对于复发风险较低的患者，AC 方案或 TC 方案 4 个疗程为 Ⅰ 级推荐，而 AC-T 方案为 Ⅱ 级推荐。对于辅助内分泌治疗，首先可考虑依据乳腺癌复发风险复合评分（STEPP 评分）评估无乳腺癌间期（breast cancer-free interval，BCFI），STEPP 评分>1.59 分的患者为需考虑强化内分泌治疗的高危人群。本例患者 STEPP 评分为 2.25 分，符合 OFS+AI 强化内分泌辅助治疗的条件。《中国临床肿瘤学会（CSCO）乳腺癌诊疗指南（2019. V1)》提出，仅对于同时满足淋巴结阴性、G_1 期、肿瘤直径<2 cm 和低 Ki-67 水平的低危者，单药他莫昔芬是可考虑的治疗选择。非常遗憾的是，本例患者属于中危复发风险，OFS+他莫昔芬为 Ⅰ 级推荐，OFS+AI 为 Ⅱ 级推荐，他莫昔芬单药为 Ⅲ 级推荐。本例患者选择单药他莫昔芬内分泌治疗 17 个月出现疾病进展，DFS 只有 23 个月，肝转移瘤二次活检仍证实为 Luminal B 型（HER-2 阴性）乳腺癌转移，其早期复发提示生物学行为具有较高侵袭性、病程中单纯依据临床因素判断复发风险可能存在一定程度的低判。本例患者 DFS<2 年，依据 ABC4 指南，属于原发性内分泌治疗耐药。2019 年，*Lancet Oncol* 发表的荟萃分析提示，HR 阳性、HER-2 阴性患者一线治疗行 CDK4/6 靶向治疗联合内分泌治疗优于单用内分泌治疗，且没有任何化疗联合或不联合靶向治疗的方案优于 CDK4/6 靶向治疗联合内分泌治疗，即 CDK4/6 靶向治疗联合内分泌治疗对比化疗，疗效相当，但具有更好的耐受性。此外，Young-PEARL 研究（Ⅱ 期）在 2019 年 ASCO 大会上首次公布了主要研究终点 PFS 的分析结果，之后又在同年的 ESMO 大会发布了患者报告结果，证实了哌柏西利联合依西美坦和 GnRH-a 对比卡培他滨，显著延长 PFS，提示在 HR 阳性、HER-2 阴性晚期乳腺癌中给予靶向治疗联合内分泌治疗有一定应用价值。对于本例患者的一线治疗，考虑原发性内分泌治疗耐药、疾病进展迅速及 CDK4/6 靶向治疗的费用，可以接受最终选择化疗。肝转移患者疾病稳定后，在 OFS+AI 的基础上仍可以考虑 CDK4/6 靶向治疗联合维持治疗。部分患者因经济条件所限，无法进行 CDK4/6 靶向治疗非常遗憾，后续治疗过程中需要密切监测病情。对于抗血管形成药（重组人血管内皮抑制素）的联合应用，因缺乏大规模随机对照临床研究的结果支持，不常规推荐。这是 1 例典型的 Luminal B 型（HER-2 阴性）早期乳腺癌患者，在相对标准的治疗后出现早期复发转移，提示 Luminal B 型（HER-2 阴性）这一分子分型存在较高的异质性。对于具有高危因素的患者（临床高危或病理高危），需要提高警惕，必要时行多基因检测评估复发转移风险并密切观察。

（上海交通大学医学院附属仁济医院　徐迎春）

【指南背景】

1.《中国抗癌协会乳腺癌诊治指南与规范（2019 年版）》 原发性内分泌耐药（辅助内分泌治疗 2 年内复发转移，晚期一线内分泌治疗 6 个月内病情进展）患者后续治疗首选化疗，也可尝试更换内分泌治疗联合靶向治疗（CDK4/6 抑制药或 mTOR 抑制药）。绝经前患者在 OFS 的基础上，可参照绝经后乳腺癌处理。

2. 2019 年美国 NCCN 指南（第 2 版） 对于 HR 阳性、HER-2 阴性转移性乳腺癌患者，如果存在内脏危象，建议行化疗缓解症状，非内脏危象患者建议行内分泌治疗或 CDK4/6 抑制药联合内分泌治疗。

3. ABC4 指南 对于绝经前晚期乳腺癌患者，考虑使用去势治疗，在去势治疗达到绝经状态后，按照绝经后晚期乳腺癌的治疗原则进行治疗。部分绝经前患者也可以选择药物去势+AI+CDK4/6 抑制药治疗。总体原则是把绝经前患者变成绝经后患者进行治疗。对于绝经后晚期乳腺癌患者，一线治疗推荐较多是 CDK4/6 抑制药+AI，部分患者可以单用 AI，也可以单用氟维司群治疗。对于二线治疗，若既往若未使用 CDK4/6 抑制药，可选择 CDK4/6 抑制药+氟维司群治疗，或单用氟维司群，或选择另一种类型的 AI，或 ER 拮抗药，根据患者的具体情况进行选择。对于 ER 阳性、HER-2 阴性的患者，一般推荐首选内分泌治疗，只有疾病进展比较快或发生内脏危象时才首选化疗。

4.《中国临床肿瘤学会（CSCO）乳腺癌诊疗指南（2019. V1）》 维持化疗的理想选择应该是单药治疗有效、相对低毒、便于长期使用。HR 阳性患者后续治疗还可以选择内分泌治疗作为维持手段。

（辽宁省肿瘤医院　孙　涛）

【循证背景】

1. MONARCH2 研究 该研究探讨氟维司群±abemaciclib（玻玛西利）用于内分泌耐药后的 HR 阳性、HER-2 阴性晚期乳腺癌患者的疗效。入组 669 例患者，按 2∶1 的比例随机分配接受 abemaciclib 联合氟维司群或安慰剂联合氟维司群，主要研究终点为 PFS。2019 年，ESMO 大会上公布了该研究的 OS 数据，abemaciclib 联合氟维司群组与安慰剂组相比，可显著延长 PFS 和 OS，中位 PFS 分别为 16.4 个月和 9.3 个月（$HR=0.536$，95% CI：$0.445\sim1.645$，$P<0.0001$），中位 OS 分别为 46.7 个月和 37.3 个月（$HR=0.757$，95% CI：$0.606\sim0.945$，$P=0.0137$）。

2. PALOMA3 研究 该研究探讨 palbociclib（哌柏西利）联合氟维司群用于内分泌耐药后 HR 阳性、HER-2 阴性晚期乳腺癌患者的疗效。入组 521 例患者，按 2∶1 的比例随机分配接受 palbociclib 联合氟维司群和安慰剂联合氟维司群，主要研究终点为 PFS。在意向性治疗人群中，palbociclib 联合氟维司群与安慰剂联合氟维司群组相比，显著延长 PFS（9.5 个月 *vs.* 4.6 个月，$P<0.001$）。

3. Young-PEARL 研究（KCSG-BR 15-10 研究） 该研究是一项随机 Ⅱ 期研究，探讨 palbociclib+亮丙瑞林+依西美坦对比 palbociclib+亮丙瑞林+卡培他滨在绝经前 HR 阳性转移性乳腺癌患者中的疗效。在既往接受过辅助/新辅助治疗的患者或在晚期阶段最多接受过 1 次化疗的患者中，筛选了绝经前 HR 阳性、HER-2 阴性晚期乳腺癌患者 189 例，最终纳入 178 例，按 1∶1 的比例随机分配接受 CDK 4/6 抑制药 palbociclib+亮丙瑞林+依西美坦或卡培他滨，主要研究终点为 PFS。结果显示，palbociclib 联合内分泌治疗组的疗效显著优于卡培他滨，中位 PFS 分别为 20.1 个月和 14.4 个月（$HR=0.659$，95% CI：$0.437\sim0.994$，$P=0.0469$）。

4. KCSG-BR07-02 临床Ⅲ期研究（NCT00561119 研究）　该研究为一项前瞻性、随机、多中心临床Ⅲ期研究。转移性乳腺癌患者在接受 6 个疗程的紫杉醇+吉西他滨（PG）一线治疗并取得病情控制后，被随机分配接受维持化疗或观察，直至出现病情进展。324 例患者中，231 例转移性乳腺癌患者的病情通过一线 PG 方案得到了控制（CR+PR+SD），这些患者被随机分配接受维持化疗（116 例）或观察（115 例）。与观察组相比，维持化疗组中位 PFS 时间更长（3.8 个月 *vs.* 7.5 个月，$P=0.026$）。且维持治疗组患者的中位生存期也长于观察组（32.3 个月 *vs.* 23.5 个月，$P=0.047$）。但在维持化疗组患者中，Ⅲ级或以上中性粒细胞减少症的发生率高于观察组（61% *vs.* 0.9%，$P<0.001$）。

（辽宁省肿瘤医院　孙　涛）

【核心体会】

对于 HR 阳性晚期乳腺癌患者，美国 NCCN 指南、ESMO 临床实践指南、《中国临床肿瘤学会（CSCO）乳腺癌诊疗指南（2019. V1）》及《中国晚期乳腺癌临床诊疗专家共识（2018 版）》均推荐内分泌治疗作为初始治疗，除非患者存在危及生命的内脏危象或内分泌治疗原发性耐药，才建议选择化疗。本例患者一线化疗获益显著，但鉴于 CDK4/6 抑制药的多个临床研究数据更新，CDK4/6 抑制药联合内分泌治疗也不失为一种有效选择；对于后续的维持治疗，化疗维持或内分泌治疗维持均可，而靶向治疗联合内分泌治疗作为维持治疗，目前来看仍需更多的临床研究数据支持。

（辽宁省肿瘤医院　孙　涛）

参 考 文 献

［1］Gradishar WJ, Tjulandin S, Davidson N, et al. Phase Ⅲ trial of nanoparticle albumin-bound paclitaxel compared with polyethylated castor oil-based paclitaxel in women with breast cancer. J Clin Oncol, 2005, 23：7794-7803.

［2］中国临床肿瘤学会指南工作委员会. 中国临床肿瘤学会（CSCO）乳腺癌诊疗指南（2018. V1）. 北京：人民卫生出版社，2018.

［3］Cristofanilli M, Turner NC, Igor Bondarenko, et al. Fulvestrant plus palbociclib versus fulvestrant plus placebo for treatment of hormone-receptor-positive, HER2-negative metastatic breast cancer that progressed on previous endocrine therapy（PALOMA-3）：final analysis of the multicentre, double-blind, phase 3 randomised controlled trial. Lancet Oncol, 2016, 17：425-439.

［4］Sledge GW, Toi M, Neven P, et al. MONARCH 2：abemaciclib in combination with fulvestrant in women with HR +/HER2-advanced breast cancer who had progressed while receiving endocrine therapy, 2017, 35（25）：2875-2884.

［5］Park YII, Jung KII, Im SA, et al. Phase Ⅲ, multicenter, randomized trial of maintenance chemotherapy versus observation in patients with metastatic breast cancer after achieving disease control with six cycles of gemcitabine plus paclitaxel as first-line chemotherapy：KCSG-BR07-02. J Clin Oncol, 2013, 31（14）：1732-1739.

［6］中国抗癌协会乳腺癌专业委员会. 中国晚期乳腺癌临床诊疗专家共识（2018 版）. 中华肿瘤杂志，2018，40（9）：703-713.

［7］Robertson JFR, Bondarenko IM, Trishkina E, et al. Fulvestrant 500 mg versus anastrozole 1 mg for hormone receptor-positive advanced breast cancer（FALCON）：an international, randomised, double-blind, phase 3 trial. Lancet, 2016, 388（10063）：2997-3005.

［8］Cardoso F, Senkus E, Costa A, et al. 4th ESO-ESMO international consensus guidelines for Advanced Breast Cancer（ABC 4）dagger. Ann Oncol, 2018, 29（8）：1634-1657.

[9] Gradishar WJ, Anderson BO, Abraham J, et al. Breast Cancer, Version 3.2020, NCCN clinical practice guidelines in oncology. J Natl Compr Canc Netw, 2020, 18 (4): 452-478.

[10] Di Leo A, Jerusalem G, Petruzelka L, et al. Results of the CONFIRM phase Ⅲ trial comparing fulvestrant 250 mg with fulvestrant 500 mg in postmenopausal women with estrogen receptor-positive advanced breast cancer. J Clin Oncol, 2010, 28 (30): 4594-4600.

病例13 1例年轻早期乳腺癌保乳术后诊疗探讨

李 伟[2] 唐康运 曹 洪[*]

南华大学附属第二医院

【病史及治疗】

➢ 患者，女性，31岁，未绝经。既往曾行左侧乳腺肿块切除术，病理示纤维腺瘤。无特殊家族疾病史。

➢ 2018-06-27患者因发现"左侧乳房肿块5个月"就诊于南华大学附属第二医院。

➢ 2018-06-27体力状况ECOG评分为0分。

➢ 2018-06-27查体发现，左侧乳腺内下象限可扪及1个肿块（图13-1），大小为5.0 cm×4.0 cm，形态欠规则，质硬，无压痛，边界尚清，活动度可，与周围组织无明显粘连；右侧乳腺未扪及明显肿块；双侧腋窝及双侧锁骨上、下未扪及异常肿大淋巴结。

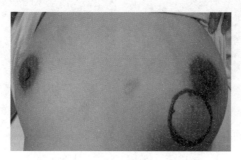

图13-1 2018-06-27查体
注：圆内为肿块所在区域

【辅助检查】

➢ 2018-06-27乳腺钼靶示左侧乳腺内下象限见一类圆形肿块影，大部分边界尚清，密度均匀，病变大小为4.6 cm×2.8 cm，BI-RADS分级为4A级（图13-2）。

➢ 2018-06-27乳腺B超示左侧乳腺内下象限见一以实性为主的混合回声肿块，大小为4.74 cm×2.44 cm，边界尚清，形态欠规则，BI-RADS分级为4B级（图13-3）。

* 通信作者，邮箱：448084019@qq. com

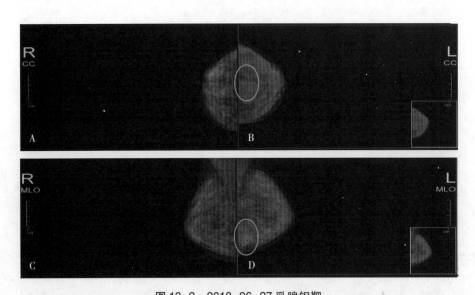

图 13-2　2018-06-27 乳腺钼靶

注：A. 右头尾位；B. 左头尾位；C. 右内外斜侧位；D. 左内外斜侧位；圈内代表肿块区域

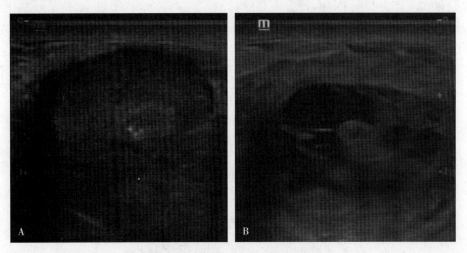

图 13-3　2018-06-27 乳腺 B 超

注：A、B. 均为左侧乳腺混合回声肿块影

➢ 2018-06-29 乳腺 MRI 示左侧乳腺内下象限见一类圆形异常信号影，边界不清，可见分叶，大小为 4.74 cm×2.70 cm×3.20 cm（图 13-4）。时间-信号强度曲线呈流出（速升、速降）型，ADC 值降低，为 $0.859×10^{-3}\,mm^2/s$（图 13-5）。BI-RADS 分级为 5 级。

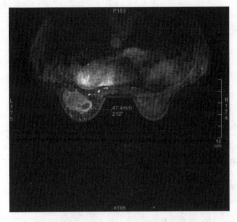

图 13-4　2018-06-29 乳腺 MRI

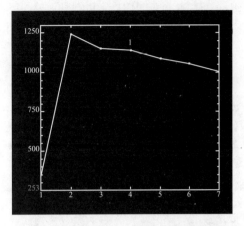

图 13-5　2018-06-29 时间-信号强度曲线

【病史及治疗续一】

➤ 2018-06-30 患者行左侧乳腺肿块穿刺活检，病理示左侧乳腺浸润性癌。免疫组织化学结果示 ER（-）、PR（-）、HER-2（0）、Ki-67（60%）。诊断为左侧乳腺浸润性癌，$cT_2N_0M_0$ Ⅱ a 期，三阴性。

➤ 2018-07-04 患者行 BRAC1/2 基因检测，采用新一代测序技术（next generation sequencing，NGS）高通量测序（表 13-1）。

表 13-1　功能预测

基因	参考序列	编码序列变异	氨基酸变异	突变类型	突变丰度	临床意义
BRCA2	NM_ 000059	C. 73971>C	P. V2466A	SNV	100.00%	良性突变
BRCA2	NM_ 000059	C. 1114A>C	P. N372H	SNV	33.55%	良性突变

注：对于检测出的 BRCA1/2 基因突变位点，在 CLINVAR 数据库中进行检索，并采用蛋白功能影响预测软件进行分析，结果显示，该受检者未携带乳腺癌或卵巢癌患病风险高的基因突变信息

➤ 2018-07-12 至 2018-09-15 给予患者 AC（A，吡柔比星，75 mg；C，环磷酰胺，0.9 g）方案化疗 4 个疗程。化疗期间联合 GnRHa，每 28 天 1 次；同时，每个疗程通过查体和 B 超评价肿瘤大小，每 2 个疗程通过 MRI 评价肿瘤大小，根据 RECIST 1.1 标准进行疗效评价。计划后续行 T（多西他赛）×4 方案。

➤ 2018-07-17 至 2018-09-20 第 1 个疗程化疗后，乳腺 B 超示左侧乳腺内下象限的混合回声肿块长径较前（2018-6-27 乳腺 B 超）缩小（4.74 cm→3.87 cm），边界尚清，形态规则，BI-RADS 分级为 6 级，疗效评价为 PR；第 2 个疗程化疗后，乳腺 B 超示左侧乳腺内下象限的混合回声肿块长径较前（第 1 个疗程化疗后的乳腺 B 超）缩小（3.87 cm→3.20 cm），边界尚清，形态规则，BI-RADS 分级为 6 级，疗效评价为 PR；第 3 个疗程化疗后，乳腺 B 超示左侧乳腺内下象限的混合回声肿块长径较前（第 2 个疗程化疗后的乳腺 B 超）缩小（3.20 cm→2.47 cm），边界尚清，形态规则，BI-RADS 分级为 6 级，疗效评价为 PR；第 4 个疗程化疗后，乳腺 B 超示左侧乳腺内下象限的混合回声肿块长径和前（第 3 个疗程化疗后的乳腺 B 超）一致（2.47 cm→2.47 cm），边界

尚清，形态规则，BI-RADS 分级为 6 级，疗效评价为 SD。

➤ 2018-08-09 乳腺 MRI 示左侧乳腺内下象限见一类圆形异常信号影，其长径较前（2018-06-29 乳腺 MRI）缩小（4.74 cm→1.67 cm），BI-RADS 分级为 5 级（图 13-6）。时间-信号强度曲线为平台型（图 13-7）。

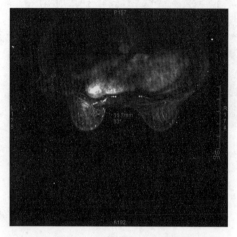

图 13-6　2018-08-09 乳腺 MRI

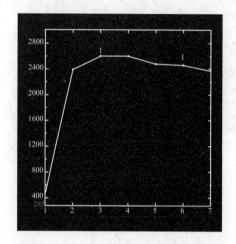

图 13-7　2018-08-09 时间-信号强度曲线

➤ 2018-10-05 患者出院后肿块出现进展。乳腺 B 超示左侧乳腺内下象限见一以实性为主的混合回声肿块，大小为 3.0 cm×1.9 cm×0.8 cm，边界尚清，形态欠规则，其内可见多个小片状液暗区及少量细小强回声光点，BI-RADS 分级为 6 级。

➤ 2018-10-08 乳腺 MRI 示肿瘤长径增至 3.24 cm（图 13-8）。时间-信号强度曲线由平台型变至上升型（图 13-9）。

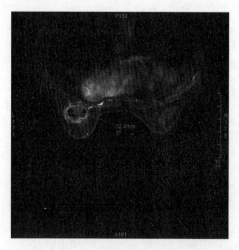

图 13-8　2018-10-08 乳腺 MRI

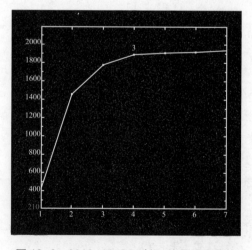

图 13-9　2018-10-08 时间-信号强度曲线

【本阶段小结】

本例患者为年轻女性，穿刺活检确诊为左侧乳腺浸润性导管癌，免疫组织化学结果提示三阴性乳腺癌，*BRAC* 基因无突变，肿块长径>3 cm。本例患者保乳意愿强烈，结合美国 NCCN 指南及《中国临床肿瘤学会（CSCO）乳腺癌诊疗指南（2019. V1）》，建议先行新辅助化疗，故给予其 AC×4-T×4 方案，行 4 个疗程 AC 方案化疗后，整体疗效评价为 PR，但在第 5 个疗程化疗前，肿瘤较前一次出现进展，且无保乳禁忌证，故进行多学科会诊，最终决定行手术治疗。

【病史及治疗续二】

> 2018-10-18 患者在全身麻醉下行"左侧乳腺癌保乳根治术+腋窝淋巴结活检术"，术后病理示左侧乳腺浸润性导管癌，Ⅲ级；肿块内见明显的地图样坏死，脉管内可见癌栓，各切缘未见癌组织残留；前哨淋巴结（0/5 枚）未见癌转移。免疫组织化学结果示 CerbB-2（++）、ER（20%，++）、PR（-）、Ki-67（80%）。FISH 示 HER-2（-）。术后诊断为左侧乳腺浸润性导管癌，$ypT_2N_0M_0$ Ⅱa 期，Luminal B 型。

> 2018-11-01 至 2018-12-14 患者术后继续行新辅助化疗，给予多西他赛（150 mg）3 个疗程。新辅助化疗期间，联合 GnRHa，每 28 天 1 次。

【本阶段小结】

本例患者行左侧乳腺保乳根治术+前哨淋巴结活检术，术后发现分子分型出现变化，术前穿刺活检为三阴性，术后为 Luminal B 型，考虑为肿瘤的异质性及穿刺的概率性事件。术前未完成的新辅助化疗方案，需要在术后继续完成，按计划给予 T 方案，期间联合 GnRHa，每 28 天 1 次。

【病史及治疗续三】

> 2019-01-04 患者第 7 个疗程化疗后，自觉左侧腋窝有一异常肿块。

> 2019-01-09 乳腺 B 超示左侧腋窝见一淋巴结声像，结构异常，淋巴门消失，呈圆形，纵横比<2，大小为 1.72 cm×1.20 cm，内部呈不均质低回声，与周围组织分界尚清楚。

> 2019-01-11 患者在局部麻醉下行左侧腋窝淋巴结清扫，术中快速冷冻病理组织，结果示左侧腋窝前哨淋巴结（1/1 枚）见癌转移。

> 2019-01-15 免疫组织化学结果示 HER-2（++）、ER（40%，++～+++）、PR（-）、Ki-67（70%）。

> 2019-01-15 患者术后继续行 GP（G，吉西他滨，1.5 g，第 1、8 天；P，顺铂，37 mg，第 1~3 天）方案 4 个疗程，期间联合 GnRHa，每 28 天 1 次。化疗完成后行全乳+锁骨上、下区放疗，剂量为 50Gy/25f。放疗后行内分泌治疗，给予 OFS+AI。

【本阶段小结】

本例患者左侧腋窝出现新发肿块，经 B 超评估，考虑为异常淋巴结，故需行穿刺活检或淋巴结清扫以明确诊断，腋窝淋巴结清扫后考虑为一个淋巴结宏转移。NSABP B04 研究及 AMAROS 研究提示，区域放疗可以替代腋窝淋巴结清扫，并不影响患者生存，且可以降低患者上肢水肿的发生率，提高患者的生活质量。本例患者在术后辅助化疗期间出现腋窝转移性淋巴结，给予腋窝淋巴清扫更适宜。

本例患者在 AC×4-T×4 方案化疗期间出现疾病进展，根据美国 NCCN 指南及《中国临床肿瘤学会（CSCO）乳腺癌诊疗指南（2019. V1）》，对于复发或转移性乳腺癌，常用的联合化疗方案推荐 GP，故给予本例患者该方案 4 个疗程。

目前，保乳术后行全乳+锁骨上、下区放疗已成为各项指南的标准治疗策略。

根据 SOFT&TEXT 联合分析及《中国早期乳腺癌卵巢功能抑制临床应用专家共识（2018 年版）》，给予本例患者 OFS+AI 内分泌治疗。

【专家点评】

本例患者为年轻的乳腺癌患者，发病时肿块长径为 5 cm，且肿块穿刺病理提示为三阴性乳腺癌，选择新辅助化疗后择期手术的初始治疗策略是非常恰当的。同时，完善了 BRCA1/2 基因检测，为进一步制定个体化新辅助化疗方案提供了参考信息。本例患者初诊时虽然乳腺钼靶及 MRI 未提示肿大的同侧腋窝淋巴结，但超声可探及。SENTINA 研究显示，即使是临床诊断为 N_0 的患者，尝试行前哨淋巴结活检仍有极高的阳性检出率；同时，该研究也提示，新辅助化疗后再行前哨淋巴结活检，假阴性率接近 50%。因此，若能在初诊时获得腋窝淋巴结的病理证据，将为本例患者提供更全面的诊断信息，且对其免疫组织化学结果有复核的意义。对于新辅助化疗方案的选择，目前有指南认为，HER-2 阴性患者术前新辅助治疗方案首选剂量密集型 AC 序贯紫杉醇方案，而《中国临床肿瘤学会（CSCO）乳腺癌诊疗指南（2019. V1）》的 1 类推荐方案是同时包含紫杉类、蒽环类的联合方案，以求肿瘤快速退缩，从而实现降期、保乳。此外，新辅助化疗后的 pCR 在一定程度上能够提示预后，尤其对于三阴性乳腺癌患者实际意义更大。CREATE-X 研究显示，如果术前新辅助治疗未能实现 pCR，那么术后通过增加 6~8 个疗程卡培他滨化疗，甚至有可能转化为生存获益。本例患者在治疗过程中出现疾病进展，但由于已经转化为可手术的患者，及时进行手术也符合相关指南推荐。针对本例患者术后病理出现 ER（20%，+）表达，以及后来发生的腋窝淋巴结转移病理呈 ER（40%，+），印证了《中国临床肿瘤学会（CSCO）乳腺癌诊疗指南（2019. V1）》中"对于初次检测为三阴性乳腺癌，应采取标准的诊断方法对 ER、PR、HER-2 进行复核"的观点。本例患者在 AC 治疗及 T 治疗后皆出现疾病进展，表现出蒽环类、紫杉类耐药，淋巴结清扫后再行 GP 方案 4 个疗程略显不足，结合其高危因素（年龄<35 岁、组织学 G_3、pT_2），选取 OFS+AI 理由充分。

（辽宁省肿瘤医院　孙　涛）

本例患者是 1 例诊疗过程较为曲折的年轻女性患者，左侧乳腺穿刺提示三阴性乳腺癌，肿块较大（长径为 5 cm）且有保乳意愿，遂行 AC-T 方案新辅助化疗，前 4 个疗程疗效评价为 PR，其后发现肿块较前稍大，经多学科会诊后终止新辅助治疗，改行左侧乳腺癌保乳术+前哨淋巴结活检术，病理提示浸润性导管癌，免疫组织化学结果示 ER（20%，++）、PR（-）、Ki-67（80%），前哨淋巴结（0/5 枚）未见癌转移，术后病理为 Luminal B 型（HER-2 阴性），术后继续行 T 化疗，3 个疗程时发现左侧腋窝肿块，切取活检证实淋巴结转移，遂行左侧腋窝淋巴结清扫术，病理示腋窝淋巴结（1/1 枚）见癌转移。术后行 GP 方案化疗 4 个疗程，后续拟放疗+OFS+AI。

1. 新辅助治疗　本例患者新辅助阶段诊断为三阴性乳腺癌，根据 2019 年美国 NCCN 指南和《中国临床肿瘤学会（CSCO）乳腺癌诊疗指南（2019. V1）》，三阴性乳腺癌优选包含蒽环类及紫杉类的新辅助化疗方案，如 AC-T、EC-P 等。《中国临床肿瘤学会（CSCO）乳腺癌诊疗指南（2019. V1）》还推荐对于年轻患者或有胚系 BRCA 基因突变的患者，可考虑多西他赛/紫杉醇+铂类方案。越来越多的研究提示，三阴性乳腺癌新辅助治疗中加入卡铂可以提高 pCR 率。GeparSixto 研究（一项 Ⅱ 期随机对照研究）证实，铂类可以使三阴性乳腺癌患者在新辅助化疗中获益。该研究纳入未经治疗的非转移性 II ～ III 期三阴性乳腺癌患者和 HER-2 阳性乳腺癌患者，其中 296 例随机接受卡铂治疗，另 299 例未另外接受卡铂治疗。结果显示，在三阴性乳腺癌患者中，接受卡铂治疗的患者，其 pCR 率较未接受卡铂治疗的患者显著提高（$P=0.005$）。本例患者 BRCA 基因虽为良性突变，但本身年纪较轻，若按当时的分子分型治疗，可考虑含铂类的方案。

2. 活检与手术病理分子分型不一致 既往研究提示，原发灶与转移灶病理不一致的发生率方面，ER 由阴转阳的概率约为 14%。本例患者首次空心针活检为三阴性，手术标本的病理及后续淋巴结的病理均为 Luminal B 型，究其原因，往往由于肿瘤异质性或技术造成差异。本例患者提示，在新辅助治疗的过程中出现疗效不佳或疾病进展时，再次病理活检或复核初诊病理结果十分重要。

3. 淋巴结问题及后续治疗 本例患者前哨淋巴结活检是在新辅助治疗后进行的，基于既往研究，即便应用双示踪、增加前哨淋巴结检出量等方法，仍有一定的假阴性率（5% ～ 10%）发生，所以对于在新辅助治疗中行前哨淋巴结活检的时机问题尚有争议。本例患者手术时前哨淋巴结阴性，但术后 T 化疗第 3 个疗程时发现腋窝淋巴结转移，回顾病史可以发现在初诊时就发现左侧腋窝形态不规整淋巴结，综合考虑该淋巴结可能为遗漏的阳性淋巴结而非术后转移。行淋巴结清扫后，本例患者的治疗就存在一定争议，究竟是给予术后辅助治疗还是转移性乳腺癌一线治疗，若在 T 辅助治疗过程中淋巴结病灶仍增大，更换方案是合理的，选择单药化疗、联合化疗及内分泌联合靶向治疗均是可以考虑的，但本例患者未使用过内分泌治疗，敏感性不详，选用联合化疗可能更稳妥，故选择 GP 方案 4 个疗程、后续 OFS+AI 内分泌维持治疗并放疗是可以接受的。

（复旦大学附属华东医院　葛　瑞）

【指南背景】

1. 2018 年美国 NCCN 指南（第 3 版） 如果患者的肿瘤分期为 T_2 或 T_3，且除了肿瘤的大小之外都符合保乳治疗的标准，那么应先进行术前全身检查及乳腺和腋窝的评估，需要对乳腺肿块进行粗针穿刺活检，并放置影像可探及的标记，以便为术前治疗后的手术处理标记瘤床。对于经 B 超及 MRI 临床诊断为腋窝淋巴结阴性的患者，前哨淋巴结活检应在全身治疗前进行。全身治疗后的 pCR 与更好的 DFS 和 OS 相关，特别是在所有治疗均在术前给予的情况下。病理缓解与长期预后之间的相关性在三阴性乳腺癌中最高，在 HER-2 阳性乳腺癌中低一些，在 ER 阳性乳腺癌中最低。

2. 2019 年美国 NCCN 指南（第 3 版） 对于 HER-2 阴性患者，术前新辅助治疗方案首选剂量密集型 AC 序贯紫杉醇，每 2 周重复，或剂量密集型 AC 序贯每周紫杉醇，并且提到在辅助化疗时，三阴性乳腺癌患者在新辅助化疗阶段完成了包含紫杉类、蒽环类及烷化剂的化疗方案后仍有肿瘤残留，则需要考虑加用卡培他滨进行辅助化疗。

3.《中国临床肿瘤学会（CSCO）乳腺癌诊疗指南（2019.V1）》 对于初次诊断的三阴性乳腺癌，应采取标准的诊断方法对 ER、PR、HER-2 进行复核。

4. 2014 年 ASCO 乳腺癌指南 前哨淋巴结活检可在新辅助治疗前或后进行，但新辅助治疗后的假阴性率更高，准确性更低。

（辽宁省肿瘤医院　孙　涛）

1. 2019 年美国 NCCN 指南（第 3 版） 对于局部晚期 HER-2 阴性乳腺癌，可考虑术前化疗，方案可选 AC-P（A，表柔比星；C，环磷酰胺；P，紫杉醇）、TC（T，多西他赛；C，环磷酰胺）等。术前化疗达 pCR 可提高 DFS 和 OS，对于三阴性乳腺癌的意义最大。术后若新辅助化疗未完成则继续完成。同时，对于接受过蒽环类及紫杉类新辅助治疗的三阴性乳腺癌患者，术后可考虑行卡培他滨辅助治疗。Luminal 型转移性乳腺癌首选内分泌治疗联合靶向治疗，有内分泌治疗耐药及内脏危象的患者可考虑化疗。

2.《中国临床肿瘤学会（CSCO）乳腺癌诊疗指南（2019. V1）》 局部晚期三阴性乳腺癌可考虑包含蒽环类及紫杉类的新辅助化疗方案，包括 AC-T 方案、TAC 方案等。对于年轻患者或有胚系 *BRCA* 基因突变的患者，可考虑多西他赛/紫杉醇+铂类方案。对于 HER-2 阴性转移性乳腺癌，既往紫杉类及蒽环类耐药，化疗方案可选择 NX、GP 等。

（复旦大学附属华东医院 葛 瑞）

【循证背景】

1. EORTC 10994/BIG 1-00 研究（$n=1212$） 入组患者为无远处转移、可手术治疗的浸润性乳腺癌患者或局部晚期乳腺癌患者，随机分为 FEC×6 组和 TET 组（多西他赛×3-ET×3）。结果显示，总 pCR 率为 18%，Luminal A 型的 pCR 率为 7.5%，Luminal B、HER-2 阴性型的 pCR 率为 15%，Luminal B、HER-2 阳性型的 pCR 率为 22%，HER-2 阳性型的 pCR 率为 36%，三阴性乳腺癌的 pCR 率为 31%。说明不同分子亚型对新辅助化疗的疗效反应不同，三阴性乳腺癌和 HER-2 阳性乳腺癌更易获得 pCR，通过术后 7 年的中位随访，发现获益更明显；相反，HR 阳性患者行新辅助化疗很难获得 pCR。

2. SENTINA 研究（$n=1713$） 该研究中初诊为 cN_0 的患者在新辅助化疗前接受前哨淋巴结活检，检出率为 99.1%，其中前哨淋巴结阳性的患者在新辅助化疗后再次进行前哨淋巴结活检，检出率降至 60.8%，假阴性率达 51.6%。因为在进行新辅助化疗后，可能出现淋巴管阻塞和纤维化，改变淋巴引流路径，从而影响前哨淋巴结活检的准确性。多因素分析显示，增加前哨淋巴结的检出数量，可以降低假阴性率，检出 3 枚淋巴结可使假阴性率降至 10% 以下；另外，使用染料及核素联合示踪，假阴性率可从 16.0% 降至 8.6%。

3. Z1071 研究（$n=756$） 术前联合腋窝淋巴结超声评估淋巴结状态可降低假阴性率，但目前的影像学手段预测腋窝淋巴结缓解的准确性仍较低（60%~72%）。超声对于新辅助化疗后腋窝淋巴结评估的敏感性、特异性分别为 32.0%~69.8% 和 56.0%~84.0%。

4. CREATE-X/JBCRG-04 研究（$n=900$） 辅助卡培他滨可以延长 HER-2 阴性、经新辅助化疗后非 pCR 患者的 DFS 和 OS，同时也可给三阴性乳腺癌患者亚组带来生存改善。

（辽宁省肿瘤医院 孙 涛）

GeparSixto 研究（$n=595$）纳入未经治疗的非转移性 II~III 期三阴性乳腺癌患者和 HER-2 阳性乳腺癌患者，其中 296 例接受卡铂治疗，另 299 例未另外接受卡铂治疗。结果显示，在三阴性乳腺癌患者中，158 例接受卡铂治疗，其中有 84 例（53.2%，95% *CI*：54.4%~60.9%）达到 pCR，157 例未接受卡铂治疗的患者中有 58 例（36.9%，95% *CI*：29.4%~44.5%）达到 pCR（$P=0.005$）。由此可见，卡铂联合紫杉类和蒽环类及靶向治疗的新辅助化疗能够显著提高三阴性乳腺癌患者的 pCR 率。

（复旦大学附属华东医院 葛 瑞）

【核心体会】

新辅助化疗使得部分不可手术的患者获得手术的机会，并且提高了保乳率。对于行新辅助化疗的患者，如果出现疾病进展，对于可手术患者，应考虑手术；对于不可手术而又有强烈保乳意愿的患者，可考虑换药。新辅助化疗后的 pCR 作为判断预后的精确指标仍存在争议，但其对于三阴性乳腺癌或 HER-2 阳性乳腺癌患者，确实提示着更好的预后，并且在通过调整和加强治疗方式后，甚至有可能转化为生存获益。相对的，在 Luminal 型恶性程度较低的乳腺癌患者中，新辅助化疗后的 pCR 与长期预后无明确相关性，并且更难实现。因此，在临床开展乳腺癌新辅助治疗时，应根据分子分型、患者的意愿等因素综合制定治疗策略，不宜盲目追求 pCR 而错过手术时机。

（辽宁省肿瘤医院　孙　涛）

准确的病理分型是乳腺癌诊治的基础。新辅助治疗的策略应基于分子分型及准确的疗效评估，做到新辅助治疗到辅助治疗的全程优化设计。

（复旦大学附属华东医院　葛　瑞）

参 考 文 献

［1］中国临床肿瘤学会指南工作委员会. 中国临床肿瘤学会（CSCO）乳腺癌诊疗指南（2019. V1）. 北京：人民卫生出版社，2019.

［2］Von Minckwitz G, Schneeweiss A, Loibl S, et al. Neoadjuvant carboplatin in patients with triple-negative and HER2-positive early breast cancer（GeparSixto；GBG 66）：a randomised phase 2 trial. Lancet Oncol, 2014, 15（7）：747-756.

［3］Bonnefoi H, Litiere S, Piccart M, et al. Pathological complete response after neoadjuvant chemotherapy is an independent predictive factor irrespective of simplified breast cancer intrinsic subtypes：a landmark and two-step approach analyses from the EORTC 10994/BIG 1-00 phase Ⅲ trial. Ann Oncol, 2014, 25（6）：1128-1136.

［4］Kuehn T, Bauerfeind I, Fehm T, et al. Sentinel-lymph-node biopsy in patients with breast cancer before and after neoadjuvant chemotherapy（SENTINA）：a prospective, multicentre cohort study. Lancet Oncol, 2013, 14（7）：609-618.

［5］Masuda N, Lee SJ, Ohtani S, et al. Adjuvant capecitabine for breast cancer after preoperative chemotherapy. N Engl J Med, 2017, 376（22）：2147-2159.

［6］Boughey JC, Ballman KV, Hunt KK, et al. Axillary ultrasound after neoadjuvant chemotherapy and its impact on sentinel lymph node surgery：results from the American College of Surgeons Oncology Group Z1071 Trial（Alliance）. J Clin Oncol, 2015, 33（30）：3386-3393.

［7］Gradishar WJ, Anderson BO, Abraham J, et al. Breast Cancer, Version 3. 2020, NCCN Clinical Practice Guidelines in Oncology. J Natl Compr Canc Netw, 2020, 18（4）：452-478.

［8］Goetz MP, Gradishar WJ, Anderson BO, et al. NCCN Guidelines Insights：Breast Cancer, Version 3. 2018. J Natl Compr Canc Netw, 2019, 17（2）：118-126.

病例 14　HR 阳性、HER-2 阴性乳腺癌术后对侧乳腺、骨、多发肝转移 1 例

成小姣[1]　徐迎春[1]*　张凤春[2]

上海交通大学医学院附属仁济医院[1]
上海交通大学医学院附属苏州九龙医院[2]

【病史及治疗】

➤ 患者，女性，58 岁，已绝经。

➤ 2013-03-09 患者因左侧乳腺肿块行左侧乳腺癌改良根治术。术后病理示左侧乳腺浸润性导管癌，Ⅱ级，大小为 2.0 cm×1.6 cm×1.7 cm，淋巴结（0/16 枚）未见癌转移。免疫组织化学结果示 ER（+）、PR（-）、Neu（±）、Ki-67（-）、P53（30%）。患者术后未行化疗和放疗。

➤ 2013—2018 患者口服内分泌药物治疗 5 年，他莫昔芬 2 年+阿那曲唑 3 年。

➤ 2019-03-14 患者发现右侧乳腺肿块，至上海交通大学医学院附属仁济医院就诊。

➤ 2019-03-14 患者行右侧乳腺及右侧腋窝淋巴结穿刺活检，病理示右侧乳腺浸润性癌、右侧腋窝淋巴结见癌转移。免疫组织化学结果示 ER（50%）、PR（-）、HER（±）、Ki-67（30%）。

【辅助检查】

➤ 2019-03-14 肿瘤标志物示 CA153 77.1 U/ml↑。

➤ 2019-03-14 乳腺彩超示左侧乳房缺如，左侧腋窝目前未见明显肿大淋巴结；右侧乳腺内上象限 2 点钟位置见低回声团块，大小为 1.97 cm×1.04 cm，边界尚清，形态欠规则，边缘部可见点状血流信号；右侧腋窝可见数枚淋巴结，最大者大小为 2.2 cm×1.1 cm，边界欠清，形态欠规则，皮质局部增厚；左侧锁骨上可见多枚低回声结节，最大者大小为 0.72 cm×5.5 cm，边界清楚，皮、髓质分界不清。

➤ 2019-03-14 胸部 CT（平扫）示右肺中叶小斑点灶，右肺上叶纤维斑片灶伴钙化，怀疑肺结核；左肺下叶渗出；左侧乳房缺如，右侧腋窝多发淋巴结（图 14-1）。

➤ 2019-03-14 乳腺钼靶示右侧乳腺增生，BI-RADS 分级为 2 级（图 14-2）。

➤ 2019-03-19 上腹部增强 MRI 示肝多发转移癌（图 14-3）。

➤ 2019-03-20 PET-CT 示右侧胸肌后间隙及右侧腋窝多发淋巴结转移；前纵隔和腹主动脉转移不除外；多发肝转移；C_3、T_5 骨转移。右肺上叶陈旧性肺结核，右肺中叶及左肺下叶斑片状，FDG 代谢未见异常。

➤ 2019-03-20 肝功能结果示丙氨酸转氨酶（alanine aminotransferase，ALT）64 U/L、天冬氨酸转氨酶（aspartate aminotransferase，AST）56 U/L、γ-谷氨酰转肽酶（γ-glutamyl transpeptidase，

---

* 通信作者，邮箱：xiaoxu2384@163.com

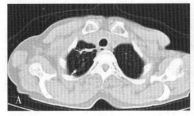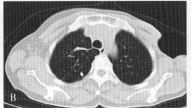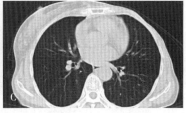

图 14-1　2019-03-14 胸部 CT

注：A. 右肺上叶纤维斑片灶伴钙化，右侧腋窝肿大淋巴结；B. 右肺中叶小斑点灶；C. 左侧乳房缺如，左肺下叶少许渗出

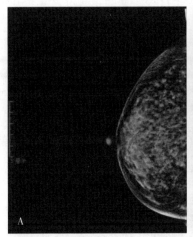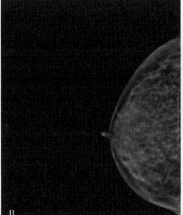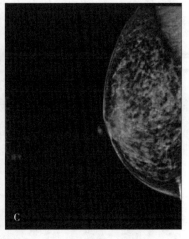

图 14-2　2019-03-15 乳腺钼靶（右侧乳房）

注：A、B、C. 示右侧乳腺呈极致密型，局部有"斑块""小结节"样改变，腺体表面不光整，腺体内见斑点样钙化灶；A. 右头尾位，19%像素；B. 右头尾位，25%像素；C. 右内外侧斜位，19%像素

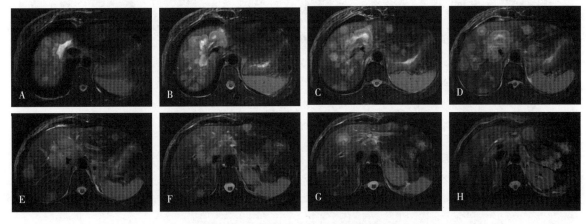

图 14-3　2019-03-19 上腹部增强 MRI

注：A、B、C、D、E、F、G、H. 均表示肝实质内见多发类圆形占位性病变，部分病灶似有融合，最大者长径约 4.3 cm，T_1WI 呈低信号，T_2WI 呈稍高信号，可见"靶征"，DWI 弥散受限，增强扫描可见边缘轻度强化

γ-GT）95 U/L、乳酸脱氢酶（lactate dehydrogenase，LDH）1003 U/L。

【本阶段小结】

本例患者为绝经后女性，具有中度复发转移风险，未行 21 基因检测，术后未行辅助放化疗，内分泌治疗方案为他莫昔芬序贯 AI。术后 6 年对侧乳腺肿块的穿刺活检病理示分子分型与左侧乳腺癌一致，提示右侧乳腺为转移癌可能性大；进一步行全身基线评估，提示骨转移和多发肝转移，伴肝功能 I 度损害，考虑存在内脏危象，建议行全身化疗快速控制病情。

【病史及治疗续一】

➤ 2019-03-14 患者开始行 DP（D，顺铂，30 mg，第 1、8、15 天；P，紫杉醇，110 mg，第 1、8、15 天；每 21 天 1 次）方案化疗。至 2019-06-28 已化疗 3 个疗程，期间出现 II 度白细胞及中性粒细胞计数下降，对症支持治疗后好转，化疗 1 个疗程后肝功能恢复正常。

【辅助检查】

➤ 2019-06-20 胸部 CT（平扫）示两肺多发渗出实变病灶，考虑感染，建议治疗后复查；右肺尖局部支气管扩张伴多发纤维钙化灶，右上肺可疑混合性磨玻璃样病灶（mixed ground-glass opacity，mGGO）（图 14-4）。T_5 椎体及其附件、T_9 和 T_{10} 椎体、左侧第 6 肋骨见致密影。右侧腋窝肿大淋巴结消失。

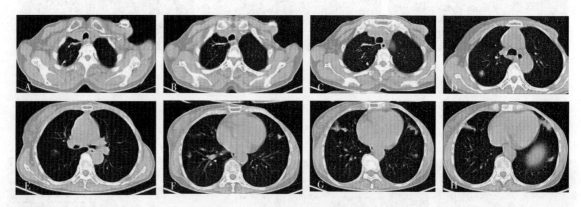

图 14-4　2019-06-20 胸部 CT

注：A、B. 示右肺尖局部支气管扩张伴多发纤维钙化灶；C、D、E. 示右上肺可疑混合性磨玻璃样病灶；F、G、H. 示两肺多发渗出实变病灶，考虑感染

➤ 2019-06-25 上腹部增强 MRI 示肝内见散在多发结节样影，T_1WI 呈稍低信号，T_2WI 呈稍高信号，较大者直径约 1.8 cm，增强后可见轻度环形强化。胆囊区未见明显异常信号（图 14-5）。

➤ 2019-06-25 结核感染细胞检测（T-SPOT）阳性，痰结核杆菌 DNA 阳性。

【本阶段小结】

对于具有结核病相关病史的恶性肿瘤患者，治疗前需要详细询问其危险因素评估、结核病史、接触史、治疗史、既往接种卡介苗等情况。危险因素包括：①是否有高风险环境工作史，如细菌实验室、医疗机构等；②是否有高风险环境生活史，如监狱等；③是否有已知的结核病患者密切

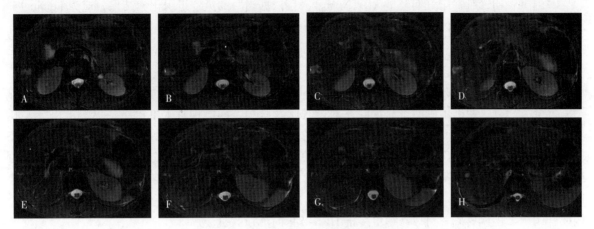

图 14-5　2019-06-25 上腹部增强 MRI

注：A、B、C、D、E、F、G、H. 均表示肝内见散在多发结节样影，较 2019-03-19 上腹部增强 MRI 明显缩小

接触史；④是否有结核病史或抗结核药物使用史；⑤是否有静脉注射毒品史；⑥是否为酗酒者；⑦是否为已知的人类免疫缺陷病毒（human immunodeficiency virus，HIV）感染者；⑧是否有皮质类固醇药物和免疫抑制类药物使用史；⑨是否有非结核分枝杆菌（nontuberculous mycobacteria，NTM）感染史；⑩是否有已知的影像学或微生物学检查结果提示结核杆菌感染。若患者被判定为活动性结核病或结核感染（状态），则须转诊至专科医院就诊，并给予标准抗结核治疗。对于抗肿瘤治疗与抗结核治疗是否需要同时进行，需要依据恶性肿瘤的进展速度、肿瘤负荷、是否具有内脏危象和脏器功能状态决定。因此，可建议本例患者在内分泌治疗的基础上进行抗结核治疗，待结核稳定后及时更换为解救化疗。本例患者 DP 方案化疗 3 个疗程后肝转移瘤疗效评价为 PR，但出现肺部渗出伴可疑结核复发。有文献报道，恶性肿瘤患者结核的发病率明显增高，主要源于肿瘤治疗导致的免疫抑制。绝大多数的研究建议，化疗开始前先进行抗结核治疗。对于接受同时治疗的患者，需要关注其不良反应。对于既往有或无结核病史，但胸部 X 线片、胸部 CT 等检查证实为陈旧性结核病，但从未进行抗结核治疗的患者，其病灶内可能有残留状态的结核菌，在接受免疫抑制治疗后，存在活化的可能，提倡进行预防性抗结核治疗。但对于类似患者抗肿瘤治疗前是否给予预防性抗结核治疗和预防性治疗方案，建议和专科医师讨论后决定。本例患者有结核病史，治疗前胸部影像检查证实存在陈旧性结核，治疗后存在可疑结核活动，治疗方案更换为依西美坦内分泌治疗，并将其转诊至专科医院住院，行抗结核治疗。

【专家点评】

本例患者为 Luminal 型乳腺癌，病理类型较好，且术后分期较早，为 $T_1N_0M_0$ ⅠA 期，中危复发风险，但术后在未行 Oncotype 基因检测的情况下，未行化疗，增加了复发风险。术后常规应用他莫昔芬序贯 AI 治疗 5 年，停药 1 年后出现多发转移，为继发性内分泌耐药。但其存在内脏危象，故给予一线化疗，疗效评价达 PR；且其肝功能恢复正常，提示从化疗中获益。但肺部 CT 提示其存在陈旧性结核复发，继续化疗可能加重结核病情，且其肿瘤负荷较重，无法停用抗肿瘤治疗，故应转为对结核影响相对较小的内分泌治疗，药物选择方面除依西美坦外，氟维司群 500 mg±CDK4/6 抑制药也是标准的治疗方案，同时需要密切监测疗效和不良反应。

（辽宁省肿瘤医院　孙　涛）

本例患者初诊时临床分期较早（$T_{1c}N_0M_0$），且依据当时的免疫组织化学结果，应为 Luminal B 型乳腺癌，术后仅给予内分泌治疗是合理的。本例患者根治性手术时 53 岁，可能仍为绝经前期，术后给予他莫昔芬序贯 AI 的内分泌治疗也比较恰当。本例患者 DFS 6 年，应为内分泌治疗敏感性乳腺癌。

本例患者术后 6 年发现右侧乳腺肿块，此时临床医师为明确诊断做了很重要的 2 项工作：①完善全身检查，明确了肿瘤不只局限在对侧乳腺及腋窝，同侧锁骨上淋巴结、纵隔淋巴结、肝及骨均有转移情况，从而避免了因对全身肿瘤情况误判而急于对右侧乳腺及腋窝行手术的不当处理。②积极对右侧乳腺病变进行了粗针穿刺活检，明确了转移灶的肿瘤分型。已有文献报道，约 30% 的乳腺癌在发生复发转移时，分子分型会发生变化。对转移灶进行穿刺活检可以为后续治疗提供更多的生物学信息。部分患者因转移灶的病理分型变化，可以获得超越原发肿瘤的治疗机会。例如，HER-2 由阴转阳，可以获得更多抗 HER-2 靶向治疗的机会。

即使患者对内分泌治疗敏感，但医师在选择一线治疗方案时，并不一定拘泥于内分泌治疗。本例患者在发现复发转移时已处于肿瘤负荷较大的全身播散状态，且累及主要脏器——肝，在治疗前已出现肝功能失代偿，需要迅速缓解肿瘤情况，减少肝代谢的压力。此时，一线化疗对其是非常合理的选择。考虑本例患者既往未行辅助化疗，化疗药物宜选择对乳腺癌疗效较好的药物组合，如蒽环类、紫杉类、铂类等。

本例患者一线 DP 方案治疗有效，但出现了肺结核的复发和进展。这里涉及肿瘤科医师对患者基础疾病的重视，以及肿瘤治疗对基础疾病影响的把控。临床操作起来确实细节很多。本例患者的主治医师对此问题分析得很全面。后续在肿瘤控制得较好的情况下，提前终止化疗，进入对免疫功能影响较小的内分泌治疗阶段，也是针对本例患者抗结核治疗迫切需求下的权宜之计，具有逻辑上的合理性。

（中国医学科学院肿瘤医院　王佳玉）

【指南背景】

1. 2020 年美国 NCCN 指南（第 3 版）　对于 HR 阳性、HER-2 阴性的复发或 Ⅳ 期乳腺癌患者，若伴有内脏危象，初始治疗应选择化疗，直至疾病进展或存在不可耐受的不良反应。

2. ABC4 指南　内分泌治疗是 Luminal 型晚期乳腺癌（即便存在内脏转移）的首选治疗策略，但需除外内脏危象或内分泌治疗耐药。

3.《中国晚期乳腺癌诊治专家共识（2018 版）》　对于 HR 阳性、HER-2 阴性转移性乳腺癌，病变局限在乳腺、骨和软组织，以及无症状、肿瘤负荷不大的内脏转移患者，可以优先选择内分泌治疗。但有内脏危象或有症状的内脏转移患者，可以优先选择化疗。

（辽宁省肿瘤医院　孙　涛）

【循证背景】

1. PALOMA-2 研究　该研究是一项大规模、国际多中心的临床研究。纳入 666 例绝经后既往未接受针对复发或转移性肿瘤进行系统性治疗的晚期乳腺癌患者，按 2∶1 的比例随机分配至哌柏西利联合来曲唑组、安慰剂联合来曲唑组。结果显示，哌柏西利联合来曲唑组的中位 PFS 为 24.8 个月，安慰剂联合来曲唑组为 14.5 个月（$HR = 0.58$，$P < 0.000\ 001$），哌柏西利延长了 10.3 个月的 PFS。

2. PALOMA-3 研究　该研究纳入 521 例绝经前/围绝经期/绝经后既往内分泌治疗进展的 HR 阳性、HER-2 阴性晚期乳腺癌患者，按 2∶1 的比例随机分配至氟维司群+哌柏西利组和氟维司群+安慰剂组。结果显示，哌柏西利联合组的中位 PFS 为 11.2 个月，显著优于氟维司群单药组的 4.6 个月。根据 2018 年 ESMO 大会的报道，2 组的 OS 数据分别为 34.9 个月和 28.0 个月（*HR* = 0.81），OS 呈现获益趋势。

（辽宁省肿瘤医院　孙　涛）

【核心体会】

对于 HR 阳性、HER-2 阴性转移性乳腺癌，若排除内脏危象及原发性内分泌耐药，可以优先选择内分泌治疗，否则首选化疗。若合并活动性结核，需在有效抗结核治疗的基础上，且结核病情得以控制后，再考虑化疗。

（辽宁省肿瘤医院　孙　涛）

参 考 文 献

[1] Seo GH, Kim MJ, Seo S, et al. Cancer-specific incidence rates of tuberculosis: a 5-year nationwide population-based study in a country with an intermediate tuberculosis burden. Medicine, 2016, 95 (38): e4919.

[2] Vento S, Lanzafame M. Tuberculosis and cancer: a complex and dangerous liaison. Lancet Oncol, 2011, 12 (6): 520-522.

[3] Baslaim MM, Al-Ghamdi MA, Al-Numani TS, et al. Tuberculosis in 7 breast cancer cases: diagnostic and therapeutic challenges. J Mycobac Dis, 2013, 3 (3): 135.

[4] Slaoui A, Cherkaoui N, Harmouchi E, et al. Fortuitous discovery of ganglionic tuberculosis after conservative treatment of breast cancer: a case report and review of the literature. BMC Womens Health, 2019, 19 (1): 79.

[5] 肿瘤坏死因子拮抗剂应用中结核病预防与管理专家建议组. 肿瘤坏死因子拮抗剂应用中结核病预防与管理专家共识. 中华风湿病杂志, 2013, 17 (8): 508-512.

[6] Hope SR, Richard S, Karen G, et al. Progression-free survival outcome is independent of objective response in patients with estrogen receptor-positive, Human epidermal growth factor receptor 2-negative advanced breast cancer treated with palbociclib plus letrozole compared with letrozole: analysis from PALOMA-2. Clinical Breast Cance, 2019, 1: 2-9.

[7] Loibl S, Turner NC, Ro J, et al. Palbociclib combined with fulvestrant in premenopausal women with advanced breast cancer and prior progression on endocrine therapy: PALOMA-3 results. Oncologist, 2017, 22 (9): 1028-1038.

[8] Cardoso F, Senkus E, Costa A, et al. 4th ESO-ESMO international consensus guidelines for Advanced Breast Cancer (ABC 4) dagger. Ann Oncol, 2018, 29 (8): 1634-1657.

[9] 中国抗癌协会乳腺癌专业委员会. 中国晚期乳腺癌临床诊疗专家共识（2018 版）. 中华肿瘤杂志, 2018, 40 (9): 703-713.

[10] Gradishar WJ, Anderson BO, Abraham J, et al. Breast Cancer, Version 3.2020, NCCN Clinical Practice Guidelines in Oncology. J Natl Compr Canc Netw, 2020, 18 (4): 452-478.

[11] Turner NC, Slamon DJ, Ro J, et al. Overall survival with palbociclib and fulvestrant in advanced breast Cancer. N Engl J Med, 2018, 379 (20): 1926-1936.

病例 15　右侧乳腺癌术后二次复发 1 例

李　佳　方凤奇[*]

大连医科大学附属第一医院

【病史及治疗】

➤ 患者，女性，55 岁（2012 发病），已停经（因子宫肌瘤于 2004 年行子宫及附件切除术）。

➤ 2012-11 患者因右侧乳腺肿块于外院行右侧乳腺癌改良根治术。术后病理示右侧乳腺浸润性导管癌，Ⅱ级，大小为 1.5 cm×1.1 cm；右侧腋窝淋巴结（0/19 枚）未见癌转移；未见脉管内癌栓。免疫组织化学结果示 ER（++）、PR（++）、HER-2（+）、Ki-67（35%，+）。术后诊断为右侧乳腺癌术后，$pT_1N_0M_0$ ⅠA 期，Luminal B 型（HER-2 阴性）。

➤ 2012-11 患者术后行辅助治疗 EC 方案 4 个疗程，结束后行来曲唑内分泌治疗（共 2 年 3 个月）。治疗后 DFS 达 2 年 6 个月。

【本阶段小结】

本例患者为绝经后女性，诊断为右侧乳腺癌术后，$pT_1N_0M_0$ ⅠA 期，Luminal B 型（HER-2 阴性），术后分期偏早，但伴有 Ki-67 高表达（≥30%），应进行辅助化疗，选择 EC 方案化疗 4 个疗程。绝经后乳腺癌患者辅助内分泌初始治疗优选 AI。

【病史及治疗续一】

➤ 2015-07 患者因右侧胸壁肿块就诊。

➤ 2015-07 胸部 PET-CT 示右上胸壁见 2 个软组织密度结节灶，FDG 代谢增高，较大者与局部肌肉分界不清，均首先考虑转移癌（图 15-1）。

➤ 2015-07 患者于外院行右侧锁骨下转移癌、右侧胸肌间转移癌切除术。术中记录：①胸大肌后方见一肿块，大小为 3.0 cm×2.0 cm。②胸小肌内侧见一肿块，大小为 2.0 cm×1.0 cm，侵及锁骨下静脉少许。术后病理示：①右侧胸肌间浸润性癌，乳腺癌来源（1 枚：2.7 cm×2.1 cm×1.5 cm），免疫组织化学结果示 ER（85%，+，强）、PR（5%，+，中）、HER-2（+）、Ki-67（40%），诊断为右侧乳腺癌术后局部复发，右侧胸肌间转移癌术后 Luminal B 型（HER-2 阴性）。②右侧锁骨下浸润性癌，乳腺癌来源（2 枚：1.5 cm×1.0 cm×0.7 cm，0.7 cm×0.5 cm×0.3 cm），免疫组织化学结果示 ER（85%，+，强）、PR（-）、HER-2（++）、Ki-67（40%），FISH 检测见 *HER-2* 基因扩增（>2.0）和 17 号染色体多倍体，诊断为右侧乳腺癌术后局部复发，右侧锁骨下转移癌术后 Luminal B 型（HER-2 阴性）。患者术后于外院行右侧锁骨下、右侧胸肌间转移癌放疗（图 15-2），放疗方式为调强剂量 6MV X 线，总剂量 6990 cGy。

---

* 通信作者，邮箱：ffqli@163.com

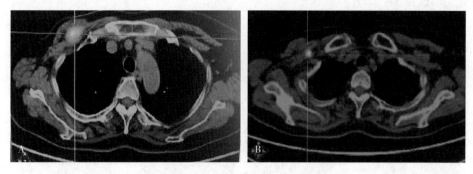

图 15-1 2015-07 胸部 PET-CT

注：A. 右上胸壁胸肌间较大肿块，大小为 2.0 cm×1.4 cm，SUV$_{max}$＝15.8；B. 右上胸壁胸肌间较小肿块，大小为 1.3 cm×1.0 cm，SUV$_{max}$＝17.1

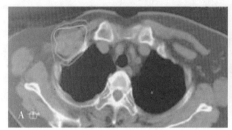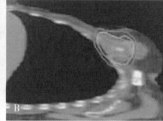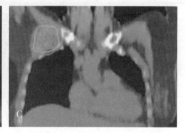

图 15-2 2015-07 放疗靶区图

注：A、B、C. 示右侧锁骨下、右侧胸肌间转移癌放疗

➢ 2015-07 外院一线治疗给予患者 TX（T，多西他赛；X，卡培他滨）方案 6 个疗程，曲妥珠单抗治疗 1 年（2016-07 结束），后续卡培他滨维持治疗。PFS 达 20 个月。

【本阶段小结】

本例患者在第 1 次出现乳腺癌胸壁复发时，外院先行局部治疗后给予全身系统性治疗。术后病理结果出现 HER-2 阳性的诊断，因 FISH 为外院 5 年前的结果，未给出 *HER-2* 基因的荧光信号和 17 号染色体着丝粒荧光信号的具体比值，目前认为 HER-2 阳性的诊断成立。复发灶切除后的治疗策略是给予辅助治疗还是一线治疗，需要结合每例患者的治疗经过，这也决定了抗 HER-2 治疗的时长。本例患者行曲妥珠单治疗 1 年尚存在争议。对于 HER-2 阳性复发转移性乳腺癌，给予抗 HER-2 治疗是公认的。《中国临床肿瘤学会（CSCO）乳腺癌诊疗指南（2019. V1)》建议一线治疗给予 TXH（T，多西他赛；X，卡培他滨；H，曲妥珠单抗）方案（1A）、TH+P（T，多西他赛；H，曲妥珠单抗；P，帕妥珠单抗）方案（1A）等。H0648g 研究表明，曲妥珠单抗显著延长 HER-2 阳性转移性乳腺癌（metastatic breast cancer，MBC）患者的 OS（9 个月）。CHAT 研究表明，TXH 方案较 TH 方案显著提高 TTP 和 PFS。本例患者辅助治疗结束 12 个月后发生复发转移，紫杉类药物可再使用，故术后方案给予 TXH，在治疗有效后续使用其中一个药物卡陪他滨进行维持治疗，PFS 达 20 个月。目前，帕妥珠单抗已在中国上市，故对于部分 HER-2 阳性晚期乳腺癌患者，可考虑一线帕妥珠单抗联合曲妥珠单抗双靶向方案。

【病史及治疗续二】

➤ 2017-03 患者因右侧锁骨上肿块就诊。

➤ 2017-03 胸部 PET-CT 示右侧锁骨上窝新出现 2 枚 FDG 代谢高的淋巴结，考虑为转移癌（图 15-3）。

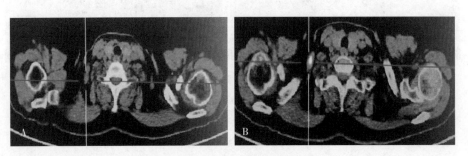

图 15-3　2017-03 胸部 PET-CT

注：A. 右侧锁骨上窝淋巴结较小者，大小为 0.8 cm×0.6 cm，SUV_{max} = 11.1；B. 右侧锁骨上窝淋巴结较大者，大小为 1.5 cm×0.7 cm，SUV_{max} = 20.4

➤ 2017-03 患者行右侧锁骨上淋巴结穿刺，结果示穿刺组织内见低分化癌，乳腺癌来源。免疫组织化学结果示 ER（75%，+++）、PR（-）、HER-2（+）、Ki-67（35%，+）。诊断为右侧乳腺癌术后局部复发，右侧锁骨上淋巴结转移癌 Luminal B 型（HER-2 阴性）。HE 染色示大量异型细胞排列成巢状、片状或条索状，浸润性生长，异型细胞核大、深染，核质比例增大，可见核仁，可见核分裂象；间质纤维组织增生（图 15-4）。

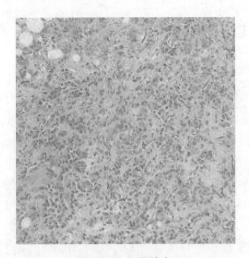

图 15-4　HE 染色

➤ 2017-03 患者二线治疗行氟维司群 500 mg，肌内注射，每 28 天 1 次。

【病史及治疗续三】

➢ 2017-10 胸部 PET-CT 示氟维司群 500 mg 治疗半年后，代谢部分缓解（图 15-5）；全身无远处转移，局部复发病灶控制稳定后，行复发区域局部治疗。

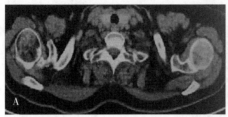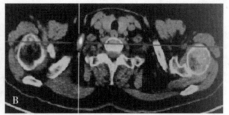

图 15-5　2017-10 胸部 PET-CT

注：A. 较小淋巴结较图 15-3A 缩小，大小为 0.3 cm×0.2 cm，$SUV_{max}=0$；B. 较大淋巴结较图 15-3B 缩小，大小为 1.4 cm×0.8 cm，$SUV_{max}=5.7$

➢ 2017-10 患者行右侧颈部淋巴结清扫术。病理示右侧颈部 5 区淋巴结（2/3 枚）见癌转移，3~4 区和 6 区淋巴结（0/4 枚、0/3 枚）未见癌转移。免疫组织化学结果示 ER（30%，+）、PR（−）、HER-2（+）、Ki-67（40%，+）。HE 染色示淋巴结内见大量异型细胞排列，呈巢状、片状，浸润性生长，未见明确腺管样结构，异型细胞核大、深染，核质比例增大，可见核仁及核分裂象（图 15-6）。

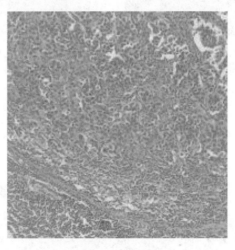

图 15-6　HE 染色

【辅助检查】

➢ 2018-03 全身 ECT 示，与 2013-09 比较，右侧胸锁关节、右侧第 2 肋骨点状核素分布增强，建议行进一步检查（图 15-7）。

➢ 2018-03 胸部 CT 示右侧第 2 肋骨局限性高密度影，骨转移不除外（图 15-8）。追溯病史发

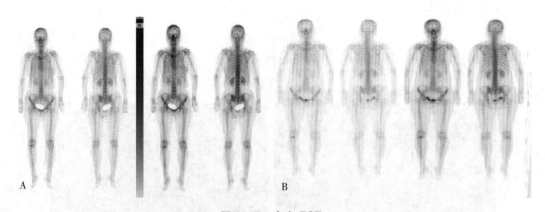

图 15-7 全身 ECT

注：A. 2018-03 全身 ECT；B. 2013-09 全身 ECT

现，右侧第 2 肋骨不是新发病灶，第 2 次复发时（2017-06）就存在骨转移癌，氟维司群治疗期间骨髓腔内病灶范围缩小（图 15-9）。

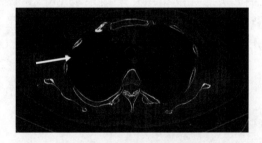

图 15-8 2018-03 胸部 CT

注：箭头指向右侧第 2 肋骨病灶

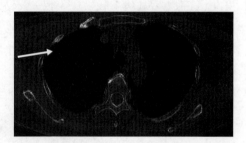

图 15-9 2017-06 胸部 CT

注：箭头指向右侧第 2 肋骨病灶

➢ 2019-01 胸部 CT 示骨髓腔内病灶大小与 2018-03 一致（图 15-10）。

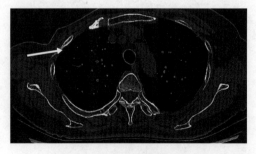

图 15-10 2019-01 胸部 CT

注：箭头指向右侧第 2 肋骨病灶

【本阶段小结】

本例患者第 2 次局部复发后就诊于大连医科大学附属第一医院，选择了先系统全身后局部的治疗策略。考虑其 HR 阳性、疾病缓慢进展、无内脏转移、既往 AI 治疗失败等情况，全身治疗给予氟维司群 500 mg。行全身治疗局部复发病灶缩小稳定后，全身无新发病灶，给予局部治疗。MF07-01 研究是评估乳房切除术用于初诊Ⅳ期原发性乳腺癌患者的随机对照研究，结果显示，ER（+）、PR（+）、HER-2（-）、<55 岁、孤立性骨转移可从初始的手术治疗中得到生存获益。本例患者右侧颈部淋巴结清扫术后半年 ECT 发现右侧第 2 肋骨见骨转移病灶，为明确该病灶是否为疾病进展，追溯病史，发现氟维司群治疗 3 个月时胸部 CT 示第 2 肋骨骨髓腔内呈广泛高密度影，故可以明确该骨转移病灶于第 2 次复发时就出现了，并且随着氟维司群的治疗，骨髓腔内病灶好转，提示治疗有效，疗效稳定，氟维司群治疗至今，PFS 达 27 个月。

本例患者疾病诊疗过程见图 15-11。

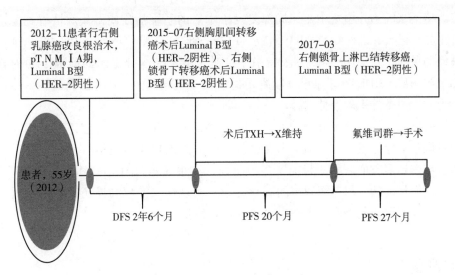

图 15-11　本例患者疾病诊疗过程

【专家点评】

本例患者出现复发转移后，进行二次活检，HER-2 表达与之前不一致。2016 年，Jordan 等通过动态监测发现 HER-2 阳性肿瘤细胞和 HER-2 阴性肿瘤细胞可以自发地相互转换。乳腺癌细胞并不是单一的细胞群体，会自发地改变分子特征，针对混合群体组成的肿瘤，二次活检十分重要。

本例患者再次评估 HER-2 表达后应行抗 HER-2 治疗，且治疗时应权衡不良反应、经济负担等情况，也可在病情缓解后 2~3 年暂停抗 HER-2 治疗，待病情再度进展后可恢复以前曾获益的抗 HER-2 药物进行治疗。如果在治疗中进展，则优先考虑更换抗 HER-2 药物，根据吡咯替尼Ⅱ期临床研究的结果，吡咯替尼联合卡培他滨可提高 ORR 和 PFS。目前，专家普遍同意曲妥珠单抗治疗失败的患者可以选择二线吡咯替尼联合卡培他滨治疗。

（辽宁省肿瘤医院　孙　涛）

本例患者总体治疗思路明确，虽然早期出现内分泌治疗耐药而局部复发，但疾病控制较好，治疗时机及方向选择均无纰漏。本例患者为绝经后女性，于 55 岁手术，术后乳腺癌病理分型为 Luminal B 型（HER-2 阴性），分期为 $T_1N_0M_0$，辅助治疗方案及首次局部复发后的治疗方案均符合相关指南。更加可喜的是，治疗中对于每一个复发转移病灶均进行了活检和免疫组织化学检查。大量研究已经发现，一部分乳腺癌复发转移后分子标志物与原发灶存在变化，这种变化必然会给后续的临床治疗决策带来改变。对于复发转移性乳腺癌患者，ESMO 临床实践指南、ASCO 乳腺癌指南、《中国临床肿瘤学会（CSCO）乳腺癌诊疗指南（2019. V1)》等均明确建议对复发转移灶进行再次活检，有条件的应重新评估原发灶，参照原发灶及复发转移灶的分子标志物特点进行临床决策，只有这样才能掌握肿瘤的最新发展变化，制定出最切合实际的个体化治疗方案。本例患者的复检结果发现与之前不同的 HER-2 扩增，使得其获得进行抗 HER-2 靶向治疗的机会，从中获益。对于抗 HER-2 治疗，近年来进展迅速，从 H0648 研究和 M7701 研究奠定了曲妥珠单抗在晚期乳腺癌治疗中的地位以来，国内外先后有多种获批药物进入临床，考虑当时国内的医疗背景，由于可及性、经济条件、批准进入临床的时间等因素，本例患者选择曲妥珠单抗单靶向治疗是完全可以接受的，如果处于当前的医疗环境下，可能双靶向治疗是更合适的选择。

本例患者接下来的治疗中规中矩，局部复发手术后的系统治疗使得其病情得到稳定控制，而针对 HR 阳性这一靶点，既往 CONFIRM 研究、FIRST 研究、FALCON 研究等的结果证实，氟维司群是疗效最佳的单药。在 2019 年的各版指南中，对于继发性内分泌耐药前提下的内分泌治疗选择，均推荐氟维司群、CDK4/6 抑制药+氟维司群或依维莫司+AI。本例患者选择单药氟维司群治疗，是基于当时国内条件下的最佳选择。

肿瘤的发展可能会伴随分子分型的变化，每次病情的变化，医师都应该关注相关病理指标是否变化，随时调整治疗方案。对于 HR 阳性患者，内分泌治疗仍然是最有效的治疗手段，耐药后的药物选择应考虑到多方面因素。目前，多项研究的结果显示，AI 治疗耐药后，CDK4/6 抑制药联合氟维司群可能是优选。但基于我国的医疗背景，实现这一治疗选择还存在诸多困难。ACE 研究的结果表明，国产原研药物西达本胺也可能成为一种新选择。

（中国医科大学附属第一医院　陈　波）

【指南背景】

1.《复发/转移性乳腺癌标志物临床应用专家共识（2019 年版）》　专家组意见，在复发转移性乳腺癌组织中，*ER*、*PR*、*HER-2*、*BRCA*1、*E-cad*、*GATA-3* 等经典乳腺癌相关基因的表达与原发性乳腺癌相比发生显著改变，检测其表达有助于鉴别诊断第二原发非乳腺癌及原发性乳腺癌转移，并结合临床及影像学特征最终确诊，进而制定化疗、内分泌治疗及靶向治疗方案。

2.《中国临床肿瘤学会（CSCO）乳腺癌诊疗指南（2019. V1)》　对于 HER-2 阳性、HR 阳性复发转移性乳腺癌，优先考虑曲妥珠单抗联合化疗；部分不适合化疗或进展缓慢的患者如果考虑联合内分泌治疗，可在 HER-2 靶向治疗的基础上联合 AI；对于抗 HER-2 靶向治疗联合化疗达到疾病稳定的患者，化疗停止后可考虑使用抗 HER-2 靶向治疗联合 AI 维持治疗。患者接受曲妥珠单抗联合化疗的治疗策略是，有效化疗至少 6~8 个疗程，化疗停止后继续曲妥珠单抗维持治疗，可以在病情完全缓解后 2~3 年，部分患者暂停抗 HER-2 治疗，待病情再次进展后可恢复使用以前曾获益的抗 HER-2 治疗药物。

3. 2020 年美国 NCCN 指南（第 3 版）　目前国际上，HER-2 阳性晚期乳腺癌标准一线治疗方案为帕妥珠单抗、曲妥珠单抗双靶向联合多西他赛。目前，帕妥珠单抗已在中国上市，故对于部分 HER-2 阳性晚期乳腺癌，可考虑一线帕妥珠单抗联合曲妥珠单抗双靶向治疗。

（辽宁省肿瘤医院　孙　涛）

【循证背景】

1. 曲妥珠单抗因 H0648g 研究被美国食品药品监督管理局（Food and Drug Administration, FDA）批准用于转移性乳腺癌的一线治疗，在此项化疗联合曲妥珠单抗对比化疗的Ⅲ期临床研究中，化疗联合曲妥珠单抗组和化疗组的 TTP 分别为 7.4 个月和 4.6 个月（$P<0.001$），中位 OS 分别为 25.1 个月和 20.3 个月（$P=0.046$）。M7701 研究显示，多西他赛联合曲妥珠单抗与多西他赛相比，TTP 分别为 11.7 个月和 6.1 个月（$P=0.0001$），中位 OS 分别为 31.2 个月和 22.7 个月（$P=0.0325$）。这 2 项研究奠定了化疗尤其是紫杉类药化疗联合曲妥珠单抗的重要地位。

2. CLEOPATRA 研究显示，曲妥珠单抗+帕妥珠单抗+多西他赛组较曲妥珠单抗联合多西他赛组在 PFS 和 OS 上均取得显著获益（2 组中位 PFS 为 18.5 个月和 12.4 个月，$P<0.001$；2 组中位 OS 为 56.5 个月和 40.8 个月，$P=0.008$）。此方案是国际指南推荐的标准一线治疗方案。

3. 对于 HR 阳性、HER-2 阳性进展期乳腺癌经抗 HER-2 靶向治疗联合化疗 6~8 个疗程达到疾病控制的患者，可以选择内分泌治疗联合抗 HER-2 治疗的维持治疗；对于部分不适合化疗或进展缓慢的患者，可首选靶向治疗联合内分泌治疗。TAnDEM 研究表明，曲妥珠单抗联合阿那曲唑组和阿那曲唑单药组的中位 PFS 分别为 4.8 个月和 2.4 个月（$P=0.002$），中位 OS 分别为 28.5 个月和 23.9 个月（$P=0.325$）。EGF300082 研究显示，拉帕替尼联合来曲唑组与来曲唑单药组的中位 PFS 分别为 8.2 个月和 3.0 个月（$P=0.019$），中位 OS 分别为 33.3 个月和 32.3 个月（$P=0.113$）。最新的 PERTAIN 研究和 ALTERNATIVE 研究提示，曲妥珠单抗+帕妥珠单抗或曲妥珠单抗+拉帕替尼双靶向药物联合内分泌治疗较曲妥珠单抗联合内分泌治疗能够进一步延长 PFS。在 PERTAIN 研究中，曲妥珠单抗+帕妥珠单抗联合 AI 组与曲妥珠单抗联合 AI 组的中位 PFS 分别为 18.89 个月和 15.80 个月（$P=0.007$）。

4. T-DM1 是曲妥珠单抗和化疗药 DM1 的偶联药物。EMILIA 研究的结果显示，进展期乳腺癌二线抗 HER-2 治疗使用 T-DM1 较拉帕替尼联合卡培他滨显著延长了 PFS 及 OS，且不良反应少，PFS 从 6.4 个月延长至 9.6 个月（$P<0.0001$），OS 由 25.1 个月延长至 30.9 个月（$P=0.0006$）。因此，美国 FDA 于 2013-02 正式批准 T-DM1 作为治疗 HER-2 阳性进展期乳腺癌的药物，且一线曲妥珠单抗治疗失败的 HER-2 阳性乳腺癌建议优先选择 T-DM1，为二线首选治疗方案。NSABP B-005 研究显示，T-DM1 在既往使用曲妥珠单抗联合帕妥珠单抗双靶向治疗失败的进展期乳腺癌中仍有较高的临床有效率，ORR 为 43%，中位治疗时间为 5.3 个月。

（辽宁省肿瘤医院　孙　涛）

【核心体会】

对于复发转移性乳腺癌，二次活检非常必要。对于 HER-2 阳性、HR 阳性复发转移性乳腺癌，初始治疗可考虑曲妥珠单抗联合化疗，部分不适合化疗或进展缓慢的患者可考虑联合内分泌治疗。对于 HER-2 阳性转移性乳腺癌患者，进展后的后续治疗可考虑使用 T-DM1，即曲妥珠单抗-美坦新（细胞毒药物）偶联物。其他备选方案有曲妥珠单抗联合化疗等。

（辽宁省肿瘤医院　孙　涛）

参 考 文 献

[1] Gradishar WJ, Anderson BO, Abraham J, et al. Breast Cancer, Version 3.2020, NCCN Clinical Practice Guidelines in Oncology. J Natl Compr Canc Netw, 2020, 18 (4)：452-478.

［2］Cardoso F，Senkus E，Costa A，et al. 4th ESO-ESMO International Consensus Guidelines for Advanced Breast Cancer （ABC 4） dagger. Ann Oncol, 2018, 29 （8）: 1634-1657.

［3］中国临床肿瘤学会指南工作委员会. 中国临床肿瘤学会（CSCO）乳腺癌诊疗指南（2019. V1）. 北京: 人民卫生出版社, 2019.

［4］Verma S，Miles D，Gianni L，et al. Trastuzumab emtansine for HER2-positive advanced breast cancer. N Engl J Med, 2012, 367 （19）: 1783-1791.

［5］Slamon DJ，Leyland-Jones B，Shak S，et al. Use of chemotherapy plus a monoclonal antibody against HER2 for metastatic breast cancer that overexpresses HER2. N Engl J Med, 2001, 344 （11）: 783-792.

［6］Dieras V，Miles D，Verma S，et al. Trastuzumab emtansine versus capecitabine plus lapatinib in patients with previously treated HER2-positive advanced breast cancer （EMILIA）: a descriptive analysis of final overall survival results from a randomised, open-label, phase 3 trial. Lancet Oncol, 2017, 18 （6）: 732-742.

［7］Swain SM，Miles D，Kim SB，et al. Pertuzumab, trastuzumab, and docetaxel for HER2-positive metastatic breast cancer （CLEOPATRA）: end-of-study results from a double-blind, randomised, placebo-controlled, phase 3 study. Lancet Oncol, 2020, 21 （4）: 519-530.

［8］Kaufman B，Mackey JR，Clemens MR，et al. Trastuzumab plus anastrozole versus anastrozole alone for the treatment of postmenopausal women with human epidermal growth factor receptor 2-positive, hormone receptor-positive metastatic breast cancer: results from the randomized phase III TAnDEM study. J Clin Oncol, 2009, 27 （33）: 5529-5537.

［9］Soran A，Ozmen V，Ozbas S，et al. Randomized trial comparing resection of primary tumor with no surgery in stage iv breast cancer at presentation: protocol MF07-01. Ann Surg Oncol, 2018, 25 （11）: 3141-3149.

［10］Robertson JFR，Bondarenko IM，Trishkina E，et al. Fulvestrant 500 mg versus anastrozole 1 mg for hormone receptor-positive advanced breast cancer （FALCON）: an international, randomised, double-blind, phase 3 trial. Lancet, 2016, 388 （10063）: 2997-3005.

［11］Di Leo A，Jerusalem G，Petruzelka L，et al. Results of the CONFIRM phase III trial comparing fulvestrant 250 mg with fulvestrant 500 mg in postmenopausal women with estrogen receptor-positive advanced breast cancer. J Clin Oncol, 2010, 28 （30）: 4594-4600.

病例 16　双侧原发性乳腺癌 1 例

郑 璐 汤 铜*

安徽医科大学第二附属医院

【病史及治疗】

➢ 患者，女性，54岁，未绝经，既往体健，否认家族肿瘤史及遗传病史。

➢ 2017-05 患者发现双乳肿块，约黄豆大小，未予以重视。

➢ 2017-08 患者因双乳肿块3个月余行空心针穿刺，结果示：①左侧乳腺浸润性癌，非特殊性，Ⅱ级；免疫组织化学结果示 ER（约15%，+~++）、PR（约3%，+）、HER-2（+++）、Ki-67（约40%，+）、E-cad（+）。②右侧乳腺高核级导管内癌伴坏死（粉刺癌），局部病灶伴少量浸润；免疫组织化学结果示 ER（-）、PR（-）、HER-2（+++）、Ki-67（约30%，+）、E-cad（+）、CK5/6（-）、P63（-）。双侧腋窝淋巴结细针穿刺涂片见癌细胞。

【辅助检查】

➢ 2017-03 患者就诊于安徽医科大学第二附属医院。乳腺超声示双侧乳腺实性肿块（BI-RADS 分级为5级），双侧腋窝淋巴结形态异常。

➢ 2017-03 乳腺钼靶示右侧乳腺外上象限及左侧乳腺外下象限内见细沙砾样钙化，BI-RADS 分级为4C级（图16-1）。

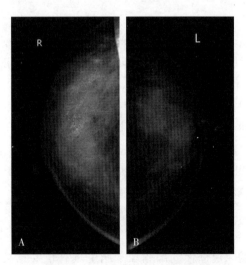

图 16-1　2017-03 乳腺钼靶

注：A. 右侧乳腺；B. 左侧乳腺

* 通信作者，邮箱：tt20164@126.com

➢ 2017-03 乳腺 MRI 示右侧乳腺外上象限及左侧乳腺外下象限多发占位，伴双侧腋窝淋巴结肿大（BI-RADS 分级为 5 级）（图 16-2）。

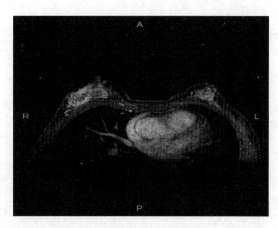

图 16-2　2017-03 乳腺 MRI

➢ 2017-03 肿瘤标志物示 CEA 5.79 μg/L。

【本阶段小结】

本例患者被诊断为双侧原发性乳腺癌。左侧乳腺浸润性癌的临床分期为 $cT_2N_1M_0$ ⅡB 期，病理分期为 $pT_2N_1M_0$ ⅡB 期，分子分型为 Luminal B 型；右侧乳腺高核级导管内癌的临床分期为 $cT_3N_1M_0$ ⅢA 期，病理分期为 $pT_1N_1M_0$ ⅡA 期。结合 2017 年美国 NCCN 指南和《中国临床肿瘤学会（CSCO）乳腺癌诊疗指南（2017. V1）》，本例患者满足新辅助化疗的指征，给予新辅助化疗较为合理。

【病史及治疗续一】

➢ 2017-08 至 2017-12 患者多次拒绝行靶向治疗后行剂量密集型 EC-P 方案（E，表柔比星，130 mg，第 1 天；C，环磷酰胺，800 mg，第 1 天；序贯 P，顺铂 280 mg，第 1 天）新辅助化疗 8 个疗程，全部完成后疗效评价为 PR。

➢ 2018-01-10 患者在全身麻醉下行双侧乳腺癌改良根治术。术后病理示：①左侧乳腺局部见可疑质硬区，镜检乳腺组织呈腺病改变，局部区域见导管内坏死钙化灶和少量高核级导管内癌；左侧腋窝检及淋巴结 16 枚，其中 1 枚近边缘窦见少量癌细胞，考虑孤立性肿瘤细胞（isolated tumor cell，ITC），另 15 枚淋巴结未见癌转移。②右侧乳腺镜下乳腺组织中见多灶性导管内坏死钙化灶，伴泡沫细胞增生；右侧腋窝检及淋巴结 21 枚，均未见癌转移。

【本阶段小结】

新辅助化疗对较大肿块的原位癌伴局部病灶浸润也具有重要意义。乳腺原位癌伴浸润新辅助化疗±曲妥珠单抗治疗，约有 33% 的患者可获得 pCR。有研究显示，新辅助化疗对减少原位癌的微小钙化灶范围效果不佳。对于原位癌伴局部病灶浸润手术方式的选择及腋窝淋巴结清扫的必要性如何？H. Lee Moffitt 癌症中心和 Memorial Sloan-Kettering 癌症中心等的报道显示，导管原位癌有 6%~13% 的腋窝淋巴结转移率。Intra 等报道，223 例导管内原位癌患者中 7 例前哨淋巴结活检示腋窝淋巴结转移（3.1%），其中6例行腋窝淋巴结清扫，发现前哨淋巴结为唯一的阳性淋巴结，且5例为前哨淋巴结中的微转移灶。

【专家点评】

原发性双侧乳腺癌占乳腺癌的2%~11%，目前对其了解较为有限。既往研究报道，其预后与单侧乳腺癌预后相似，治疗模式也与单侧乳腺癌模式类似。本例患者右侧乳腺肿块的病理免疫组织化学结果示ER（-）、PR（-）、HER-2（+++）、Ki-67（约30%，+），根据NSABP B-31、BCIRG 006等研究的结果，术后1年辅助曲妥珠单抗治疗可显著降低早期乳腺癌的复发风险，故推荐本例患者行辅助曲妥珠单抗治疗1年；左侧乳腺肿块的病理免疫组织化学结果示ER（约15%，+~++）、PR（约3%，+）、HER-2（+++）、Ki-67（约40%，+），属内分泌治疗获益患者，推荐根据化疗后的月经及激素水平，进行相应的内分泌治疗。有研究发现，BRCA1/2基因突变者进展为双侧乳腺癌的风险是普通患者的25倍，且双侧乳腺癌患者的家族史更明显，但本例患者的右侧乳腺癌为HER-2阳性型，BRCA基因突变概率低，推荐行BRCA基因检测，进一步明确其家族遗传倾向。

（辽宁省肿瘤医院　孙　涛）

【指南背景】

1.《中国临床肿瘤学会（CSCO）乳腺癌诊疗指南（2019.V1）》 新辅助治疗的条件：①肿块较大（直径>5 cm）；②淋巴结转移；③HER-2阳性；④三阴性；⑤有保乳意愿，但肿瘤大小与乳房体积比例大难以保乳者。对于HER-2阳性乳腺癌的新辅助化疗，曲妥珠单抗+帕妥珠单抗双靶向联合紫杉类药物为基础化疗的证据级别由之前的1B上升为1A。

2. 2020年美国NCCN指南（第3版） HER-2阳性患者行新辅助治疗，应进行包括至少9周的曲妥珠单抗靶向治疗，首选方案为AC序贯T+曲妥珠单抗；对于≥T_2或≥N_1的HER-2阳性乳腺癌患者，可考虑曲妥珠单抗+帕妥珠单抗双靶向方案。

（南京医科大学第一附属医院　刘晓安）

【循证背景】

1. 原发性双侧乳腺癌占乳腺癌的2%~11%，目前对其了解较为有限。Fisher等指出，无论是单侧乳腺癌，还是双侧乳腺癌，或同时性双侧乳腺癌和异时性双侧乳腺癌，生存率没有区别。Carmichael等提出，同时性双侧乳腺癌比异时性双侧乳腺癌及单侧乳腺癌的预后都差。有学者则认为，以第一原发癌手术算起，同时性乳腺癌的DFS和OS均显著较差，以第二原发癌手术算起则预后相似。

2. 双侧乳腺癌是一种发病表现形式。部分回顾性研究指出，家族性、遗传性及年轻乳腺癌患者表现为双侧乳腺癌的风险更高，月经状态、起病年龄和BRCA基因突变情况对双侧乳腺癌患者具有重要的预后价值。单因素分析发现，月经状态和对侧发病年龄与双侧乳腺癌的预后相关；第二原发癌发生时年龄≤45岁者预后差，首次起病在绝经前者也比绝经后起病者预后差。多因素分析发现，对侧发病年龄是独立的预后因素。双侧乳腺癌患者起病早、预后差除了与疾病特性相关外，也可能与家族遗传性乳腺癌有关。有研究发现，BRCA1/2基因突变者进展为双侧乳腺癌的风险是普通患者的25倍，且双侧乳腺癌患者的家族史更明显，这些特点显示双侧乳腺癌和家族遗传性乳腺癌有一定的交叉。

3. 双侧原发性乳腺癌的治疗原则与第一原发癌基本相同，即以手术为主的综合治疗，但标准根治术或改良根治术或保乳手术的预后无显著差异，此后的化疗、放疗、内分泌治疗及靶向治疗也均与第一原发癌基本相同。

（辽宁省肿瘤医院　孙　涛）

1. PREPARE 研究、SICOG9908S 研究　剂量密集型紫杉醇组的 pCR 率明显高于 3 周化疗组。

2. NOAH 研究　对于 HER-2 阳性乳腺癌，相比于单纯化疗，联合曲妥珠单抗能够使 pCR 率从 22% 提高到 43%，且 5 年无事件生存（event free survival，EFS）率及 OS 率均显著提高，提示在化疗的基础上加抗 HER-2 治疗不仅能显著提高 pCR，并且能改善患者的远期预后。因此，曲妥珠单抗为基础的方案成为 HER-2 阳性乳腺癌的标准新辅助治疗方案。

3. NeoSphere 研究　曲妥珠单抗+帕妥珠单抗与多西他赛的联合可使 pCR 率显著提高（45.8% vs. 29%，P = 0.014 1）；5 年的随访结果显示，双靶向治疗可以带来 PFS 获益（86% vs. 81%）。

4. APHINITY 研究　该研究在曲妥珠单抗+化疗的基础上，比较了加或不加帕妥珠单抗的疗效。中位随访 45 个月后发现，帕妥珠单抗组的 3 年无侵袭 DFS 率为 94.1%，安慰剂组为 93.2%（HR = 0.81，P = 0.045）。中位随访 74.1 个月后发现，帕妥珠单抗组的 6 年无侵袭 DFS（iDFS）率为 90.6%，安慰剂组为 87.8%，绝对获益为 2.8%。亚组分析显示，淋巴结阳性者从双靶向治疗中获益较多。

5. KATHERINE 研究　针对 1486 例新辅助治疗后有病灶残留的 HER-2 阳性早期乳腺癌患者，按 1∶1 的比例随机分配接受曲妥珠单抗或 T-DM1。结果显示，T-DM1 组的 3 年 iDFS 率为 88.3%，曲妥珠单抗组为 77.0%，2 组绝对差异为 11.3%（HR = 0.5，P < 0.000 1）。与曲妥珠单抗作为辅助治疗相比，T-DM1 作为单一药物明显降低了疾病复发或死亡的风险。

（南京医科大学第一附属医院　刘晓安）

【核心体会】

本例患者为同时性双侧原发性乳腺癌，目前对双侧乳腺癌的了解较为有限，根据相关文献报道，其治疗模式与单侧乳腺癌类似，都应采取以手术为主的综合治疗及术后辅助化疗、放疗、内分泌治疗及靶向治疗。同时，建议患者行 BRCA1/2 基因检测，明确危险因素。

（辽宁省肿瘤医院　孙　涛）

根据相关指南推荐及循证医学证据，本例患者优先考虑新辅助化疗。其就诊时间为 2017 年，当时可考虑行 AC-TH 方案化疗；基于目前证据的更新，建议在化疗的基础上，联合曲妥珠单抗+帕妥珠单抗双靶向治疗。本例患者拒绝行靶向治疗，行剂量密集型 EC-P 方案 8 个疗程新辅助化疗后原发灶及淋巴结均无浸润性癌，化疗效果较好，后续行放疗及内分泌治疗，建议行靶向治疗。此外，对于新辅助化疗后仍有浸润性癌灶残留的患者，可考虑行 T-DM1 治疗以改善预后。

（南京医科大学第一附属医院　刘晓安）

参 考 文 献

[1] Goldberg H, Zandbank J, Kent V, et al. Chemotherapy may eradicate ductal carcinoma in suit（DCIS）but not the associated microcalcifications. Eur J Surg Oncol, 2017, 43（8）：1415-1420.

［2］Pendas S, Dauway E, Giuliano R, et al. Sentinel node biopsy in duc-tal carcinoma in situ patients. Ann Surg Oncol, 2000, 7（1）：15-20.

［3］Cox CE, NguyenK, Gray RJ, et al. Importance of lymphatic mappingin ductal carcinoma in situ（DCIS）：why map DCIS? Am Surg, 2001, 67（6）：513-521.

［4］Klauber-DeMore N, Tan LK, Liberman L, et al. Sentinel lymph nodebiopsy：is it indicated in patients with high-risk ductal carcinoma-in-situ and ductal carcinoma-in-situ with microinvasion? Ann SurgOncol, 2000, 7（9）：636-642.

［5］Intra M, Vernonesi P, Mazzarol G, et al. Axillary lymph node biopsyin patientswith pure ductal carcinoma in situ of the breast. ArchSurg, 2003, 138（3）：309-313.

［6］von Minckwitz G, Procter M, de Azambuja E, et al. Adjuvant pertuzumab and trastuzumab in early HER2-positive breast cancer. New England Journal of Medicine, 2017, 377（2）：122-131.

［7］von Minckwitz G, Huang CS, Mano MS, et al. Trastuzumab emtansine for residual invasive HER2-positive breast cancer. New England Journal of Medicine, 2019, 380（7）：617-628.

［8］Gianni L, Pienkowski T, Im YH, et al. 5-year analysis of neoadjuvant pertuzumab and trastuzumab in patients with locally advanced, inflammatory, or early-stage HER2-positive breast cancer（NeoSphere）：a multicentre, open-label, phase 2 randomised trial. Lancet Oncol, 2016, 17（6）：791-800.

［9］Gianni L, Eiermann W, Semiglazov V, et al. Neoadjuvant and adjuvant trastuzumab in patients with HER2-positive locally advanced breast cancer（NOAH）：follow-up of a randomised controlled superiority trial with a parallel HER2-negative cohort. Lancet Oncol, 2014, 15（6）：640-647.

［10］Untch M, Fasching PA, Konecny GE, et al. PREPARE trial：a randomized phase Ⅲ trial comparing preoperative, dose-dense, dose-intensified chemotherapy with epirubicin, paclitaxel and CMF versus a standard-dosed epirubi-cin/cyclophosphamide followed by paclitaxel +/- darbepoetin alfa in primary breast cancer-results at the time of surgery. Ann Oncol, 2011, 22（9）：1988-1998.

［11］中国临床肿瘤学会指南工作委员会. 中国临床肿瘤学会（CSCO）乳腺癌诊疗指南（2019. V1）. 北京：人民卫生出版社, 2019.

［12］Gradishar WJ, Anderson BO, Abraham J, et al. Breast Cancer, Version 3. 2020, NCCN Clinical Practice Guidelines in Oncology. J Natl Compr Canc Netw, 2020, 18（4）：452-478.

［13］Untch M, Möbus V, Kuhn W, et al. Intensive dose-dense compared with conventionally scheduled preoperative chemotherapy forhigh-risk primary breast cancer. J Clin Oncol, 2009, 27（18）：2938-2945.

病例 17　初诊Ⅳ期乳腺癌 4 年余肝转移 1 例

张晓丽　蔡　莉*

哈尔滨医科大学肿瘤医院

【病史及治疗】

➢ 患者，女性，40 岁，2016-08 切除双侧卵巢，否认肿瘤家族史。

➢ 2014-12-04 患者因"活动后腰部扭伤"就诊于哈尔滨医科大学附属第一医院，腰椎 CT 示腰骶部及髂骨多发骨质破坏，可疑骨髓瘤。

➢ 2015-01-21 患者就诊于哈尔滨医科大学肿瘤医院，行骨髓穿刺，结果示骨髓转移瘤。

➢ 2015-01-21 胸部、腹部、骨盆 CT 示左侧乳腺占位，左侧腋窝淋巴结肿大，多发椎体、骨盆、胸骨、肩胛骨溶骨性破坏，考虑多发骨转移瘤（图 17-1）。

➢ 2015-01-30 颈椎、胸椎、腰椎 MRI 示胸 5、胸 9 及腰 1、腰 4 椎体变扁，考虑骨转移瘤不除外；颈椎、胸椎、腰椎 T_2WI 信号不均匀，考虑骨转移瘤不除外（图 17-2）。

➢ 2015-01-30 胸部超声示左侧乳腺内上象限实质性占位，BI-RADS 分级为 5 级，大小为 3.7 cm×1.8 cm；左侧腋窝多发肿大淋巴结，最大者大小为 1.9 cm×1.5 cm。左侧乳腺肿块穿刺取病理，结果示左侧乳腺内上象限浸润性癌、左侧腋窝淋巴结低分化癌。免疫组织化学结果示 ER（80%，+，中）、PR（60%，+，中至强）、HER-2（-）。FISH 检测示 HER-2 阴性、Ki-67（15%）。

➢ 2015-01-30 血常规示白细胞 $11.98×10^9$/L，中性粒细胞 $6.94×10^9$/L，血红蛋白 133 g/L，血小板 $228×10^9$/L。

➢ 2015-01-30 肿瘤标志物示 CEA 52.9 μg/L，CA153>300 U/ml。

➢ 2015-02 至 2015-05 患者行 TE［T，多西他赛，100 mg，静脉滴注，第 1 天（68.5 mg/m^2）；E，表柔比星，100 mg，静脉滴注，第 1 天（68.5 mg/m^2）；21 天为 1 个疗程］方案化疗 5 个疗程。化疗期间出现Ⅱ度骨髓抑制，患者及其家属拒绝再次化疗。

➢ 2015-02 患者开始规律使用唑来膦酸（4 mg，静脉滴注，每 28 天 1 次）至 2016-08，随后改为 3 个月 1 次。

➢ 2015-03-20 胸部超声示左侧乳腺肿块大小为 2.1 cm×1.2 cm，较前明显缩小；左侧腋窝肿大淋巴结较前缩小，大小为 0.8 cm×0.6 cm。

➢ 2015-05-06 胸部超声示左侧乳腺肿块大小为 1.7 cm×0.9 cm，对比前次略缩小；左侧腋窝肿大淋巴结消失。

➢ 2015-05-06 胸部、腹部、骨盆 CT 示骨病灶疾病稳定（SD）（图 17-3）。左侧乳腺肿块部分缓解（PR），左侧腋窝肿大淋巴结完全缓解（CR）。

---

* 通信作者，邮箱：caiwenxin76@163.com

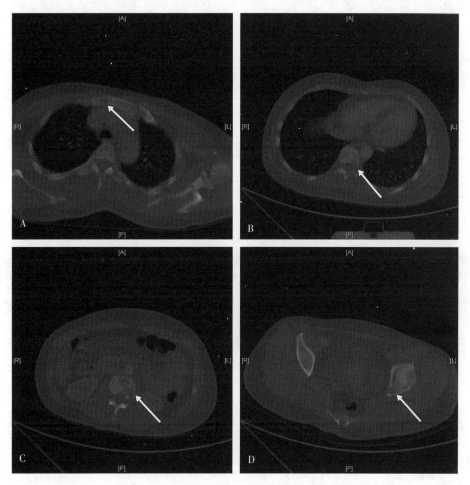

图 17-1　2015-01-21 胸部、腹部、骨盆 CT

注：A、B. 胸部 CT，A 箭头指向胸骨转移瘤，B 箭头指向胸椎转移瘤；C. 腹部 CT，箭头指向腰椎转移瘤；D. 骨盆 CT，箭头指向股骨转移瘤

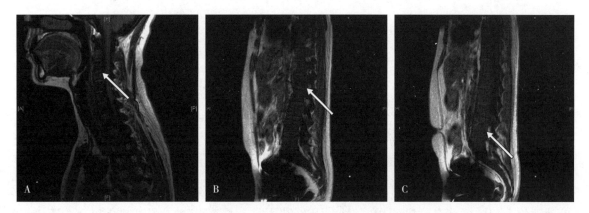

图 17-2　2015-01-30 颈椎、胸椎、腰椎 MRI

注：A. 颈椎 MRI，箭头指向颈椎转移瘤；B. 胸椎 MRI，箭头指向胸椎转移瘤；C. 腰椎 MRI，箭头指向腰椎转移瘤

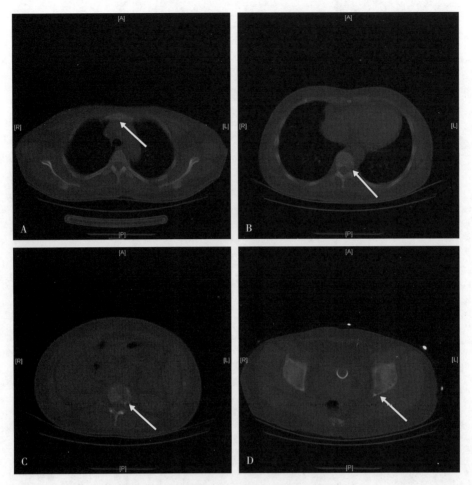

图 17-3　2015-05-06 胸部、腹部、骨盆 CT

注：A、B. 胸部 CT，A 箭头指向胸骨转移瘤，B 箭头指向胸椎转移瘤；C. 腹部 CT，箭头指向腰椎转移瘤；D. 骨盆 CT，箭头指向股骨转移瘤

➢ 2015-05-06 肿瘤标志物示 CEA 24.6 μg/L，较前下降；CA153 221.8 U/ml，较前下降。

➢ 2015-06 患者开始行戈舍瑞林（3.6 mg，皮下注射，每 28 天 1 次）+他莫昔芬（20 mg，每天 1 次，口服）治疗，至 2016-08。

➢ 2016-08 患者行腹腔镜下双侧附件切除术、粘连松解术。

➢ 2016-09 患者开始口服阿那曲唑（1 mg，每天 1 次）。

【本阶段小结】

本例患者为年轻乳腺癌患者，初诊 Ⅳ 期，多发骨转移瘤，伴骨髓转移，一线治疗应首选含有紫杉类及蒽环类的化疗方案（TE），治疗效果较好，乳腺癌病灶明显缩小，腋窝病灶消失，骨病灶疗效评价为 SD。分子分型提示 HR 阳性、HER-2 阴性，对内分泌治疗敏感，化疗后选择戈舍瑞林+他莫昔芬维持，手术去势后改为 AI 治疗。整体治疗较为合理。

【病史及治疗续一】

> 2018-08 患者再次入院检查，胸部、腹部、骨盆 CT 示双侧锁骨、肩胛骨、肱骨、肋骨及胸骨、椎体、双侧股骨、骨盆见骨质破坏，考虑多发骨转移瘤。

> 2018-08 肿瘤标志物示 CEA 27.8ng/ml，CA153 192.4 U/ml。

> 2018-12-04 胸部、腹部、骨盆 CT 示双侧锁骨、肩胛骨、肱骨、肋骨及胸骨、椎体、双侧股骨、骨盆见骨质破坏，对比前次病灶增多（图 17-4）。

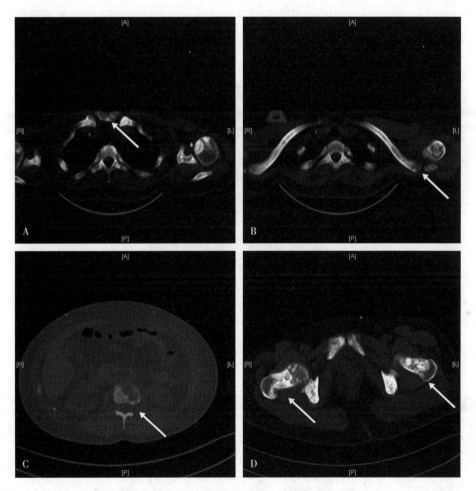

图 17-4　2018-12-04 胸部、腹部、骨盆 CT

注：A、B. 胸部 CT，A 箭头指向胸骨转移瘤，B 箭头指向锁骨转移瘤；C. 腹部 CT，箭头指向腰椎转移瘤；D. 骨盆 CT，箭头指向股骨转移瘤

> 2018-12-04 胸部超声示左侧乳腺肿块，大小为 1.7 cm×0.8 cm（稳定）；左侧腋窝多发淋巴结，最大者大小为 0.9 cm×0.8 cm（新发）。

> 2018-12-04 肿瘤标志物示 CEA 48.24 μg/L，CA153>300 U/ml，对比 2018-08 明显升高。本次 PFS 为 48 个月。

> 2018-12-06 患者开始行氟维司群（500 mg，肌内注射，每 28 天 1 次）治疗。

【本阶段小结】

本例患者一线化疗后，内分泌治疗维持 43 个月，肿瘤标志物升高，骨转移病灶增多，说明其对内分泌治疗较敏感，二线治疗应首选内分泌治疗。本例患者已行手术去势，属于绝经后，根据相关指南，可选方案推荐 CDK4/6 抑制药+氟维司群或氟维司群单药。本例患者由于经济原因，拒绝使用 CDK4/6 抑制药。

【病史及治疗续二】

➢ 2019-03-19 上腹部增强 MRI 示肝内多发异常信号影［较大者位于肝左侧外下段（S3），长径为 1.1 cm］，考虑转移瘤（图 17-5）；脾异常信号影，转移瘤待除外。本次 PFS 为 3 个月。

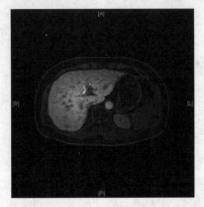

图 17-5 2019-03-19 上腹部增强 MRI

➢ 2019-03-19 颈椎、胸椎、腰椎 MRI 示骨病灶稳定（图 17-6）。

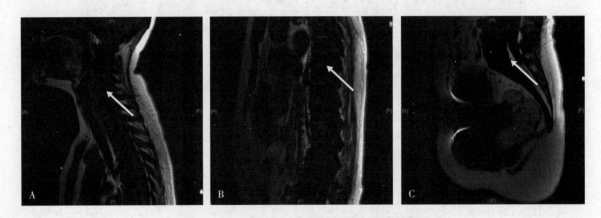

图 17-6 2019-03-19 颈椎、胸椎、腰椎 MRI

注：A. 颈椎 MRI，箭头指向颈椎转移瘤；B. 胸椎 MRI，箭头指向胸椎转移瘤；C. 腰椎 MRI，箭头指向腰椎转移瘤

➢ 2019-04-04 患者行 TX［T，白蛋白结合型紫杉醇，400 mg，静脉滴注，第 1 天（266.7 mg/m^2）；X，卡培他滨，1500 mg，口服，第 1~14 天（1000 mg/m^2）；21 天为 1 个疗程］

方案化疗4个疗程。

> 2019-05-17患者化疗2个疗程后复查上腹部增强MRI，结果示肝内多发异常信号影，考虑转移瘤（长径为1.1 cm，疗效评价为SD）（图17-7）；脾异常信号影，转移瘤待除外（缩小）。椎体、肋骨多发异常信号，考虑转移瘤可能（疗效评价为SD）。

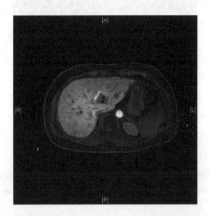

图17-7　2019-05-17上腹部增强MRI

> 2019-07-05患者化疗4个疗程后复查，胸部、腹部、骨盆CT示双侧锁骨、肩胛骨、肱骨、肋骨、胸骨、椎体、双侧股骨、骨盆骨质破坏。

> 2019-07-05颈椎、胸椎、腰椎MRI示胸骨、部分肋骨、脊柱多发椎体信号减低，考虑转移瘤可能（图17-8）。

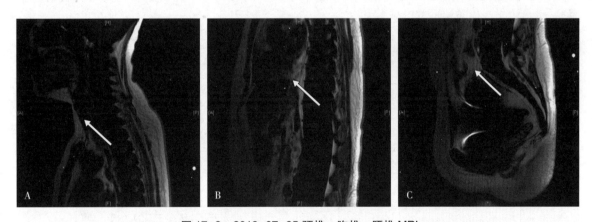

图17-8　2019-07-05颈椎、胸椎、腰椎MRI

注：A. 颈椎MRI，箭头指向颈椎转移瘤；B. 胸椎MRI，箭头指向胸椎转移瘤；C. 腰椎MRI，箭头指向腰椎转移瘤

> 2019-07-08上腹部增强MRI示肝内多发异常信号，考虑转移（长径为1.1 cm，疗效评价为SD）（图17-9）；脾异常信号，转移待除外（疗效评价为SD）。椎体、肋骨多发异常信号，考虑转移可能（疗效评价为SD）。

> 2019-07-08患者化疗后不良反应较重（周围神经毒性Ⅲ级），无法耐受，神经内科会诊后给予对症治疗，缓解不明显。

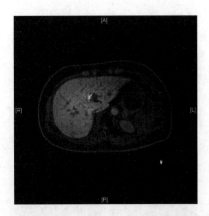

图 17-9　2019-07-08 上腹部增强 MRI

➤ 2019-07-08 患者开始行 mTOR 抑制药联合依西美坦至今。

【本阶段小结】

本例患者二线内分泌治疗使用氟维司群，3 个月后出现多发肝转移，怀疑脾转移，病情进展迅速，属于原发性耐药，考虑肿瘤负荷大且其状态较好，三线治疗建议采用全身化疗，以快速控制病情。本例患者 4 年前曾应用紫杉类药物化疗，疗效好，此次可再次应用。化疗方案首选紫杉类+卡培他滨。相较于传统紫杉类药物，白蛋白结合型紫杉醇不良反应更小，且不用激素预处理。化疗 4 个疗程后疗效评价为 SD，考虑其周围神经毒性较重，无法耐受化疗，建议给予内分泌药物维持治疗。对于原发性内分泌耐药的 HR 阳性、HER-2 阴性患者，尤其是出现内脏转移的患者，mTOR 抑制药联合依西美坦可以延长 PFS。

本例患者疾病诊疗过程见图 17-10。

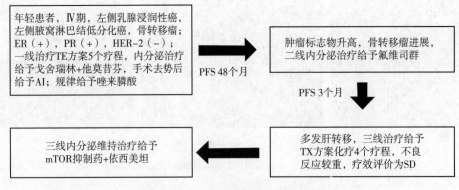

图 17-10　本例患者疾病诊疗过程

【专家点评】

本例患者为年轻 IV 期右侧乳腺癌患者，伴右侧腋窝和骨转移，Luminal 型，一线内分泌治疗（OFS+他莫昔芬，后手术去势+阿那曲唑）PFS 为 48 个月，疾病进展后根据 PALOMA-3 研究、

MONALEESA-3 研究等的结果，推荐首先考虑 CDK4/6 抑制药联合氟维司群，亦可考虑氟维司群单药、依维莫司联合依西美坦治疗。本例患者一线内分泌治疗 PFS 为 48 个月，提示对内分泌治疗敏感；二线氟维司群治疗 PFS 仅 3 个月，肝内多发转移，推荐行二次活检，明确病理类型，根据结果指导下一步治疗；之后行 TX 方案化疗，疗效评价为 SD，因不良反应改行依维莫司联合依西美坦治疗，维持至今。

（辽宁省肿瘤医院　孙　涛）

　　3%~10% 的乳腺癌患者为初诊Ⅳ期乳腺癌，5 年的 OS 率仅为 20%。晚期乳腺癌是乳腺癌发展的特殊阶段，虽然不可能治愈，但合理的治疗能够明显延长生存时间，部分患者甚至可以长期带瘤生存。本例患者为年轻女性，初诊Ⅳ期，伴多发骨转移及骨髓浸润，一线化疗及内分泌治疗后 PFS 为 48 个月，之后给予二、三线内分泌治疗，整个诊疗过程规范、合理，亮点较多。

　　对于 HR 阳性、HER-2 阴性的Ⅳ期乳腺癌患者，一线治疗是选择先化疗还是内分泌治疗，美国 NCCN 指南和《中国晚期乳腺癌临床诊疗专家共识（2018 版）》都明确提出，如果存在内分泌耐药、内脏危象、症状明显或需要快速减轻肿瘤负荷，应先给予化疗。但实际上，所有的指南和规范没有定义和量化过内脏危象。本例患者因合并骨髓浸润，需要快速有效地进行治疗以控制疾病进展，以免失去化疗机会，故先给予化疗，之后进行内分泌维持治疗，PFS 达 48 个月，可谓初战告捷。其一线治疗后疾病进展仍以淋巴结、骨进展为主，故可考虑更换内分泌药物或联合靶向治疗，如氟维司群（未经任何内分泌治疗、无内脏转移的患者）、AI 联合 CDK4/6 抑制药等。从疗效上讲，优先选择后者，CDK4/6 抑制药哌柏西利已于 2018 年 7 月 31 日在国内上市。PALOMA-2 研究比较了哌柏西利联合来曲唑和来曲唑单药的疗效，PFS 分别为 24.8 个月和 14.5 个月，哌柏西利联合组 PFS 明显延长，且不良反应可接受。FALCON 研究头对头比较氟维司群和阿那曲唑治疗绝经后 HR 阳性且之前未接受过内分泌治疗的晚期乳腺癌患者，相比于阿那曲唑，氟维司群显著延长了 PFS（16.6 个月 *vs.* 13.8 个月，$P=0.0486$）；在无内脏转移的亚组中，氟维司群相对于阿那曲唑延长了 PFS，达 9.5 个月（22.3 个月 *vs.* 13.8 个月）。相比之下，笔者更倾向于联合 CDK4/6 抑制药治疗。但本例患者因经济因素受限，选择了氟维司群治疗，且用药 3 个月后即出现肝、脾转移，如果此时能行肝穿刺获取转移灶病理和免疫组织化学结果，对于后续治疗更有指导价值。本例患者氟维司群使用 3 个月后疾病进展，可判定为原发性内分泌耐药，应建议化疗或更换内分泌治疗联合靶向治疗（如依维莫司、CDK4/6 抑制药、PI3K 抑制药等）。其之后选择了 TX 方案化疗 4 个疗程（白蛋白结合型紫杉醇+卡培他滨），评价疗效为 SD，后因不能耐受不良反应停药；后续选择 mTOR 抑制药依维莫司联合依西美坦作为维持治疗较为合理。对于多线治疗后疾病进展的患者，目前没有太多循证医学证据支持。MONARCH 1 研究显示，CDK4/6 抑制药在经过多线治疗的 HR 阳性转移性乳腺癌患者中显示了单药治疗的有效性，中位 PFS 为 6 个月，OS 为 17.7 个月，故在经济条件允许的情况下仍可以考虑使用 CDK4/6 抑制药治疗。

　　在本病例中，对于原发灶的处理也相对姑息。的确，对初诊Ⅳ期乳腺癌患者行原发灶手术治疗能否改善预后目前尚没有定论，各指南中全身治疗仍是主流方式。目前，有多个临床研究、荟萃分析的结果和动物实验的结果均存在争议。对于不同临床研究结果的解读让临床医师更加深刻地认识到初诊Ⅳ期乳腺癌"个体化精准治疗"的重要性。总体来说，HR 阳性、HER-2 阴性、原发灶较小、手术切缘阴性、仅有骨转移、低肿瘤负荷、系统治疗后局部控制好、无严重合并症的患者有可能从原发灶手术治疗中获益，当然同时还要综合衡量手术可能带来的损伤和术后并发症。Arciero 等分析了 2004—2013 年美国国家计费数据库（National Charging Data Base，NCDB）中 11 694 例Ⅳ期乳腺癌患者，其中 5202 例接受乳腺癌手术，与非手术组相比，手术组有更好的生存率。韩国的一项回顾性研究显示，Ⅳ期乳腺癌患者接受手术后，胸壁区域放疗组患者的 3 年生存率比未接受术后放疗患者的高，分别为 70.9% 和 57.1%（P<0.001）。切除原发灶使这些患者获益的机制目前仍不清楚，套用转移性肾癌减瘤术的假设理论"肿瘤原发灶可能有更强的侵袭性，驱使身体其他部位的肿瘤转移灶生长，行减瘤性肾切除术后可能减缓了疾病播散的速度"，同理而言，也许其他部分肿瘤，包括乳腺癌，也存在类似机制，但也需要基础研究进一步探索。重新回顾本例患者的病程，也许原发灶手术可带来获益，如果顾虑手术的创伤问题，亦可考虑行局部放疗。

总之，晚期乳腺癌的治疗是一个复杂的过程，应综合考虑肿瘤的特点、患者的机体状态及现有的治疗手段等因素制定多学科、个体化治疗方案，争取延长患者有质量的生存。

（上海交通大学医学院附属仁济医院　谢华英　白永瑞）

【指南背景】

1. ABC5 指南　由于存在内分泌耐药的因素，不同的内分泌药物及其使用顺序之间的选择在很大程度上取决于之前使用过的药物及其治疗结局。因此，内分泌药物的选择不仅要考虑治疗线数，还需要考虑既往用药情况。

2.《中国临床肿瘤学会（CSCO）乳腺癌诊疗指南（2019.V1）》　晚期一线内分泌治疗需要考虑患者的辅助治疗方案、DFS、复发/转移的疾病负荷选择治疗方案。晚期二线及以上内分泌治疗应结合既往内分泌治疗的用药及反应情况，尽量不重复使用辅助治疗或复发/转移内分泌治疗使用过的药物。

3. 2019 年美国 NCCN 指南　乳腺癌骨转移的治疗应以全身治疗为主，对于 HR 阳性、HER-2 阴性患者，其疾病进展相对缓慢，非原发性内分泌耐药的患者应该优先考虑；而原发性内分泌耐药的患者则优先考虑单药化疗，同时联合骨改良药物，如唑来膦酸、伊班磷酸等。

4.《复发/转移性乳腺癌标志物临床应用专家共识（2019 年版）》　在复发转移性乳腺癌组织中，ER、PR、HER-2、BRCA1、E-cad、GATA-3 等经典乳腺癌相关基因的表达与原发性乳腺癌相比发生显著改变，检测其表达有助于鉴别诊断第二原发非乳腺癌及原发性乳腺癌转移，并结合临床及影像学特征最终确诊，进而制定化疗、内分泌治疗及靶向治疗方案。

（辽宁省肿瘤医院　孙　涛）

【循证背景】

1. FALCON 研究　该研究是一项全球多中心、随机、双盲的头对头Ⅲ期临床研究，纳入 462 例患者，比较氟维司群和阿那曲唑治疗绝经后 HR 阳性之前未接受过内分泌治疗的晚期乳腺癌患者的疗效，主要研究终点为 PFS。结果显示，中位 PFS 氟维司群为 16.6 个月，阿那曲唑为 13.8 个月（HR=0.797，P=0.048 6），相比于阿那曲唑，氟维司群显著延长了 PFS。无内脏转移患者的亚组分析数据显示，氟维司群 500 mg 将 PFS 延多达 8.5 个月（22.3 个月 vs.13.8 个月，HR=0.59）。

2. CONFIRM 研究　该研究是一项在中国开展的Ⅲ期多中心双盲随机对照研究，将内分泌治疗后复发或进展的 221 例绝经后晚期乳腺癌患者按照 1:1 的比例随机分配接受氟维司群 500 mg 剂量组（111 例）或 250 mg 剂量组（110 例）。结果显示，氟维司群 500 mg 剂量组的 PFS 为 8.0 个月，250 mg 剂量组的 PFS 为 4.0 个月（HR=0.75）；且 500 mg 剂量组较 250 mg 剂量组在 ORR 和临床获益率（clinical benefit rate，CBR）上都有所改善，且不增加不良事件的发生。更加值得注意的是，亚组分析发现，在经 AI 治疗后复发转移的患者中，500 mg 剂量组较 250 mg 剂量组的 PFS

差异更显著，可以延长 1 倍（5.8 个月 *vs.* 2.9 个月，*HR* = 0.65）。

3. BOLERO-2 研究 该研究是一项全球多中心、Ⅲ期、随机、双盲的临床研究，比较依维莫司（10 mg/d）联合依西美坦（25 mg/d）与安慰剂联合依西美坦在治疗绝经后 HR 阳性、非甾体 AI 治疗后发生复发或疾病进展的乳腺癌患者中的疗效，共纳入 359 例患者。结果显示，依维莫司联合依西美坦组对比安慰剂联合依西美坦组，中位 PFS 显著延长（研究者评估，7.8 个月 *vs.* 3.2 个月，*HR* = 0.45，*P* < 0.000 1；中心评估，11.0 个月 *vs.* 4.1 个月，*HR* = 0.38，*P* < 0.000 1）。该研究无论是对于整体人群还是各个亚组（包括内脏转移的患者和在辅助治疗完成后 12 个月内复发的患者）都得出同样的结果。

4. PALOMA-3 研究 该研究是一项国际多中心、随机、双盲、平行对照研究，受试者均为 ER 阳性、HER-2 阴性且此前接受过内分泌治疗后出现疾病进展的晚期乳腺癌患者（不限绝经前后），共入组 521 例，试验组（347 例）使用 palbociclib + 氟维司群，对照组（174 例）使用安慰剂 + 氟维司群，绝经前和围绝经期患者在研究前至少使用 4 周戈舍瑞林，以 PFS 为主要研究终点。2 组的中位 PFS 分别为 9.5 个月和 4.6 个月（*HR* = 0.461），中位 OS 分别为 34.9 个月和 28.0 个月（*HR* = 0.815），ORR 分别为 24.6% 和 10.9%。该研究在各亚组（按照疾病部位、过往激素治疗敏感性和绝经状态分组）观察到一致性结果。

（辽宁省肿瘤医院　孙　涛）

【核心体会】

晚期 HR 阳性、HER-2 阴性且无内脏危象的患者原则上可考虑以内分泌治疗为主。本例患者阿那曲唑治疗后疾病进展，推荐首先考虑 CDK4/6 抑制药联合氟维司群，亦可考虑氟维司群单药、依维莫司联合依西美坦治疗。本例患者一线内分泌治疗 PFS 为 48 个月，提示对内分泌治疗敏感，二线氟维司群治疗 PFS 仅为 3 个月，肝内多发转移，推荐行二次活检，明确病理类型，根据结果指导下一步治疗。

（辽宁省肿瘤医院　孙　涛）

参 考 文 献

[1] Gonzalez-Angulo AM, Morales-Vasquez F, Hortobagyi GN. Overview of resistance to systemic therapy in patients with breast cancer. Adv Exp Med Biol, 2007, 608：1-22.

[2] 中国抗癌协会乳腺癌专业委员会. 中国晚期乳腺癌临床诊疗专家共识（2018 版）. 中华肿瘤杂志, 2018, 40（9）：703-713.

[3] Finn RS, Martin M, Rugo HS, et al. Palbociclib and letrozole in advanced breast cancer. N Engl J Med, 2016, 375（20）：1925-1936.

[4] Robertson J, Bondarenko IM, Trishkina E, et al. Fulvestrant 500 mg versus anastrozole 1 mg for hormone receptor-positive advanced breast cancer（FALCON）：an international, randomised, double-blind, phase 3 trial. Lancet, 2016, 388（10063）：2997-3005.

[5] Dickler MN, Tolaney SM, Rugo HS, et al. MONARCH 1, a phase Ⅱ study of abemaciclib, a CDK4 and CDK6 inhibitor, as a single agent, in patients with refractory HR（+）/HER2（-）metastatic breast cancer. Clin Cancer Res, 2017, 23（17）：5218-5224.

[6] Badwe R, Hawaldar R, Nair N, et al. Locoregional treatment versus no treatment of the primary tumour in metastatic breast cancer：an open-label randomised controlled trial. Lancet Oncol, 2015, 16（13）：1380-1388.

[7] Soran A, Ozmen V, Ozbas S, et al. Randomized trial comparing resection of primary tumor with no surgery in stage Ⅳ breast cancer at presentation：protocol MF07-01. Ann Surg Oncol, 2018, 25（11）：3141-3149.

［8］Arciero C，Liu Y，Gillespie T，et al. Surgery and survival in patients with stage Ⅳ breast cancer. Breast J，2019，25（4）：644-653.

［9］Kim YJ，Jung SY，Kim K，et al. Survival benefit of radiotherapy after surgery in de novo stage IV breast cancer：a population-based propensity-score matched analysis. Sci Rep，2019，9（1）：8527-8537.

［10］Di Leo A，Jerusalem G，Petruzelka L，et al. Results of the CONFIRM phase Ⅲ trial comparing fulvestrant 250 mg with fulvestrant 500 mg in postmenopausal women with estrogen receptor-positive advanced breast cancer. J Clin Oncol，2010，28（30）：4594-4600.

［11］Chandarlapaty S，Chen D，He W，et al. Prevalence of ESR1 mutations in cell-free DNA and outcomes in metastatic breast cancer：a secondary analysis of the BOLERO-2 clinical trial. JAMA Oncol，2016，2（10）：1310-1315.

［12］Cristofanilli M，Turner NC，Bondarenko I，et al. Fulvestrant plus palbociclib versus fulvestrant plus placebo for treatment of hormone-receptor-positive，HER2-negative metastatic breast cancer that progressed on previous endocrine therapy（PALOMA-3）：Final analysis of the multicentre，double-blind，phase 3 randomised controlled trial. Lancet Oncol，2016，17：425-439.

［13］中国临床肿瘤学会指南工作委员会. 中国临床肿瘤学会（CSCO）乳腺癌诊疗指南（2018. V1）. 北京：人民卫生出版社，2018.

［14］中国抗癌协会. 复发/转移性乳腺癌标志物临床应用专家共识（2019 年版）. 中国癌症防治杂志，2019，11（5）：363-374.

［15］Telli ML，Gradishar WJ，Ward JH. NCCN Guidelines Updates：Breast Cancer. J Natl Compr Canc Netw，2019，17（5.5）：552-555.

［16］Yardley DA，Noguchi S，Pritchard KI，et al. Everolimus plus exemestane in postmenopausal patients with HR（+）breast cancer：BOLERO-2 final progression-free survival analysis. Advances in Therapy，2013，30：870-884.

病例18　左侧乳腺癌术后11年余骨转移1例

王晚霞　蔡　莉[*]

哈尔滨医科大学肿瘤医院

【病史及治疗】

➤ 患者，女性，60岁，绝经年龄55岁。既往体健，否认肿瘤家族史。

➤ 2008-04-11患者于哈尔滨医科大学肿瘤医院行"左侧乳腺癌仿根治术"，切除肿块直径为2.0 cm。术后病理示左侧乳腺浸润性导管癌，Ⅱ级，$pT_1N_1M_0$ⅡA期；左侧腋窝淋巴结（3/17枚）见癌转移。免疫组织化学结果示ER（-）、PR（++）、HER-2（-）、Ki-67（10%）。

➤ 2008-05至2008-09患者行TE［T，多西他赛，120 mg，静脉滴注，第1天（78.9 mg/m^2）；E，表柔比星，120 mg，静脉滴注，第1天（78.9 mg/m^2）；21天为1个疗程］方案化疗6个疗程。

➤ 2008-09患者开始口服他莫昔芬（20 mg，每天1次），至2012-12。

【本阶段小结】

根据本例患者的术后病理，乳腺癌复发风险属于中危，术后应完成化疗+放疗+内分泌治疗。TE方案尽管不是标准的辅助化疗方案，但仍为可选方案。在2008，淋巴结（3/17枚）阳性并不是放疗的必要标准。本例患者ER（-）、PR（++），给予他莫昔芬内分泌治疗是可行的，但应警惕免疫组织化学结果存在不准确性，必要时重新复核。

【病史及治疗续一】

➤ 2012-12患者因自觉左侧锁上淋巴结多发肿大，就诊于北京某医院，行超声引导下穿刺活检，病理见癌细胞。DFS为56个月。

➤ 2013-01患者行TX［T，多西他赛，120 mg，静脉滴注，第1天（77.4 mg/m^2）；X，卡培他滨，1500 mg，口服，每天2次，第1~14天（967.7 mg/m^2）；21天为1个疗程］方案化疗4个疗程。每个疗程超声复查左侧锁骨上淋巴结，病灶持续缩小，疗效评价为PR。

➤ 2013-04至2013-05患者于哈尔滨医科大学肿瘤医院放疗科行左侧胸壁和左侧锁骨上、下区三维适形放疗，剂量为190 cGy/27f。

➤ 2013-06患者开始行内分泌治疗，口服托瑞米芬（60 mg，每天1次），至2015-12。

【本阶段小结】

本例患者于外院确诊同侧锁上淋巴结转移，因无法提供病理结果，遂无法评价化疗的必要性。

---

[*] 通信作者，邮箱：caiwenxin76@163.com

按照相关诊疗规范，乳腺癌区域淋巴结转移，既往未行放疗，应做区域放疗。本例患者后续使用托瑞米芬内分泌治疗，强度不足，建议给予 OFS+AI。

【病史及治疗续二】

➢ 2015-12 患者因自觉"右侧颈部肿块 1 个月余"就诊于哈尔滨医科大学肿瘤医院。颈部超声示右侧下颈近右侧锁上多发结节性占位（转移待除外，大小为 1.1 cm×0.9 cm）。给予超声引导下穿刺活检，病理示右侧下颈近右侧锁上见低分化腺癌。免疫组织化学结果示 ER（-）、PR（-）、HER-2（+++）、Ki-67（20%）。

【辅助检查】

➢ 2015-12 全身骨显像示骨放射性异常浓聚（颅骨、多个椎体、右侧骶髂关节、右侧股骨），考虑骨转移瘤。

➢ 2015-12 全脊椎 MRI 示颈椎、胸椎多发椎体占位性病变，考虑为骨转移瘤（图 18-1）。

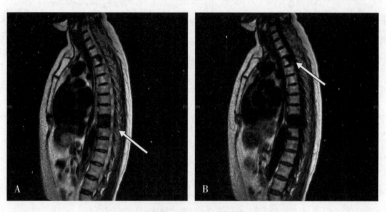

图 18-1 2015-12 全脊椎 MRI
注：A. 箭头指向胸椎转移瘤；B. 箭头指向颈椎转移瘤

➢ 2015-12 髋关节 CT 示占位性病变，考虑骨转移瘤（图 18-2）。PFS 为 36 个月。

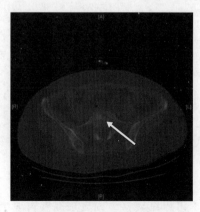

图 18-2 2015-12 髋关节 CT
注：箭头指向骶椎转移瘤

【病史及治疗续三】

> 2016-01 至 2016-05 患者行 TX + H［T，多西他赛，140 mg，静脉滴注，第 1 天（90.9 mg/m²）；X，卡培他滨，1500 mg，口服，每天 2 次，第 1~14 天（974.0 mg/m²）；H，曲妥珠单抗，首次 8 mg/kg，后续 6 mg/kg］方案化疗 6 个疗程。第 2 个疗程后右侧锁上病灶消失，疗效评价为 CR。随后给予卡培他滨+曲妥珠单抗维持治疗。曲妥珠单抗治疗满 1 年后停药。

> 2016-01 患者行唑来膦酸治疗，因无法耐受不良反应（发热、骨痛），2016-02 改用伊班膦酸（4 mg，静脉滴注，每 28 天 1 次）。

> 2016-05 患者行右侧锁骨上三维适形放疗，剂量为 190 cGy/32f。期间定期复查骨病灶，疗效评价为 SD。

【本阶段小结】

由于肿瘤存在异质性，转移灶与原发灶的分子分型可能不同，所以应对转移灶进行再活检。本例患者出现对侧颈部及锁骨上淋巴结转移，经再活检证实，HER-2 由阴性变为阳性，可首选曲妥珠单抗联合化疗。化疗可选择的方案较多，考虑距离上次 TX 方案结束时间较长（超过 2 年），还可从 TX 方案中获益，所以选择 TX+H 方案，后续 X+H 维持。右侧颈部及锁骨上既往未行放疗，根据治疗原则应行病灶区域放疗。本例患者诊断为骨转移瘤，应尽早规律应用双膦酸盐。

【病史及治疗续四】

> 2018-11 患者自觉左侧颈部肿块，于哈尔滨医科大学肿瘤医院门诊复查超声，结果示左侧耳后低回声区（大小为 2.4 cm×1.7 cm）、左侧颈部多发肿大淋巴结（最大者大小为 1.5 cm×0.9 cm）。给予超声引导下穿刺活检，病理示左侧耳后、左侧颈部上见低分化腺癌；免疫组织化学结果示 ER（90%，+，中）、PR（2%，+，中）、HER-2（+++）。PFS 为 35 个月。

> 2018-11 至 2019-03 患者行 TH［T，多西他赛，120 mg，静脉滴注，第 1 天（77.9 mg/m²）；H，曲妥珠单抗，首次 8 mg/kg，后续 6 mg/kg；21 天为 1 个疗程］方案化疗 6 个疗程。第 2 个疗程后复查超声，结果示左侧耳后低回声区大小为 1.5 cm×0.9 cm，较前缩小；左侧颈部肿大淋巴结最大者大小为 0.8 cm×0.6 cm，较前缩小。第 4 个疗程后复查超声，结果示左侧耳后低回声区大小为 1.3 cm×0.9 cm，较上次无显著变化；左侧颈部肿大淋巴结最大者大小为 0.8 cm×0.5 cm，较上次无显著变化。第 6 个疗程后复查超声，结果示左侧耳后低回声区大小为 1.0 cm×0.9 cm，较上次无显著变化；左侧颈部肿大淋巴结最大者大小为 0.9 cm×0.5 cm，较上次无显著变化。总体评价，左侧耳后病灶部分缓解，左侧颈部病灶缩小。

> 2019-01 颈椎、胸部、骨盆 CT 示骨病灶稳定（图 18-3）。

> 2019-03 给予患者曲妥珠单抗+长春瑞滨［软胶囊，80 mg，口服，第 1、8、15 天（51.9 mg/m²）］，28 天为 1 个疗程。同时联合左侧胸壁影像引导放疗，剂量为 5000 cGy/25f；左侧颈部影像引导放疗，剂量为 1000 cGy/5f。

【本阶段小结】

本例患者二线治疗 35 个月后，再次出现同侧颈部淋巴结转移，免疫组织化学结果示 HER-2 阳性型。根据相关指南，可选 TDM-1 或小分子酪氨酸激酶抑制药（tyrosine kinase inhibitor，TKI）吡咯替尼或拉帕替尼。TDM-1 当时在国内不可及，吡咯替尼或拉帕替尼+单药化疗是优选方案，但本例患者因经济原因拒绝。考虑本例患者 PFS 较长，且上次应用曲妥珠单抗病灶缓解明显，三线治

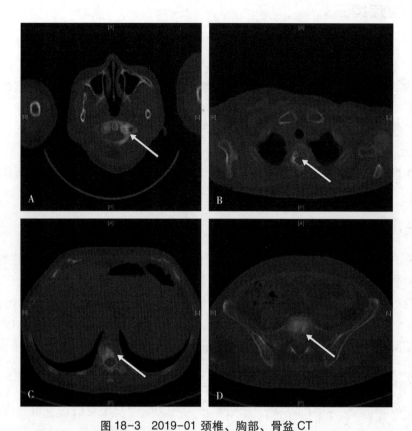

图 18-3　2019-01 颈椎、胸部、骨盆 CT

注：A. 颈椎 CT，箭头指向颈椎转移瘤；B、C. 胸部 CT，箭头指向胸椎转移瘤；D 骨盆
CT，箭头指向骶椎转移瘤

疗再次应用曲妥珠单抗可能仍会获益。不足之处在于使用超声作为评价手段，最好使用颈部增强
CT。截至 2019-07，本例患者病情稳定。

本例患者疾病诊疗过程见图 18-4。

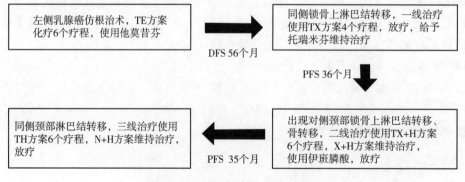

图 18-4　本例患者疾病诊疗过程

【专家点评】

本例患者在诊治过程中，针对新发病灶，多次穿刺活检取病理，为每一次的治疗决策提供了充分的依据，保证了临床治疗的准确性。

本例患者术后的病理为 ER 阴性、PR 阳性，此类型临床较少见，部分报道约占乳腺癌的10%。内分泌治疗虽能改善预后，但作用有限。如果 HER-2 阴性，针对这一类型的早期乳腺癌患者，加强术后辅助化疗可能更有意义。

本例患者第 2 次疾病进展时发现 HER-2 基因扩增，乳腺癌分子亚型发生变化。根据 2019 年美国 NCCN 指南、ABC4 指南的推荐，可采用化疗联合曲妥珠单抗及帕妥珠单抗治疗。但我国当时尚未批准帕妥珠单抗用于晚期乳腺癌的治疗，故采用曲妥珠单抗+化疗仍是晚期 HER-2 阳性乳腺癌的首选治疗。本例患者也从中获益，右侧锁骨上病灶消失，疗效评价为 CR，但仍有骨病灶无法确定是否达到完全缓解。此时停用曲妥珠单抗是否恰当？虽然对于达到完全缓解的患者，维持抗HER-2 治疗的最佳持续时间尚不清楚，但可以根据治疗的不良反应、物流负担和费用进行权衡。有些患者可考虑在持续几年的完全缓解后停止抗 HER-2 治疗，特别是在病情恶化的情况下可以重新接受治疗。

（辽宁省肿瘤医院　孙　涛）

从整体病程上看，本例患者乳腺癌转移后生存期已近 7 年，且疾病控制稳定，生活状态良好，体现了慢性病"细水长流、延年益寿"的治疗策略，是 1 例治疗很成功的病例。本例患者有特殊的疾病特征，如非内脏转移、分型的转变等。整个诊治过程很好地贯彻了晚期乳腺癌的一些治疗原则，如全身治疗与局部治疗相结合、紫杉类药物的再应用、靶向治疗药物曲妥珠单抗的再应用、转移灶的再活检与分型等。

整体病程中多次涉及有效治疗后的维持治疗。第 1 次 TX 方案疗效评价为 PR，如果本例患者不良反应可耐受，建议优选有效的联合方案中的口服药物卡培他滨维持化疗，体现"维持化疗、全程管理"的理念，为其争取更大获益。当然，化疗后改为内分泌治疗未尝不可，尤其在化疗不良反应较大时，内分泌治疗对 Luminal 型乳腺癌也是重要而高效的治疗手段。此时，转移性乳腺癌的内分泌治疗优选 OFS+AI。托瑞米芬与他莫昔芬疗效相似，在他莫昔芬治疗失败后非首选，且剂量不足，托瑞米芬用于转移性乳腺癌推荐 120 mg 每天 1 次的剂量。尽管存在上述缺陷，但本例患者仍从托瑞米芬的治疗中明显获益，体现其对内分泌治疗的反应性。本例患者疾病二次进展后新转移灶免疫组织化学结果转变为 HER-2 阳性，予以 TXH 方案治疗有效，后改为 XH 维持治疗，但H 于 1 年后停药，仅用 X 维持治疗。对于 HER-2 阳性转移性乳腺癌，抗 HER-2 治疗的维持是十分关键的，建议靶向治疗维持到疾病进展。对于疗效评价为 CR 的患者，可考虑维持数年后停药，再进展时可选择再次应用。因为上文未说明 H 使用 1 年的原因，为了避免混淆，所以需要指出，只有早期乳腺癌才有 1 年的治疗期限。

本例患者疾病发展过程较为缓慢、非内脏转移，尽管 HER-2 由阴转阳，但 HR 阳性未变，内分泌治疗仍是其全程管理中重要的治疗手段，联合靶向抗 HER-2 治疗可以作为化疗后的维持治疗手段，或作为身体条件不宜化疗患者的首选。随着 CDK4/6 抑制药的获批上市，抗 HER-2 治疗联合 CDK4/6 抑制药+氟维司群在多线治疗后耐药的乳腺癌患者中取得了较好的 PFS 优势，为 HR 阳性、HER-2 阳性乳腺癌患者免化疗的探索迈出重要一步。一线治疗的临床研究正在进行，结果值得期待。

（天津医科大学肿瘤医院　郝春芳）

【指南背景】

1. 2019 年美国 NCCN 指南（第 2 版）　对于 HER-2 阳性转移性乳腺癌，一线治疗首选曲妥珠单抗+帕妥珠单抗+紫杉类药物；二线首选推荐使用 T-DM1，即曲妥珠单抗和细胞毒药物的结合体。

2. ABC4 指南　对于 HER-2 阳性转移性乳腺癌，若接受过曲妥珠单抗治疗，则优选 T-DM1（IA），且应继续抗 HER-2 治疗（ⅠB）。这类患者无论是否接受过曲妥珠单抗治疗，曲妥珠单抗+化疗的疗效优于拉帕替尼+化疗（ⅠA）。

3.《中国抗癌协会乳腺癌诊治指南与规范（2019 年版）》　HER-2 阳性复发转移性乳腺癌的治疗原则：①一线治疗方案首选帕妥珠单抗+曲妥珠单抗双靶向治疗联合紫杉类药物。②二线治疗方案包括 T-DM1、拉帕替尼联合卡培他滨、吡咯替尼联合卡培他滨、曲妥珠单抗+换用其他化疗药物，不能耐受化疗的患者可考虑曲妥珠单抗+拉帕替尼，未使用过帕妥珠单抗的患者可考虑帕妥珠单抗+曲妥珠单抗+卡培他滨。

（辽宁省肿瘤医院　孙　涛）

1.《中国临床肿瘤学会（CSCO）乳腺癌诊疗指南（2019．V1)》　复发转移性乳腺癌一线治疗有效的患者可以考虑合理的维持治疗。联合化疗有效的患者，如果因不能耐受不良反应而不能继续行联合化疗，可以考虑原联合方案中一个单药进行维持治疗，以尽量延长疾病控制时间。HR 阳性患者的后续治疗还可以选择内分泌治疗作为维持手段。HER-2 阳性复发转移性乳腺癌患者停止化疗后，建议继续行曲妥珠单抗维持治疗。如果患者获得完全缓解，HER-2 靶向治疗的持续时间应权衡不良反应、经济负担等情况，也可以在病情完全缓解后 2～3 年，部分患者暂停抗 HER-2 治疗，待病情再度进展后可恢复使用以前曾使用获益的抗 HER-2 药物治疗。

2. ABC3 指南　ER 阳性、HER-2 阳性转移性乳腺癌患者如果选择化疗+抗 HER-2 治疗作为一线治疗方案获益，在停止化疗后，可考虑使用内分泌治疗+抗 HER-2 治疗作为维持治疗。如果患者获得完全缓解，抗 HER-2 治疗的持续时间应权衡不良反应、经济负担等情况，若持续数年完全缓解后，部分患者可考虑停用抗 HER-2 治疗，待疾病进展后再次使用抗 HER-2 治疗。

（天津医科大学肿瘤医院　郝春芳）

【循证背景】

1. CLEOPATRA（NCT00567190）研究　对于局部复发、无法切除的或转移性 HER-2 阳性乳腺癌，一线治疗在曲妥珠单抗联合多西他赛方案的基础上增加了帕妥珠单抗，中位随访 50 个月，双靶向与化疗药物三者的强强联合使患者的中位 PFS 延长。最终分析显示，2 组 PFS 分别为 18.7 个月和 12.4 个月（$HR=0.68$，95% CI：0.58～0.80，$P<0.001$），THP 方案较对照组延长 6.3 个月，中位 OS 从 40.8 个月增至 56.5 个月（$HR=0.68$，95% CI：0.56～0.84，$P<0.001$），而 2 组患者的 8 年 OS 率分别为 37% 和 23%（$HR=0.69$，95% CI：0.58～0.82，$P<0.001$）。

2. EMILIA 研究　将接受过曲妥珠单抗+一种紫杉烷类药物治疗的 HER-2 阳性晚期乳腺癌患者随机分为 2 组，分别接受 T-DM1 或拉帕替尼+卡培他滨治疗。最终结果显示，T-DM1 在 PFS 和 OS 率方面都优于拉帕替尼+卡培他滨，并且具有统计学意义。

3. EGF100151 研究　将接受过蒽环霉素、紫杉烷类药物及曲妥珠单抗治疗的 HER-2 阳性复发性乳腺癌患者分为 2 组，一组接受单药卡培他滨治疗，另一组接受拉帕替尼+卡培他滨治疗。后者在总体缓解率方面优于前者。

（辽宁省肿瘤医院　孙　涛）

MonarcHER 研究是一项Ⅱ期临床研究，纳入 327 例 HR 阳性、HER-2 阳性晚期乳腺癌既往行二线及以上抗 HER-2 靶向治疗且使用过 T-DM1 和紫杉类药物治疗的患者。随机分为 3 组，分别为阿贝西利（abemaciclib）+曲妥珠单抗+氟维司群组、阿贝西利+曲妥珠单抗组、曲妥珠单抗+化疗组。该研究是首个在 HER-2 阳性晚期乳腺癌中行抗 HER-2 靶向治疗联合 CDK4/6 抑制药和内分泌治疗对比抗 HER-2 靶向治疗联合标准化疗报道阳性结果的Ⅱ期研究。结果显示，阿贝西利+曲妥珠单抗+氟维司群组与曲妥珠单抗+化疗组对比，前者显著提高 PFS （8.3 个月 *vs.* 5.7 个月，*HR* = 0.673）和 ORR（33% *vs.* 14%，意向性治疗人群；36% *vs.* 16%，可测量病灶）。

（天津医科大学肿瘤医院 郝春芳）

【核心体会】

对于 HER-2 阳性晚期乳腺癌患者，抗 HER-2 治疗应该始终贯穿在整个晚期治疗过程中，如果没有不可耐受的不良反应，应持续进行抗 HER-2 治疗。

（辽宁省肿瘤医院 孙 涛）

晚期乳腺癌的治疗遵循"分类治疗、全程管理"的治疗理念，合理应用多种治疗手段和维持治疗策略，争取更大的生存获益。

（天津医科大学肿瘤医院 郝春芳）

参 考 文 献

［1］ Cardoso F, Senkus E, Costa A, et al. 4th ESO-ESMO International Consensus Guidelines for Advanced Breast Cancer（ABC 4）dagger. Ann Oncol, 2018, 29（8）: 1634-1657.

［2］ 中国抗癌协会乳腺癌专业委员会. 中国抗癌协会乳腺癌诊治指南与规范（2019 年版）. 中国癌症杂志, 2019, 29（8）: 609-680.

［3］ Baselga J, Cortés J, Kim SB, et al. Pertuzumab plus trastuzumab plus docetaxel for metastatic breast cancer. N Engl J Med, 2012, 366（2）: 109-119.

［4］ Verma S, Miles D, Gianni L, et al. Trastuzumab emtansine for-positive advanced breast cancer. N Engl J Med, 2012, 367: 1783-1791.

［5］ Cameron D, Casey M, Oliva C, et al. Lapatinib plus capecitabine in women with HER-2-positive advanced breast cancer: final survival analysis of a phase Ⅲ randomized trial. Oncologist, 2010, 15: 924-934.

［6］ Wardley AM, Pivot X, Morales-Vasquez F, et al. Randomized phase Ⅱ trial of first-line trastuzumab plus docetaxel and capecitabine compared with trastuzumab plus docetaxel in HER-2positive metastatic breast cancer. Journal of Clinical Oncology, 2009, 28（6）: 976-983.

［7］ Verma S, Miles D, Gianni L, et al. Trastuzumab emtansine for HER-2-positive advanced breast cancer. New England Journal of Medicine, 2012, 367（19）: 1783-1791.

［8］ Geyer CE, Forster J, Lindquist D, et al. Lapatinib plus capecitabine for HER-2-positive advanced breast cancer. New England Journal of Medicine, 2006, 355（26）: 2733-2743.

［9］ Extra JM, Antoine EC, Vincent-Salomon A, et al. Efficacy of trastuzumab in routine clinical practice and after progression for metastatic breast cancer patients: the observational Hermine study. The Oncologist, 2010, 15（8）: 799-809.

［10］ 中国临床肿瘤学会指南工作委员会. 中国临床肿瘤学会（CSCO）乳腺癌诊疗指南（2019. V1）. 北京: 人民卫生出版社, 2019.

［11］ Cardoso F, Costa A, Senkus E, et al. 3rd ESO-ESMO International Consensus Guidelines for Advanced Breast Cancer

（ABC 3）. Ann Oncol，2017，28（1）：16-33.

［12］Tolaney SM，Wardley AM，Zambelli S，et al. Abemaciclib plus trastuzumab with or without fulvestrant versus trastu-zumab plus standard-of-care chemotherapy in women with hormone receptor-positive，HER-2-positive advanced breast cancer（monarcHER）：a randomised，open-label，phase 2 trial. Lancet Oncol，2020，1470-2045（20）：30112.

［13］Telli ML，Gradishar WJ，Ward JH. NCCN Guidelines Updates：Breast Cancer. J Natl Compr Canc Netw，2019，17（5）：552-555.

病例19　HER-2阳性年轻乳腺癌曲妥珠单抗原发性耐药1例

吕　帝　韩正祥*

徐州医科大学附属医院

【病史及治疗】

➢ 患者，女性，32岁，未绝经。既往体健，无特殊既往史、个人史。否认家族中遗传性乳腺癌、卵巢癌病史。

➢ 2017-08-09患者行右侧乳腺癌改良根治术，术中肿块大小为4.5 cm×3.0 cm×2.0 cm。术后病理示右侧乳腺浸润性导管癌，Ⅲ级，伴高级别导管内癌，未见明确神经侵犯，乳头皮肤及梭形皮肤未见癌累及，基底切缘未见癌累及，腋窝淋巴结（1/20枚）见癌转移。免疫组织化学结果示ER（-）、PR（-）、HER-2（+++）、Ki-67（70%，+）、P53（+）。诊断为右侧乳腺浸润性导管癌，$pT_2N_1M_0$ ⅡA期；HR阴性、HER-2阳性乳腺癌。

➢ 2017-10-18至2018-01-26术后给予患者EC×4-T×4方案化疗8个疗程，并行放疗1个疗程。

【本阶段小结】

本例患者为绝经前女性，确诊为HR阴性、HER-2阳性乳腺癌，根据国内外各大指南，推荐行抗HER-2治疗。考虑药物的可及性，建议本例患者行1年曲妥珠单抗靶向治疗，但其因个人及家庭原因未及时应用曲妥珠单抗靶向治疗。

【病史及治疗续一】

➢ 2018-04-25患者发现右侧胸壁多发结节，在右侧腋窝扪及肿块2个，长径分别为1.0 cm、3.5 cm。

➢ 2018-04-30患者行右侧腋窝淋巴结切除术。病理示右侧腋窝淋巴结转移癌，结合病史考虑乳腺癌转移。免疫组织化学结果示ER（-）、PR（-）、HER-2（+++）、Ki-67（约60%，+）。胸腹部CT、颅脑MRI、骨ECT等均未见异常。诊断为右侧乳浸润性导管癌术后淋巴结转移，$T_{4a}N_{2a}M_0$ ⅡB期；HR阴性、HER-2阳性乳腺癌。

➢ 2018-05-24至2018-06-24给予患者吉西他滨（1.4 g，第1、8天）+顺铂（60 mg，第1、2天）化疗2个疗程，但肿瘤标志物CA153进行性升高，胸壁病灶继续增大、增多。

➢ 2018-07-18至2018-12-06给予患者曲妥珠单抗靶向治疗，联合长春瑞滨（40 mg，第1、8天）+卡培他滨（1500 mg，每天2次×14天）治疗6个疗程，治疗后胸壁病灶曾一度退缩，

---

* 通信作者，邮箱：cnhzxyq@163.com

CA153 初期也下降，但很快疾病再次进展（图 19-1）。

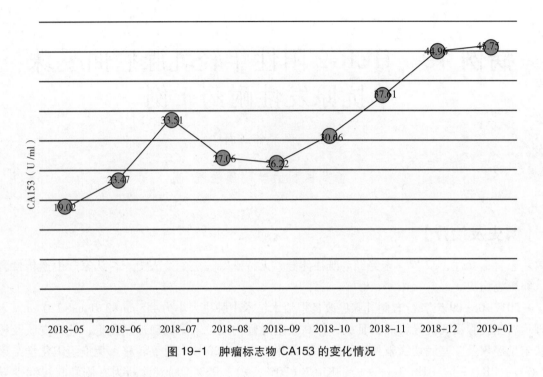

图 19-1　肿瘤标志物 CA153 的变化情况

➤ 2018-12 患者右侧胸壁结节继续增多、增大，部分破溃，有渗出（图 19-2）。再次进行胸壁活检。病理示右侧胸壁见癌组织，结合临床病史，符合转移性乳腺癌。免疫组织化学结果示 ER（-）、PR（-），HER-2（+++）、Ki-67（热点区约 70%，+）。

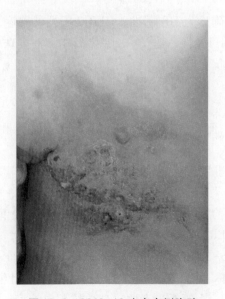

图 19-2　2018-12 患者右侧胸壁

【本阶段小结】

本例患者在接受一线化疗及放疗时出现疾病进展，根据相关指南，二线方案给予化疗+曲妥珠单抗靶向治疗，但在曲妥珠单抗靶向治疗期间又出现进展。根据 EMILIA 研究，考虑其为曲妥珠单抗原发性耐药。目前，曲妥珠单抗耐药后的策略：①继续曲妥珠单抗治疗；②换用其他机制的抗HER-2 靶向药物；③给予以曲妥珠单抗为基础的双靶向治疗。本例患者无影像学可以评价的病灶，未能入组 T-DM1 类似物的临床试验（一项随机、对照、多中心评价注射用重组人源化抗 HER-2 单抗——MMAE 偶联剂治疗 HER-2 阳性局部晚期或转移性乳腺癌有效性和安全性的 II 期临床研究）。

【病史及治疗续二】

➢ 2019-01-11 考虑药物的可及性，给予患者吡咯替尼（320 mg，每天 1 次）联合卡培他滨［（1500 mg，每天 2 次）×14 天］治疗。治疗后 CA153 明显降低，由 45.75 U/ml 降至 21.52 U/ml。之后一直使用该方案治疗，右侧胸壁局部变化见图 19-3。

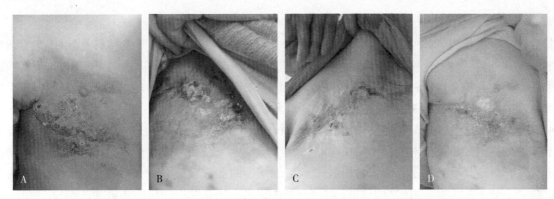

图 19-3　右侧胸壁病灶局部变化

注：A. 2019-01-11；B. 2019-01-31；C. 2019-02-20；D. 2019-03-12

【本阶段小结】

考虑本例患者对曲妥珠单抗原发性耐药，结合徐兵河教授关于吡咯替尼的 II 期研究及药物的可及性，给予其吡咯替尼联合卡培他滨治疗，取得了较好的疗效，病灶明显退缩。目前，疗效评价为 PR，PFS 为 5 个月，病情稳定。

本例患者疾病诊疗过程见图 19-4。

【专家点评】

本例患者为 HER-2 过表达型乳腺癌，$T_2N_1M_0$ IIA 期，术后行 EC×4-T×4 方案辅助化疗，但因经济原因未行靶向曲妥珠单抗治疗。末次化疗后近 3 个月出现胸壁复发、腋窝淋巴结转移，基于GP 方案化疗 2 个疗程后疾病进展，后换用 NXH 方案治疗 6 个疗程后疾病进展，改用吡咯替尼联合卡培他滨治疗，疗效评价达 PR。

本例有以下几点值得探讨之处：①考虑本例患者肿块最大径为 4.5 cm 且有淋巴结转移，应予以术后辅助曲妥珠单抗治疗 1 年来降低复发风险。②复发转移性乳腺癌患者应尽量对转移灶进行

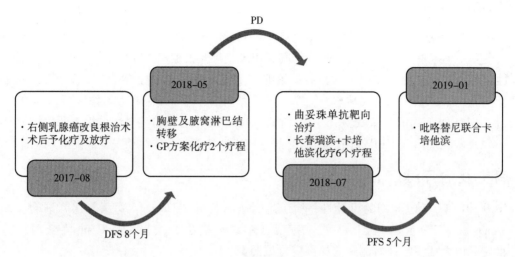

图 19-4 本例患者疾病诊疗过程

穿刺活检，再次检测 HER-2，以明确 HER-2 状态。本例患者在初次发生复发转移及 NXH 方案治疗失败后分别进行了复发转移灶的手术切除及穿刺以明确病理，值得肯定。③对于 HER-2 阳性晚期乳腺癌患者，除非存在禁忌证，都应尽早开始抗 HER-2 治疗。本例患者辅助治疗期间未行曲妥珠单抗治疗，复发转移后的一线治疗应首选曲妥珠单抗联合帕妥珠单抗联合紫杉类药物的方案。其他可选择的药物包括 T-DM1、曲妥珠单抗联合紫杉醇±卡铂、曲妥珠单抗联合多西他赛或长春瑞滨或卡培他滨。国际相关指南推荐，曲妥珠单抗治疗失败后的二线治疗首选 T-DM1，考虑其在国内的可及性，可选择吡咯替尼或拉帕替尼联合卡培他滨、曲妥珠单抗联合另一种化疗药物或曲妥珠单抗联合小分子 TKI 等。对于抗 HER-2 治疗有效的患者，应持续应用至疾病进展。

（复旦大学附属肿瘤医院　王碧芸）

　　本例患者的术前评估不够完善，未行乳腺彩超、MRI 等检查，乳腺肿块穿刺和腋窝淋巴结穿刺结果示有新辅助化疗指征。第 1 次发现胸壁结节及右侧腋窝淋巴结转移时，局部的右侧腋窝淋巴结切除术可能并不是首先应该考虑的，一方面失去了观察病灶疗效的机会，另一方面Ⅳ期乳腺癌局部治疗尚存在争议，在不影响生活质量的情况下，晚期乳腺癌局部治疗是否改善生存尚不明确。建议可选择胸壁肿块或腋窝淋巴结空心针穿刺活检，明确病理及免疫组织化学结果。一线解救治疗选择了 GP 方案，虽然 CBCSG 006 研究提示，三阴乳腺癌中铂类疗效较优，GP 方案优于GT 方案，但 HER-2 阳性乳腺癌应以抗 HER-2 靶向治疗为基础。

　　由于本例患者一线解救治疗未应用抗 HER-2 药物，PFS 仅 1 个月，二线采用 NX 方案+曲妥珠单抗治疗后，PFS 近 5 个月，属于非曲妥珠单抗原发性耐药，后续可考虑在曲妥珠单抗的基础上加用另一种作用机制的 TKI（如拉帕替尼或吡咯替尼）联合化疗或换用 TKI+化疗，也可考虑换用后线治疗方案 T-DM1。但本例患者由于切除了腋窝淋巴结转移灶，失去了可以入组 T-DM1 类似物临床试验的机会。本例患者对曲妥珠单抗相对不敏感，根据 PHENIX 研究和吡咯替尼Ⅱ期临床研究的结果，三线治疗采用吡咯替尼+卡培他滨方案，获得了较长的 PFS（>5 个月）。因此，对于HER-2 阳性晚期乳腺癌，在使用曲妥珠单抗疾病进展后，临床可根据曲妥珠单抗的缓解时间选择相应的后线治疗策略：对于曲妥珠单抗使用后很快进展（如 3 个月以内或爆发性进展）的患者，应考虑为曲妥珠单抗原发性耐药可能，后续用药应优选 T-DM1，根据本国国情也可改用小分子

TKI 联合化疗；对于曲妥珠单抗使用后 PFS 时间较长（6 个月以上或缓慢进展）的患者，可考虑继续使用曲妥珠单抗，在曲妥珠单抗的基础上加用 TKI，当然 T-DM1 也是优选方案之一，但 T-DM1 存在价格昂贵且国内目前不可及的问题。

（福建省肿瘤医院　刘　健）

【指南背景】

1. 2019 年美国 NCCN 指南　HER-2 阳性乳腺癌的一线推荐药物为曲妥珠单抗联合帕妥珠单抗联合多西他赛或紫杉醇。对于曲妥珠单抗治疗失败的患者，首选 T-DM1，其他可选择的方案包括拉帕替尼联合卡培他滨、曲妥珠单抗联合另一种化疗药物、曲妥珠单抗联合拉帕替尼等。

2. ABC4 指南　抗 HER-2 治疗应尽早（作为一线）提供给所有 HER-2 阳性转移性乳腺癌患者，除非患者存在抗 HER-2 治疗的禁忌证。T-DM1 是曲妥珠单抗治疗失败后首选的二线治疗方案。

3.《中国晚期乳腺癌临床诊疗专家共识（2018 版）》　辅助治疗未使用过曲妥珠单抗或曲妥珠单抗治疗结束后超过 1 年复发转移的 HER-2 阳性晚期乳腺癌，曲妥珠单抗联合化疗的疗效和安全性均优于拉帕替尼联合化疗。一线抗 HER-2 治疗方案首选曲妥珠单抗联合帕妥珠单抗和紫杉类药物，除了联合紫杉醇、多西他赛以外，也可联合其他化疗药物。抗 HER-2 治疗失败的患者，持续抑制抗 HER-2 通路可带来生存获益，应继续行抗 HER-2 治疗。T-DM1 是曲妥珠单抗治疗失败后首选的治疗方案。在无法获得 T-DM1 时，可选择其他二线治疗方案，包括继续曲妥珠单抗联合另一种化疗药物、拉帕替尼联合卡培他滨和曲妥珠单抗联合拉帕替尼双靶向治疗都是可选方案。Ⅱ期随机分组临床试验的结果显示，吡咯替尼联合卡培他滨的疗效优于拉帕替尼联合卡培他滨，吡咯替尼联合卡培他滨有望成为可选方案。

4.《中国临床肿瘤学会（CSCO）乳腺癌诊疗指南（2019.V1）》　目前国际上，HER-2 阳性晚期乳腺癌的标准一线治疗方案为帕妥珠单抗+曲妥珠单抗双靶向联合多西他赛。曲妥珠单抗治疗进展后，持续抑制 HER-2 通路能够持续带来生存获益。因此，一线曲妥珠单抗治疗疾病进展后，推荐二线继续使用抗 HER-2 靶向治疗。复发转移性乳腺癌一线治疗未使用曲妥珠单抗治疗的患者，二线治疗仍首选曲妥珠单抗为基础的治疗，方案可参考一线治疗方案。对于复发转移性乳腺癌曲妥珠单抗治疗疾病进展后，需要根据患者既往治疗判断。如果既往治疗有效，因为不良反应或经济原因停药，则优先考虑继续使用曲妥珠单抗，换用其他化疗药；如果在治疗中疾病进展，则优先考虑更换抗 HER-2 药物。

（复旦大学附属肿瘤医院　王碧芸）

【循证背景】

1. CELOPATRA 研究　该研究是一项Ⅲ期临床研究，比较了帕妥珠单抗联合曲妥珠单抗和多西他赛与曲妥珠单抗联合多西他赛一线治疗 808 例 HER-2 阳性转移性乳腺癌患者的疗效。结果显示，双靶组 OS 较单靶组延长 15.7 个月（56.5 个月 *vs.* 40.8 个月，$P<0.001$），PFS 提高了 6.3 个月（18.7 个月 *vs.* 12.4 个月，$P<0.001$），但不增加心脏毒性及其他毒性。2019 年，该研究在《新英格兰医学杂志》上公布了 OS 的最新结果，随访时间延长至近 100 个月（最长 120 个月），2 组患者仍观察到显著的生存差异，8 年的 OS 率仍维持在 37%，同时在曲妥珠单抗的基础上加上帕妥珠单抗带来的 PFS 获益并没有因随访时间延长而下降，*HR* 始终维持。

2. EMILIA 研究　该研究纳入了既往接受过曲妥珠单抗和紫杉类联合治疗的局部晚期或转移性乳腺癌患者，共 991 例，这些患者在辅助治疗 6 个月内疾病进展或在接受解救治疗期间复发，分别给予 T-DM1 或拉帕替尼联合卡培他滨治疗。结果显示，T-DM1 组比拉帕替尼联合卡培他滨组的中位 PFS 显著提高（9.6 个月 *vs.* 6.4 个月，$HR=0.65$，95% CI：$0.55 \sim 0.77$，$P < 0.001$）。第 2 次期中分析结果显示，T-DM1 组的中位 OS 也有显著提高（30.9 个月 *vs.* 25.1 个月，$HR=0.68$，95% CI：$0.55 \sim 0.85$，$P<0.001$）；T-DM1 组显示了良好的安全性，3/4 级不良反应发生率低于拉帕替尼联合卡培他滨组（41% *vs.* 57%）。

3. 吡咯替尼 II 期研究　该研究纳入既往接受紫杉类、蒽环类和（或）抗 HER-2 治疗进展的晚期 HER-2 阳性乳腺癌患者，解救化疗不得超过二线治疗且未接受过 HER-2 靶向的 TKI 治疗。126 例患者随机分为标准的拉帕替尼联合卡培他滨组及吡咯替尼联合卡培他滨组。最新公布的研究结果显示，吡咯替尼联合卡培他滨组对比拉帕替尼联合卡培他滨组，客观缓解率显著提高（78.5% *vs.* 57.1%，$P=0.01$），PFS 也显著延长（18.1 个月 *vs.* 7.0 个月，$P<0.000 1$）；亚组的分析结果显示，无论患者既往是否使用曲妥珠单抗，都能从吡咯替尼的治疗中显著获益。

4. PHENIX 研究　该研究是一项随机、多中心、双盲的 III 期研究，共纳入 279 例患者，评估了吡咯替尼+卡培他滨治疗既往行曲妥珠单抗+紫杉类治疗的 HER-2 阳性晚期乳腺癌的疗效及安全性。2019 年，ASCO 大会报道了最新的研究结果，吡咯替尼+卡培他滨组的中位 PFS 相比安慰剂+卡培他滨组（$n=94$）显著延长（11.1 个月 *vs.* 4.1 个月，$HR=0.18$，95% CI：$0.13 \sim 0.26$，$P<0.001$），ORR 显著提高（68.6% *vs.* 16.0%，$P<0.001$）。研究入组的均为既往行曲妥珠单抗治疗的患者，无论曲妥珠单抗是否耐药，吡咯替尼联合卡培他滨均获益显著。该研究中最常见的 3 级以上的不良反应为腹泻（30.8% *vs.* 12.8%）、手足综合征（15.7% *vs.* 5.3%）。该研究入组了 31 例脑转移患者，吡咯替尼联合卡培他滨组的中位 PFS 为 6.9 个月，安慰剂联合卡培他滨的中位 PFS 为 4.2 个月。

（复旦大学附属肿瘤医院　王碧芸）

【核心体会】

对于 HER-2 阳性早期乳腺癌患者，抗 HER-2 治疗必不可少；而对于曲妥珠单抗原发性耐药的 HER-2 阳性晚期乳腺癌患者，吡咯替尼联合卡培他滨可成为一种优选。

（复旦大学附属肿瘤医院　王碧芸）

参 考 文 献

［1］Cardoso F，Senkus E，Costa A，et al. 4th ESO-ESMO International Consensus Guidelines for Advanced Breast Cancer （ABC 4）. Ann Oncol，2018，29（8）：1634-1657.

［2］中国抗癌协会乳腺癌专业委员会. 中国晚期乳腺癌临床诊疗专家共识（2018 版）. 中华肿瘤杂志，2018，40（9）：703-713.

［3］中国临床肿瘤学会指南工作委员会. 中国临床肿瘤学会（CSCO）乳腺癌诊疗指南（2019. V1）. 北京：人民卫生出版社，2019.

［4］KSwain SM，Baselga J，Kim SB，et al. Pertuzumab，trastuzumab，and docetaxel in HER-2-positive metastatic breast cancer. N Engl J Med，2015，372（8）：724-734.

［5］Verma S，Miles D，Gianni L，et al. Trastuzumab emtansine for HER-2-positive advanced breast cancer. N Engl J Med，2012，367（19）：1783-1791.

［6］Fei M，Quchang OY，Wei L，et al. Pyrotinib combined with capecitabine in women with HER-2+metastatic breast cancer previously treated with trastuzumab and taxanes：a randomized phase III study. J Clin Oncol，37（29）：2610-2619.

[7] Dieras V, Miles D, Verma S, et al. Trastuzumab emtansine versus capecitabine plus lapatinib in patients with previously treated HER2-positive advanced breast cancer (EMILIA): a descriptive analysis of final overall survival results from a randomised, open-label, phase 3 trial. Lancet Oncol, 2017, 18 (6): 732-742.

[8] Telli ML, Gradishar WJ, Ward JH. NCCN Guidelines Updates: Breast Cancer. J Natl Compr Canc Netw, 2019, 17 (5): 552-555.

病例 20　HR 阳性乳腺癌术后胸壁转移 1 例

杨青峰　龚益平*

武汉大学人民医院

【病史及治疗】

➢ 患者，女性，76 岁，已绝经。

➢ 2011-01-07 患者因发现左侧乳腺肿块行左侧乳腺癌改良根治术。术后病理示左侧乳腺浸润性导管癌，Ⅲ级。免疫组织化学结果示 ER（+）、PR（-）、HER-2（0~+）。左侧腋窝淋巴结（0/8 枚）未见癌转移。患者术后未行放化疗，口服来曲唑内分泌治疗。

➢ 2014-08-31 患者因发现左侧胸壁结节就诊。

【辅助检查】

➢ 2014-08-31 胸部 CT 示纵隔、左侧颈部及锁骨上多发肿大淋巴结，部分融合。

【病史及治疗续一】

➢ 2014-09-12 患者行 TE（T，多西他赛；E，表柔比星）方案化疗 4 个疗程。

➢ 2015-02-15 患者开始行左侧锁骨上局部放疗。

➢ 2015-03-09 患者行左侧胸壁肿块穿刺活检。病理示左侧胸壁浸润性导管癌，Ⅱ级。免疫组织化学结果示 ER（-）、PR（-）。FISH 检测示 HER-2 阳性。

➢ 2015-03-13 至 2015-04-25 患者行长春瑞滨+卡培他滨，化疗 3 个疗程，疗效评价为 PD。

➢ 2015-05-19、2015-06-01、2015-06-10 患者行左侧胸壁局部放疗。

➢ 2015-08-07 患者再次行长春瑞滨+卡培他滨化疗 1 个疗程，疗效评价为 SD。

➢ 2015-09-01 患者开始行卡培他滨+曲妥珠单抗治疗，至 2015-12-31 共行 5 个疗程，疗效评价为 SD。

➢ 2016-01-07 患者行吉西他滨+曲妥珠单抗治疗，疗效评价为 PD。

【本阶段小结】

本例患者为绝经后女性，初次行左侧乳腺癌改良根治术后未行规范化辅助治疗，也未行化疗，只接受内分泌治疗，术后 3 年余左侧胸壁出现局部复发和同侧锁骨上淋巴结转移，给予 TE 方案解救化疗，同时行局部放疗。胸壁肿块穿刺活检示 HER-2 阳性，由于经济原因，本例患者没有在第一时间应用曲妥珠单抗靶向治疗，行长春瑞滨+卡培他滨化疗，但疾病仍进展，加用曲妥珠单抗后，疾病稳定 4 个月后再次进展。

---

* 通信作者，邮箱：carmalt@qq.com

【病史及治疗续二】

➤ 2016-02-01 患者因左侧乳腺癌术后 5 年胸壁皮肤结节（累及背部）11 个月就诊于武汉大学人民医院。

➤ 2016-02-02 患者开始口服依维莫司，同时给予曲妥珠单抗+来曲唑（口服）治疗，用药 2 个月，疗效评价为 PR（图 20-1）。患者服用依维莫司后不良反应明显，用药 1 周就出现严重的口腔溃疡（图 20-2），张口困难。

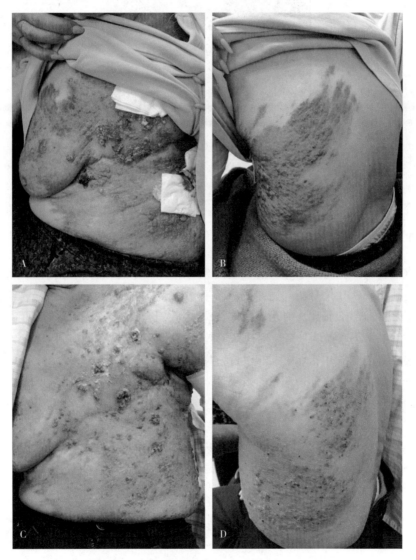

图 20-1　患者左侧胸壁皮肤结节（累及背部）

注：A. 2016-02-14 左侧胸壁皮肤结节；B. 2016-02-14 左侧胸壁皮肤结节累及背部；C. 2016-04-19 左侧胸壁皮肤结节，较前好转；D. 2016-04-19 左侧胸壁皮肤结节累及背部，较前好转

➤ 2016-04 至 2016-07 患者肿瘤未继续缩小，但病情稳定，全身状况好转。

➤ 2016-07-02 患者为求进一步疗效，行多西他赛（100 mg）化疗。

➤ 2016-07-10 患者因全血细胞减少、白细胞计数 $0.5×10^9/L$ 于外院急诊住院，输血 800 ml，

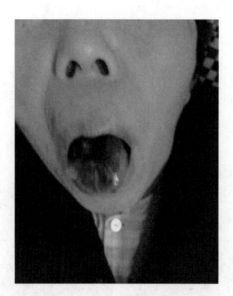

图 20-2　2016-02-09 口腔溃疡

期间皮肤结节完全消失。

【本阶段小结】

本例患者术后辅助内分泌治疗 2 年后出现复发转移，属于继发性内分泌耐药。乳腺癌内分泌治疗后的耐药可能与 mTOR 信号传导通路的激活有关。首次内分泌治疗失败后可考虑更改内分泌治疗药物，参考 BOLERO-2 研究，对于非甾体 AI 治疗耐药的绝经后女性，mTOR 抑制药联合依西美坦可以明显改变其 PFS。本例患者应更换来曲唑为依西美坦。mTOR 抑制药依维莫司联合曲妥珠单抗可使既往接受过曲妥珠单抗治疗的晚期乳腺癌患者的 PFS 获益，也可作为二线治疗的选择。本例患者加用依维莫司后，取得了良好的效果。

【病史及治疗续三】

➤ 2016-07 至 2016-08 患者因身体较虚弱，暂停曲妥珠单抗，间断口服依维莫司及来曲唑。

➤ 2016-08-20 患者体表病灶全面复发。

➤ 2016-09-06 患者拟行曲妥珠单抗靶向治疗，检查血红蛋白为 38 g/L，输血 800 ml。

➤ 2016-09-11 患者体表病灶累及左上肢（图 20-3）

➤ 2016-10-13 患者由于食欲缺乏，身体虚弱，开始改为口服依维莫司+孕激素，停用其他治疗。

➤ 2016-11-30 患者去世。

【本阶段小结】

孕激素药物为绝经后复发转移性乳腺癌患者的解救治疗选择。对于全身状况差、虚弱或食欲缺乏的以骨转移为主的乳腺癌患者，孕激素可以考虑应用。本例患者为 HER-2 阳性乳腺癌，抗 HER-2 治疗可选用抗 HER-2 双重阻滞（曲妥珠单抗联合帕妥珠单抗或拉帕替尼）。

本例患者疾病诊疗过程见图 20-4。

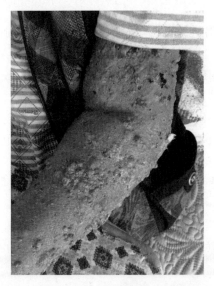

图 20-3　2016-09-11 患者体表病灶累及左上肢

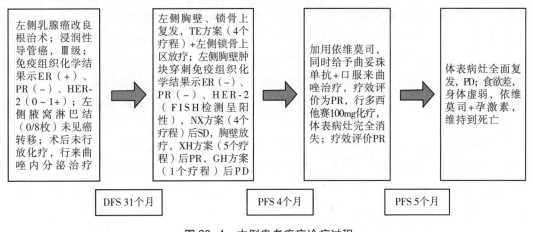

图 20-4　本例患者疾病诊疗过程

【专家点评】

本例患者是 1 例原发灶为 HER-2 阴性、转移灶为 HER-2 阳性的老年转移性乳腺癌患者，淋巴结阴性，Luminal B 型，术后接受 3 年余 AI 治疗后出现疾病复发，转移部位为胸壁及淋巴结，无内脏转移。胸壁病灶再活检提示 HER-2 阳性，转移后接受多线化疗、局部放疗、曲妥珠单抗联合化疗、mTOR 抑制药及内分泌治疗等，疗效均不佳，PFS 为 1~5 个月。之后患者因进食困难和难以纠正的贫血导致严重消耗去世。

本例例患者有以下几点需要讨论。

1. 本例患者的乳腺原发灶病理提示淋巴结阴性，Luminal B 型，肿瘤大小未知。鉴于当时国内并未有 21 基因检测，判断本例患者是否需要行辅助化疗应考虑其他一些临床病理因素。术后病理提示浸润性导管癌，Ⅲ级，为中危风险患者，在其可耐受的情况下可给予辅助化疗。考虑蒽环类药物对老年女性可能带来的心脏毒性，本例患者可选择多西他赛联合环磷酰胺作为辅助化疗方案以降低复发风险。

2. 本例患者出现复发转移时进行了再活检，有助于目前阶段肿瘤情况的评估和后续方案的选择。其乳腺原发灶为 ER 阳性、HER-2 阴性，胸壁转移灶为 ER 阴性、HER-2 阳性。既往文献报道，乳腺原发灶与远处转移灶 HER-2 由阴转阳的概率为 7.0%~11.3%，可能与肿瘤的异质性及新辅助治疗等因素有关。尽管乳腺原发灶为 ER 阳性、HER-2 阴性，后续治疗应按照 HER-2 阳性转移性乳腺癌治疗，尽早开始抗 HER-2 治疗，而不是以内分泌治疗为主。

3. 本例患者复发转移时，不仅存在左侧胸壁和同侧锁骨上淋巴结的局部复发灶，也存在包括纵隔淋巴结的远处转移灶，应按照转移性乳腺癌的原则进行治疗，以系统性治疗为主，延长生存期，提高生活质量。当全身治疗稳定时或局部疼痛或压迫症状严重时，可考虑局部治疗。本例患者在接受长春瑞滨+卡培他滨治疗疾病未得到控制时，仍选择了局部左侧胸壁区域放疗，获益不大，在短时间内又再次疾病进展，此时应选择有效的全身治疗方案才能从根本上控制疾病进展。

4. 本例患者在接受曲妥珠单抗治疗 4 个月余出现疾病进展，按照曲妥珠单抗的敏感性定义为继发性耐药，可选用曲妥珠单抗治疗疾病进展后的二线方案，当时的可选方案包括拉帕替尼联合卡培他滨、曲妥珠单抗联合另外一种化疗药物或曲妥珠单抗联合拉帕替尼等。内分泌治疗联合曲妥珠单抗只有在疾病发展缓慢、患者不能耐受的情况下考虑选用。本例患者当时选择了曲妥珠单抗+依维莫司+来曲唑，疗效评价为 PR。既往研究提示，PI3K/mTOR 通路的激活是曲妥珠单抗耐药的机制之一。BOLERO-3 研究提示，依维莫司+曲妥珠单抗+长春瑞滨对比曲妥珠单抗+长春瑞滨，显著延长 PFS。考虑本例患者为老年女性，对依维莫司引起的口腔溃疡及高血糖的耐受性可能较差，口腔溃疡引起的营养障碍和贫血对其影响较大，应在均衡其生活质量及疗效的前提下进行方案选择。本例患者还可考虑吡咯替尼或拉帕替尼联合卡培他滨进行治疗。

（复旦大学附属肿瘤医院　王碧芸）

1. 本例患者由于未提供首次手术时肿块的大小、位置及是否存在切缘、脉管阳性的信息，但考虑腋窝淋巴结清扫数量不够且瘤细胞分化程度为 III 级，加之后期出现的区域淋巴结及局部胸壁复发的特征，可能术后胸壁+区域淋巴引流区的辅助放疗是需要的。且其术后辅助治疗未行全身化疗，仅接受了内分泌治疗，这也许是遗憾之处。

2. 本例患者的一个重要特点在于首诊原发灶和复发灶的分子分型大相径庭，由 Luminal 型转变为 HR 阴性、HER-2 过表达型，体现出及时活检的重要临床意义。根据《中国晚期乳腺癌临床诊疗专家共识（2018 版）》，当原发灶和转移灶病理或分子分型检测结果不一致时，只要有一次 HR 和（或）HER-2 阳性，就应推荐相应的内分泌治疗和（或）抗 HER-2 治疗。由于 HR 检测存在假阴性，一般认为，具有肿瘤进展缓慢、无复发生存时间较长、单纯骨和软组织转移等特征的 ER 和 PR 阴性晚期乳腺癌患者仍有可能从内分泌治疗中获益；并且，对于病情发展不符合 HER-2 状态特点的患者，更应重新检测 HER-2 状态。

3. 本例患者术后辅助内分泌治疗 3 年后出现疾病进展，PFS 为 43 个月，首次复发表现为患侧胸壁复发及多区域淋巴结转移，考虑为继发性内分泌耐药。本例患者胸壁复发灶穿刺病理提示 HR 阴性、HER-2 阳性，对于转移性 HER-2 阳性患者，若能耐受化疗，则一线治疗应优先考虑曲妥珠单抗联合化疗，并在此基础上加用帕妥珠单抗，可进一步延长 PFS 和 OS。本例患者在使用曲妥珠单抗 5 个月后就出现疾病进展，分析原因，一为其一线治疗未使用抗 HER-2 治疗，错失了最佳治疗时机；二为其分子分型存在异质性，可考虑再次行活检明确。抗 HER-2 治疗失败后，持续抑制 HER-2 通路也可带来生存获益，可改为双靶向治疗或其他抗 HER-2 药物治疗（如拉帕替尼、吡咯替尼）。之后本例患者停用化疗，改为依维莫司+来曲唑+曲妥珠单抗治疗，PFS 为 6 个月，由于不良反应显著停药。晚期乳腺癌患者内分泌治疗耐药可能与 mTOR 信号传导通路的激活相关，Ⅲ期随机对照临床研究 BOLERO-2 证实，对于非甾体 AI 治疗失败后的 HR 阳性、HER-2 阴性绝经后晚期乳腺癌患者，依维莫司联合依西美坦组患者的 PFS 明显延长（11 个月）。另有研究显示，依维莫司联合曲妥珠单抗可使既往接受过曲妥珠单抗治疗的晚期乳腺癌患者的 PFS 获益。这些在本例患者中也得到了一定验证，但最终其因无法耐受不良反应而中断。

4. 在转移性晚期乳腺癌患者中，放疗除了姑息减症，还可用于控制肿瘤、预防症状的出现。控制肿瘤一般建立在全身治疗有效的情况下，给予残留病灶根治性局部放疗，但要求残留病灶较局限且可包含于一个照射野内。本例患者的转移范围较广泛，且全身治疗缓解期短，局部放疗价值有限。

（上海交通大学医学院附属仁济医院　谢华英　叶　明）

【指南背景】

1. 2019 年美国 NCCN 指南（第 3 版）　对于转移性乳腺癌，除活检困难或存在风险外，建议对转移灶进行活检并进行病理检测。HER-2 阳性乳腺癌患者曲妥珠单抗治疗失败后首选 T-DM1，其他的可选择方案包括拉帕替尼联合卡培他滨、曲妥珠单抗联合另一种化疗药、曲妥珠单抗联合拉帕替尼等。

2. ABC4 指南　抗 HER-2 治疗应尽早（作为一线）提供给所有 HER-2 阳性转移性乳腺癌患者，除非患者存在抗 HER-2 治疗的禁忌证。T-DM1 是曲妥珠单抗治疗失败后首选的二线治疗方案。

3. 《中国抗癌协会乳腺癌诊治指南与规范（2019 年版）》　如果患者的疾病发展不符合 HER-2 阴性患者的特点，临床认为有可能是 HER-2 阳性。复发转移性患者在治疗过程中为争取治疗机会，建议重新检测 HER-2，可以用原发肿瘤标本，但提倡对复发灶进行再活检，方法可以用免疫组织化学检测或 FISH 检测。当原发灶和转移灶结果不一致时，只要有一次结果示 HER-2 阳性，就应推荐相应的抗 HER-2 治疗。HER-2 阳性乳腺癌患者曲妥珠单抗治疗失败后二线治疗首选 T-DM1，其他的可选择方案包括拉帕替尼联合卡培他滨、曲妥珠单抗联合另一种化疗药、曲妥珠单抗联合拉帕替尼等。在未使用过帕妥珠单抗的患者中，可考虑尝试二线治疗使用帕妥珠单抗。

（复旦大学附属肿瘤医院　王碧芸）

【循证背景】

1. EMILIA 研究　该研究纳入既往接受过曲妥珠单抗和紫杉类联合治疗的局部晚期或转移性乳腺癌患者，这些患者在辅助治疗 6 个月内疾病进展或在接受转移后治疗期间复发，分别给予 T-DM1 或拉帕替尼联合卡培他滨治疗。结果显示，T-DM1 组与拉帕替尼联合卡培他滨组相比，中位 PFS 显著提高（9.6 个月 *vs.* 6.4 个月，$HR = 0.65$，95% CI：$0.55 \sim 0.77$，$P < 0.001$）。第 2 次期中分析子结果显示，T-DM1 组的中位 OS 也显著提高（30.9 个月 *vs.* 25.1 个月，$HR = 0.68$，95% CI：$0.55 \sim 0.85$，$P < 0.001$）。T-DM1 组显示了良好的安全性，3/4 级不良反应发生率低于拉帕替尼联合卡培他滨组（41% *vs.* 57%）。

2. EGF100151 研究　该研究对转移后既往经曲妥珠单抗治疗后再次疾病进展的患者使用拉帕替尼联合卡培他滨方案的有效性及安全性进行评估。入组的 324 例患者被随机分为拉帕替尼和卡培他滨联合治疗组或卡培他滨单药治疗组。结果显示，主要观察终点 TTP 显著延长，单药治疗组为 4.4 个月，联合治疗组延长近 1 倍至 8.4 个月（$HR = 0.49$，$P < 0.001$）；单药治疗组的总有效率

为 14%，联合治疗组提高到 22%（$P=0.09$）；联合治疗组和单药治疗组的 OS 分别为 17.5 个月和 15.1 个月，并未出现统计学差异。安全性方面，联合治疗组腹泻（60% *vs.* 39%）、皮疹（27% *vs.* 15%）及食欲缺乏（11% *vs.* 0%）的发生率明显增加。

3. EGF104900 研究　该研究对拉帕替尼联合曲妥珠单抗双靶向治疗用于 HER-2 阳性复发转移性乳腺癌经曲妥珠单抗治疗后疾病进展的患者再次治疗的有效性及安全性进行评估。入组的 296 例多为经历多线治疗后的患者，随机分为拉帕替尼和曲妥珠单抗联合组或拉帕替尼单药对照组。结果显示，抗 HER-2 双靶向治疗联合组的 PFS 为 12.0 周，显著高于单药对照组的 8.1 周（$P=0.008$）；临床获益率联合组得到近 2 倍的显著提高（24.7% *vs.* 12.4%，$P=0.01$）。有效率的提高，2 组没有明显的统计学意义，联合组和单药组分别为 10.3% 和 6.9%（$P=0.74$）。在最终更新的数据中，联合组和单药组的 OS 分别为 14.0 个月和 9.5 个月（$HR=0.73$，$P=0.008$）。不良反应方面，联合组的腹泻总发生率增高，但 3 级以上的腹泻发生率，2 组间无明显区别。

（复旦大学附属肿瘤医院　王碧芸）

【核心体会】

如果患者的疾病发展不符合 HER-2 阴性的特点，建议对复发/转移灶重新检测 HER-2，当原发灶和复发/转移灶结果不一致时，只要有一次 HER-2 阳性，就应推荐相应的抗 HER-2 治疗。

（复旦大学附属肿瘤医院　王碧芸）

参 考 文 献

[1] Rossi S, Basso M, Strippoli A, et al. Hormone receptor status and HER-2 expression in primary breast cancer compared with synchronous axillary metastases or recurrent metastatic disease. Clin Breast Cancer, 2015, 15 (5): 307-312.

[2] Cardoso F, Senkus E, Costa A, et al. 4th ESO-ESMO International Consensus Guidelines for Advanced Breast Cancer (ABC 4) dagger. Ann Oncol, 2018, 29 (8): 1634-1657.

[3] 中国抗癌协会乳腺癌专业委员会. 中国抗癌协会乳腺癌诊治指南与规范（2019 年版）. 中国癌症杂志, 2019, 29 (8): 609-679.

[4] Verma S, Miles D, Gianni L, et al. Trastuzumab emtansine for HER-2-positive advanced breast cancer. N Engl J Med, 2012, 367 (19): 1783-1791.

[5] Geyer CE, Forster J, Lindquist D, et al. Lapatinib plus capecitabine for HER-2-positive advanced breast cancer. N Engl J Med, 2006, 355 (26): 2733-2743.

[6] Blackwell KL, Burstein HJ, Storniolo AM, et al. Overall survival benefit with lapatinib in combination with trastuzumab for patients with human epidermal growth factor receptor 2-positive metastatic breast cancer: final results from the EGF104900 study. J Clin Oncol, 2012, 30 (21): 2585-2592.

[7] José B, Mario C, Martine P, et al. Everolimus in postmenopausal hormone-receptor-positive advanced breast cancer. N Engl J Med, 2012, 366 (6): 520-529.

[8] 中国抗癌协会乳腺癌专业委员会, 徐兵河. 中国晚期乳腺癌临床诊疗专家共识（2018 版）. 中华肿瘤杂志, 2018, 40 (9): 703-713.

[9] Dieras V, Miles D, Verma S, et al. Trastuzumab emtansine versus capecitabine plus lapatinib in patients with previously treated HER2-positive advanced breast cancer (EMILIA): a descriptive analysis of final overall survival results from a randomised, open-label, phase 3 trial. Lancet Oncol, 2017, 18 (6): 732-742.

病例21 T$_2$期、HER-2阳性乳腺癌成功保乳1例

董　毅　徐贵颖[*]

吉林省肿瘤医院

【病史及治疗】

➢ 患者，女性，30岁，未绝经，已婚、未育。否认乳腺癌家族史。

➢ 2017-04-21患者因触及左侧乳腺肿块2天入院。左侧乳房视诊无异常，查体于左侧乳腺下象限近6点钟位置触及大小为3.0 cm×2.5 cm的肿块，质地硬，边界欠清，活动差。双侧腋窝和锁骨上未触及肿大淋巴结。

【辅助检查】

➢ 2017-04-21乳腺彩超示左侧乳腺外下象限见一大小为2.6 cm×2.2 cm的实质性低回声肿块，边界欠清，内部回声不均，BI-RADS分级为4B级；左侧腋窝可见数个实质性回声，边界清，内部皮质、髓质交界清晰，最大者大小为1.72 cm×0.90 cm（图21-1）。右侧腋窝、双侧锁骨上未见明显肿大淋巴结。

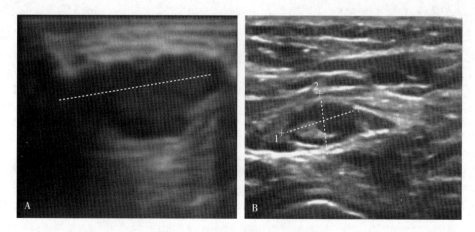

图21-1　2017-04-21乳腺彩超

注：A. 左侧乳腺病灶，虚线显示肿块长径；B. 左侧腋窝病灶，虚线显示肿块长径

* 通信作者，邮箱：xuanvsdy@ sina. com

➢ 2017-04-21 乳腺钼靶示左侧乳腺外下象限见一大小为 2.5 cm×2.0 cm 的高密度影，边缘不规则，其内见多形性、细小钙化灶分布，钙化灶面积为 2.0 cm×2.0 cm，每平方厘米钙化灶数量为 10~15 枚（图 21-2）。左侧腋窝未见肿大淋巴结，BI-RADS 分级为 4C 级。

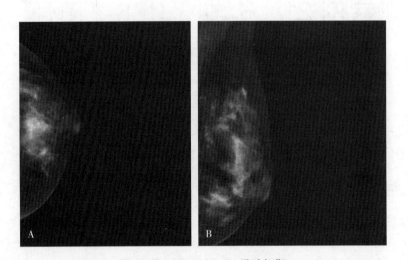

图 21-2 2017-04-21 乳腺钼靶
注：A. 左侧乳腺头尾位，可见稍高密度影；B. 左侧乳腺内外斜侧位，见细小钙化灶

➢ 2017-04-23 乳腺 MRI 示左侧乳腺外下象限见一不规则肿块，T_1WI 呈稍高信号，T_2WI 呈稍低信号，DWI 上呈明显高信号，ADC 值明显降低，动态增强后见不均匀强化，长径约 3.0 cm，BI-RADS 分级为 5 级（图 21-3）。多点测量时间-信号强度曲线呈早起迅速上升后流出型（图 21-4）。

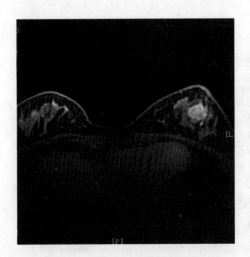

图 21-3 2017-04-23 乳腺 MRI

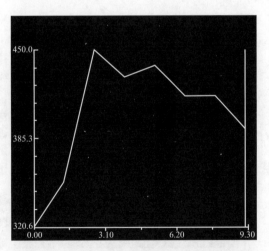

图 21-4 2017-04-23 时间-信号强度曲线

➢ 2017-04-23 肝、肺、骨均未见异常。

➢ 2017-04-24 患者行左侧乳腺肿块和左侧腋窝淋巴结穿刺活检，病理示左侧乳腺浸润性癌。免疫组织化学结果示 ER（阳性细胞数<1%，-）、PR（阳性细胞数<1%，-）、CerbB-2（+++）、Ki-67（约 30%，+）。左侧腋窝淋巴结未见癌组织。

【本阶段小结】

本例患者为绝经前女性,临床诊断为左侧乳腺浸润性癌,$cT_2N_0M_0$ IIa 期,HER-2 阳性。本例患者有强烈的保乳意愿,鉴于 HR 阴性、HER-2 阳性乳腺癌患者对化疗的疗敏感性较高,若配合靶向治疗,预测其通过新辅助化疗能获得较高的 pCR 率。《中国临床肿瘤学会(CSCO)乳腺癌诊疗指南(2019.V1)》推荐给予该类患者化疗联合紫杉类药物和靶向治疗的方案,故给予本例患者 AC-TH 方案 8 个疗程新辅助化疗。

【病史及治疗续一】

➤ 2017-04-25 新辅助化疗前对患者的靶病灶进行坐标定位、标记(X、Y、Z 坐标值定位)。考虑其已婚、未育,新辅助化疗前近 2 周给予醋酸戈舍瑞林皮下注射以保护卵巢功能(每次 3.6 mg,每 28 天 1 次)。

➤ 2017-04-28 患者于全身麻醉下行左侧腋窝前哨淋巴结活检(图 21-5),病理示淋巴结(0/2 枚)未见癌。

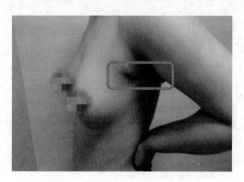

图 21-5　左侧腋窝淋巴结外观

注：框内为肿大淋巴结

➤ 2017-05-01 至 2017-09-02 患者行 AC-TH(A,表柔比星,90 mg/m^2;C,环磷酰胺,600 mg/m^2;序贯 T,多西他赛,90 mg/m^2;H,曲妥珠单抗,首次剂量 8 mg/kg,之后剂量 6 mg/kg,每 3 周 1 次)方案新辅助化疗 8 个疗程。按照 RECIST 标准,在化疗前和第 3、5、7 个疗程前根据查体、乳腺彩超和乳腺 MRI 进行疗效评价,结果均为 PR(表 21-1,图 21-6)。第 8 个疗程结束后进行总体疗效评价,对比化疗前(图 21-3)和化疗后(图 21-7)的乳腺 MRI,按照 RECIST 标准进行评价,结果为 CR。

表 21-1　化疗前病灶及第 3、5、7 个疗程前病灶变化

	查体病灶(cm)	乳腺彩超病灶(cm)	乳腺 MRI 病灶(cm)
化疗前	3.0×2.5	2.6×2.2	3.0×3.0
AC-TH 第 3 个疗程前	2.0×1.5	1.7×1.1	2.1×1.9
AC-TH 第 5 个疗程前	1.5×1.0	0.9×0.6	1.2×1.1
AC-TH 第 7 个疗程前	未扪及	未见	0.5×0.3

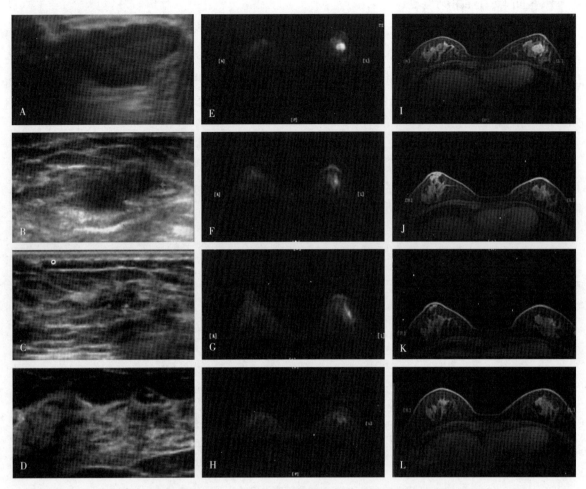

图 21-6 化疗前和第 3、5、7 个疗程前乳腺彩超、乳腺 MRI 及乳腺增强 MRI

注：A. 2017-04-21 治疗前乳腺彩超；B. 2017-06-07 第 3 个疗程前乳腺彩超；C. 2017-07-11 第 5 个疗程前乳腺彩超；D. 2017-08-18 第 7 个疗程前乳腺彩超；E. 2017-04-21 治疗前乳腺 MRI；F. 2017-06-07 第 3 个疗程前乳腺 MRI；G. 2017-07-11 第 5 个疗程前乳腺 MRI；H. 2017-08-18 第 7 个疗程前乳腺 MRI；I. 2017-04-21 治疗前乳腺增强 MRI；J. 2017-06-07 第 3 个疗程前乳腺增强 MRI；K. 2017-07-11 第 5 个疗程前乳腺增强 MRI；L. 2017-08-18 第 7 个疗程前乳腺增强 MRI

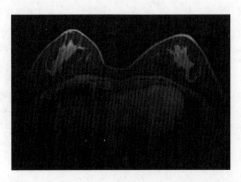

图 21-7 2017-09-12 第 8 个疗程结束后、手术前乳腺 MRI

【本阶段小结】

根据《中国抗癌协会乳腺癌诊治指南与规范（2019年版）》，对于淋巴结阴性的患者，新辅助化疗前后均可行前哨淋巴结活检，但新辅助化疗后行前哨淋巴结活检者需要满足一定条件才能降低前哨淋巴结活检的假阴性率（化疗前淋巴结标记夹标记，双染料法，取3枚以上前哨淋巴结）。为避免可能造成的假阴性结果，建议本例患者新辅助化疗前行前哨淋巴结活检。

本例患者在8个疗程的AC-TH方案新辅助化疗中，第3、5、7个疗程前以乳腺彩超和乳腺MRI进行疗效评价，根据RECIST标准，结果均为PR。新辅助化疗8个疗程结束后，以乳腺MRI再次和化疗前对比，根据RECIST标准进行疗效评价，结果为CR。乳腺MRI示肿块呈退缩模式，符合新辅助化疗的向心性退缩。

【病史及治疗续二】

➢ 2017-09-13患者于全身麻醉下行左侧乳腺肿块扩大切除术。术中标本送乳腺X线片检查，结果示钙化灶被完整切除（图21-8）；术中上切缘、下切缘、内切缘、外切缘、基底切缘快速病理示均为阴性，术中上切缘、下切缘、内切缘、外切缘放置钛合金标记夹标记瘤床。左侧乳腺肿块扩大切除术后石蜡病理示异物巨细胞反应，组织细胞增生，各切缘均未见癌，Miller-Payne分级为5级。

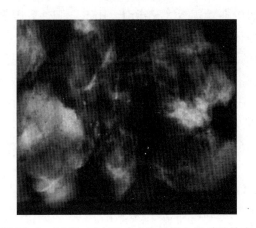

图21-8　2017-09-13术中乳腺标本X线片检查

【本阶段小结】

本例患者手术前通过乳腺MRI评价，左侧乳腺肿块符合新辅助化疗向心性退缩的特征，鉴于术前前哨淋巴结活检阴性，经其同意给予左侧乳腺肿块扩大切除术。考虑肿块虽因新辅助化疗退缩，但内部的钙化灶通过新辅助化疗并没有范围和数量的改变，即使新辅助化疗前靶病灶未进行标记夹标记，但是肿块内的钙化灶成了天然的标记夹，标记了肿块的位置，手术中的切除范围结合新辅助化疗前给予靶病灶的坐标定位、标记和钙化范围，在完整切除钙化灶的前提下尽量保证乳房的美观性。术中标本送乳腺X线片检查，结果示钙化灶被完整切除；同时，保证术中上切缘、下切缘、内切缘、外切缘、基底切缘均为阴性，表示已成功实施手术。术后推荐放疗，放疗范围为左侧乳腺+瘤床区。放疗方案为左侧乳腺50Gy/25f，瘤床区为60Gy/25f。放疗结束后建议本例患者完成总疗程为 1 年的曲妥珠单抗靶向治疗,并建议其定期复查,随访至目前(整理病历时)。

本例患者疾病诊疗过程见图 21-9。

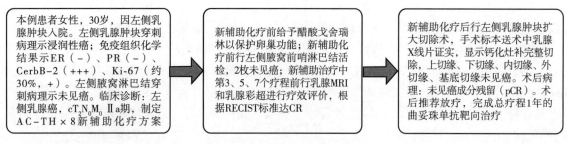

本例患者女性,30岁,因左侧乳腺肿块入院。左侧乳腺肿块穿刺病理示浸润性癌;免疫组织化学结果示 ER(-)、PR(-)、CerbB-2(+++)、Ki-67(约30%,+)。左侧腋窝淋巴结穿刺病理示未见癌。临床诊断:左侧乳腺癌,$cT_2N_0M_0$ Ⅱa期,制定 AC-TH × 8 新辅助化疗方案 → 新辅助化疗前给予醋酸戈舍瑞林以保护卵巢功能;新辅助化疗前行左侧腋窝前哨淋巴结活检,2枚未见癌;新辅助治疗中第3、5、7个疗程前行乳腺MRI和乳腺彩超进行疗效评价,根据RECIST标准达CR → 新辅助化疗后行左侧乳腺肿块扩大切除术,手术标本送术中乳腺X线片证实,显示钙化灶补完整切除,上切缘、下切缘、内切缘、外切缘、基底切缘未见癌。术后病理:未见癌成分残留(pCR)。术后推荐放疗,完成总疗程1年的曲妥珠单抗靶向治疗

图 21-9 本例患者疾病诊疗过程

【专家点评】

本例患者是一位年轻女性,新辅助治疗取得不错的疗效。左侧乳腺肿块穿刺病理示 HER-2 阳性、HR 阴性,临床分期为 Ⅱa 期,有保乳意愿,给予 AC-TH 方案新辅助化疗,疗效评价为 CR,手术证实 pCR,术后给予放疗+1 年曲妥珠单抗。

1. 新辅助治疗 根据 2019 年美国 NCCN 指南,HER-2 阳性乳腺癌新辅助治疗可考虑 AC-TH、AC-TPH、TCbH 等方案;《中国临床肿瘤学会(CSCO)乳腺癌诊疗指南(2019. V1)》同样推荐优选含曲妥珠单抗及紫杉醇的治疗方案。BCIRG006 研究显示,TCbH 方案和 AC-TH 方案较 AC-P 方案显著提高了患者的生存获益,肿瘤分期 T_2 以上、有淋巴结转移和 ER 阴性的高危患者从 AC-TH 方案中获益更多。由于 TCbH 方案不含蒽环类药物,对于有心脏基础疾病的患者可优先考虑。NeoSphere 研究提示,曲妥珠单抗联合帕妥珠单抗和多西他赛的双靶向方案的临床 pCR 率为 39.3%,优于 HT 单靶向方案的 21.5%。因此,对于较高危的患者,有条件的情况下可考虑双靶向联合化疗的新辅助治疗方案。

2. pCR 的意义 CTNeoBC 荟萃分析显示,HER-2 阳性患者新辅助治疗达到临床 pCR,与 EFS 获益相关。另一项针对 HER-2 阳性乳腺癌的荟萃分析提示,HER-2 阳性患者的 pCR 可以显著改善 EFS 及 OS。因此,达到 pCR 患者的预后较未达到 pCR 的患者好,pCR 是新辅助治疗疗效评价的标准,追求更高的 pCR 是新辅助治疗的策略。此外,pCR 率的改善情况可以在很大程度上支持新药的加速审批,但最终的疗效仍需要等待生存时间的随访。

(复旦大学附属肿瘤医院 王碧芸)

本例患者为 1 例分期为 $cT_2N_0M_0$ 的 HR 阴性、HER-2 阳性年轻乳腺癌患者,新辅助治疗后成功保乳,并且获得 pCR,具有一定的代表性。

本例患者有以下几个问题值得思考。

1. HER-2 阳性乳腺癌是否都应优选新辅助化疗 虽然 pCR 可预测乳腺癌患者的远期生存获益,且与 HER-2 阳性、HR 阴性亚组的相关性最大,KATHERINE 研究也提示未达到 pCR 者可通过强化辅助治疗来改善预后,但 HER-2 阳性仍不能作为优选新辅助治疗的单一依据,而当同时伴有较大肿瘤负荷(如浸润性病灶直径>3 cm 或淋巴结阳性)时,大多数专家推荐可优选新辅助治疗。《中国临床肿瘤学会(CSCO)乳腺癌诊疗指南(2019. V1)》也强调仅以 HER-2 阳性或三阴性作

为乳腺癌术前新辅助治疗选择的标准时，肿瘤直径应>2 cm。

2. 乳腺癌患者新辅助化疗如何进行疗效评价和病灶定位　规范的影像学和病理学评估是新辅助治疗的基础及实施的保障。在乳腺癌新辅助治疗开始前，所有患者均需获取原发灶空心针病理学诊断和免疫组织化学分型的结果。对于区域淋巴结临床可疑阳性者，推荐在超声引导下行细针或空心针穿刺以明确淋巴结性质。本例患者术前获得乳腺癌原发灶粗针穿刺和腋窝淋巴结穿刺的病理结果，分子分型明确，新辅助化疗中根据 RECIST 标准每个疗程以查体进行评估，每 2 个疗程以乳腺彩超和 MRI 进行评估，相当规范。唯一遗憾的是本例患者的术前病理诊断缺乏组织学分级信息，但无论哪一级别，其预后分期均为ⅡB 期。

新辅助治疗前推荐对原发灶的范围采用超声引导下放置金属标记夹或表皮文身的方式进行标记，尤其是对于治疗目的为降期保乳的患者。本例患者以乳腺癌原发灶中的钙化灶为天然标记夹，在有术中钼靶拍摄实时评估的保障下，这也是一种可选方案。对于临床淋巴结阳性且在新辅助治疗后临床淋巴结转为阴性的患者，新辅助治疗前阳性淋巴结放置标记有助于开展新辅助治疗后的前哨淋巴结活检，本例患者临床查体腋窝淋巴结阴性，超声仅提示淋巴结可见，无明显淋巴结转移图像特征，且在新辅助化疗前行前哨淋巴结活检，故不需要放置腋窝淋巴结定位标记夹。

3. cN_0乳腺癌新辅助化疗患者如何选择前哨淋巴结活检的时机　乳腺癌新辅助化疗前如果临床腋窝淋巴结不可触及，美国 NCCN 指南推荐在初始治疗前行腋窝影像学评估（超声或 MRI），并对可疑淋巴结进行穿刺活检，若为阴性推荐新辅助化疗后再行前哨淋巴结活检；《中国抗癌协会乳腺癌诊治指南与规范（2019 年版）》推荐在新辅助治疗前对临床淋巴结阴性的患者进行腋窝前哨淋巴结活检，可以为后续的手术和全身治疗提供更多的信息。新辅助化疗后前哨淋巴结活检的安全性和价值目前仍存在争议，可能会降低部分患者的腋窝淋巴结清扫率。

本病例小结中原作者以 Z1071 研究结果为依据，提出"为避免新辅助化疗后前哨淋巴结活检可能造成的假阴性率，建议本例患者新辅助化疗前行前哨淋巴结活检"不够精准。Z1071 研究入组的所有患者均为 $cN_{1\sim2}$且在新辅助化疗前行细针或粗针穿刺确诊腋窝淋巴结有转移，本例患者查体腋窝淋巴结阴性且穿刺活检未见转移，并不需要"满足一定的条件来降低前哨淋巴结的假阴性率（化疗前淋巴结标记夹标记，双染料法，取 3 枚以上前哨淋巴结）"，这些条件是针对新辅助化疗前确诊腋窝淋巴结转移的 $cN_{1\sim2}$患者新辅助化疗后为 ycN_0并计划行前哨淋巴结活检者设定的。

2017 年，在 St. Gallen 大会上，60%的专家认为 cN_0患者应在新辅助化疗后行前哨淋巴结活检，20%的专家认为应在新辅助化疗前行前哨淋巴结活检。笔者主张 $cN_{1\sim2}N_0$的 HER-2 阳性或三阴性乳腺癌在新辅助化疗结束后行腋窝前哨淋巴结活检，理由是新辅助化疗后前哨淋巴结活检的假阴性率不增加而保腋率明显提高。

4. HER-2 阳性乳腺癌的新辅助治疗方案如何选择　NOAH 研究提示，在化疗的基础上联合曲妥珠单抗靶向治疗，pCR 率提高 19.0%，3 年 EFS 率提高 15.0%。NeoSphere 研究和 PEONY 研究证实，在曲妥珠单抗联合化疗的基础上加用帕妥珠单抗，pCR 率进一步提高 16.8%～17.8%，5 年 PFS 率提高 5.0%。TRYPHAENA 研究的结果表明，帕妥珠单抗+曲妥珠单抗联合化疗新辅助治疗 HER-2 阳性早期乳腺癌，无论是序贯治疗还是与蒽环类药物同时应用，或联合含卡铂的化疗方案，pCR 率均在 60%左右（HR 阴性亚型 TCHP 方案 pCR 率最高），3 组 DFS 和 PFS 无显著差别，临床 pCR 者 DFS 有获益。因此，如果药物可及，曲妥珠单抗联合帕妥珠单抗双靶向联合方案是优选方案，AC-THP 和 TCHP 都是可选方案。

在帕妥珠单抗不可及的情况下，AC-TH 和 TCH 都是可选方案，但 AC-TH 方案的循证医学证据更充足，尤其对于淋巴结阳性者推荐同时含蒽环类和紫杉类的方案，而 TCbH 方案适用于有心脏基础疾病的患者，可避免蒽环类药物的心脏毒性。有部分学者对 AC-TH 方案有顾虑，认为曲妥珠单抗应尽早使用，但 ACOSOG Z1041 研究中位随访 5.1 年的结果已经证实，在 HER-2 阳性乳腺癌的新辅助治疗中，曲妥珠单抗与 FEC 方案同时或序贯给药，对 pCR、DFS 和 OS 无影响。因此，本例患者选择 AC-TH 方案符合当时（2017 年）的临床实际。

5. 有生育需求的年轻乳腺癌患者化疗前如何进行生育力保护　对于未来有生育需求的年轻乳腺癌患者，建议化疗前与妇产科和生殖专科医师讨论决定卵巢功能的保护策略，其中包括化疗前使用生育力保护技术冷冻胚胎、卵子和卵巢等，以及化疗期间应用 GnRHa，实现对卵巢不同程度的保护。对于已婚且婚姻关系稳定的家庭，胚胎冷冻是最成熟的生育力保护方案，患者应被告知，卵母细胞冻存、胚胎冻存前进行的卵巢刺激可提高体内雌激素水平，有可能促进肿瘤细胞快速增生。本例患者在化疗前 2 周就开始使用保护卵巢功能，符合规范。

（浙江大学医学院附属第二医院　周美琪　邓甬川）

【指南背景】

1. 2019 年美国 NCCN 指南（第 2 版）　对于肿块较大且有保乳意愿的患者，可考虑术前新辅助治疗，推荐应用 AC-TH、AC-TPH、TCbH 等作为 HER-2 阳性乳腺癌患者的新辅助治疗方案。对于有心脏疾病等高危因素者，优选 TCbH 方案。

2.《中国临床肿瘤学会（CSCO）乳腺癌诊疗指南（2019. V1）》　HER-2 阳性乳腺癌、肿块直径>2 cm 的患者可考虑新辅助治疗，优选含曲妥珠单抗及紫杉醇的治疗方案，Ⅱ级推荐双靶向+紫杉类药物、TCbH 方案等。

（复旦大学附属肿瘤医院　王碧芸）

1. 2020 年美国 NCCN 指南（第 1 版）　$cT_2N_0M_0$、HER-2 阳性乳腺癌新辅助化疗推荐含蒽环类和紫杉类的化疗方案，联合曲妥珠单抗±帕妥珠单抗，术后如果没有达到 pCR，可考虑使用 T-DM1 取代曲妥珠单抗治疗 14 个疗程，若无法耐受则继续行曲妥珠单抗±帕妥珠单抗至 1 年。

2.《中国抗癌协会乳腺癌诊治指南与规范（2019 年版）》　三阴性和 HER-2 阳性并不能作为优选新辅助治疗的单一依据，当同时伴有较高肿瘤负荷时可优选新辅助治疗。临床分期为ⅡA、ⅡB、ⅢA（仅 T_3、N_1、M_0）期，希望缩小肿块、降期保乳的患者，也可考虑新辅助治疗。新辅助治疗方案应包括紫杉类和（或）蒽环类药物，HER-2 阳性患者应加用抗 HER-2 药物，曲妥珠单抗+化疗应作为 HER-2 阳性乳腺癌新辅助治疗的初始方案，同时在药物可及的情况下，初始治疗方案也可优选曲妥珠单抗+帕妥珠单抗+化疗，以提高 pCR 率。对于有高危复发风险的 HER-2 阳性患者［如淋巴结阳性和（或）HR 阴性患者］，辅助治疗推荐帕妥珠单抗+曲妥珠单抗双靶向治疗联合化疗。

3.《中国临床肿瘤学会（CSCO）乳腺癌诊疗指南（2019. V1）》　强调仅以 HER-2 阳性或三阴性作为乳腺癌术前新辅助药物治疗选择的标准时，肿瘤直径应>2 cm。对于经足疗程新辅助治疗后仍未达 pCR 的患者，术后可考虑强化治疗。曲妥珠单抗为基础，优选含紫杉类的方案是 HER-2 阳性乳腺癌的标准新辅助治疗方案（Ⅰ级推荐），曲妥珠单抗联用帕妥珠单抗的双靶向 HER-2 治疗可作为高危患者的推荐治疗。

（浙江大学医学院附属第二医院　周美琪　邓甬川）

【循证背景】

1. BCIRG 006 研究（$n=3222$）　该研究将 HER-2 阳性、淋巴结阳性或高危的淋巴结阴性乳腺癌患者分为 3 组，分别接受 AC 序贯 T 方案、AC 序贯 TH 方案、TCbH 方案治疗。结果显示，在含曲妥珠单抗的 2 组间，DFS 无统计学差异；但就心脏毒性相比，TCbH 组中左心室射血分数下降超过 10%或充血性心力衰竭的发生率均显著低于 AC-TH 组（9.4% *vs.* 18.6%，*P*<0.000 1；0.4% *vs.* 2.0%，*P*<0.001）。

2. NeoSphere 研究（*n*=417） 该研究将肿瘤直径>2 cm 的 HER-2 阳性乳腺癌患者随机分为 HP、HT、PT、HPT 4 组，经过 4 个疗程新辅助治疗后手术。结果显示，曲妥珠单抗联合帕妥珠单抗和多西他赛的双靶向治疗，临床 pCR 率为 39.3%，优于其他方案中最高的 HT 组（21.5%）。HPT 组的不良反应与其他组类似。

（复旦大学附属肿瘤医院　王碧芸）

1. CTNeoBC 荟萃分析（*n*=11 955） 乳腺癌新辅助化疗后 pCR 与 EFS、OS 呈正相关，pCR 可预测乳腺癌患者的远期生存获益。亚组分析显示，HER-2 阳性、HR 阴性且曲妥珠单抗靶向治疗亚组的相关性最大。

2. NOAH 研究（*n*=235） 局部晚期浸润性乳腺癌患者新辅助治疗接受曲妥珠单抗+化疗者的 pCR 率和 EFS 优于化疗，奠定了曲妥珠单抗在 HER-2 阳性乳腺癌新辅助治疗中的标准地位。

3. NeoSphere 研究（*n*=417） HER-2 阳性乳腺癌新辅助治疗接受帕妥珠单抗+曲妥珠单抗+多西他赛与曲妥珠单抗+多西他赛相比，pCR 率显著提高（45.8% *vs.* 29%，*P*=0.014 1）；5 年随访结果显示，PFS 率分别为 86%和 81%（*HR*=0.60，95% *CI*：0.28~1.27）。

4. PEONY 研究（*n*=329） 该研究纳入 329 例早期或局部晚期 HER-2 阳性乳腺癌患者，随机按照 2：1 的比例分别在术前给予 4 个疗程帕妥珠单抗+曲妥珠单抗+多西他赛或安慰剂+曲妥珠单抗+多西他赛新辅助治疗。在意向性治疗人群中，曲妥珠单抗+帕妥珠单抗与安慰剂+曲妥珠单抗相比，临床 pCR 显著提高了 17.5%（39.3% *vs.* 21.8%，95% *CI*：6.9%~28.0%，*P*=0.001）。该研究的结果与 NeoSphere 研究的结果高度一致。亚组分析显示，曲妥珠单抗+帕妥珠单抗组均有获益。

5. TRYPHAENA 研究（*n*=225） 帕妥珠单抗+曲妥珠单抗联合化疗新辅助治疗 HER-2 阳性早期乳腺癌，无论是序贯治疗还是与蒽环类药物同时应用，或联合包含卡铂的化疗方案，pCR 均在 60%左右，3 组 DFS 和 PFS 无显著差别，临床 pCR 者 DFS 有获益。

6. BERENICE 研究（*n*=400） 该研究为一项评估 HER-2 双靶向（曲妥珠单抗+帕妥珠单抗）与蒽环类联合用于乳腺癌新辅助治疗有效性和安全性的研究。研究设计分为 2 个队列，分别采取剂量密集型 AC 序贯 P 周方案、FEC 序贯多西他赛化疗方案，曲妥珠单抗+帕妥珠单抗与紫杉醇或多西他赛同时使用。结果发现，抗 HER-2 双靶向治疗与蒽环类药物联合使用未增加明显的心脏毒性，剂量密集型方案的 pCR 率显著升高。

7. TRAIN-2 研究（*n*=438） 紫杉类与铂类在联合双靶向药物时可以达到不亚于联合蒽环类方案的 pCR 率，可以有效避免曲妥珠单抗和蒽环类的双重心脏毒性。

8. KRISTINE 研究（*n*=444） 该研究比较了多西他赛+卡铂+曲妥珠单抗+帕妥珠单抗对比 T-DM1+帕妥珠单抗的疗效。结果显示，化疗+靶向药物组的 pCR 率显著高于不含化疗的 T-DM1+帕妥珠单抗组，但是 T-DM1+帕妥珠单抗组的安全性更好。

9. APHINITY 研究（*n*=4805） 在 HER-2 阳性、可手术的乳腺癌患者中，当帕妥珠单抗加入曲妥珠单抗+化疗时，帕妥珠单抗显著提高了无浸润性肿瘤生存率。2019 年，在 SABCS 大会上，6 年的随访数据显示，在曲妥珠单抗辅助治疗的基础上加用帕妥珠单抗，意向性治疗人群的复发风险下降达 23%，绝对获益从 3 年的 0.9%增加到 6 年的 2.8%，淋巴结阳性人群的绝对获益由 3 年的 1.8%扩大至 6 年的 4.5%，HR 阴性或 HR 阳性患者均有显著获益，绝对获益达

2.5%~3.0%。

10. KATHERINE 研究（*n*=1486） 新辅助治疗后有残存病灶的 HER-2 阳性乳腺癌，辅助治疗使用 T-DM1 较曲妥珠单抗显著改善了患者的 iDFS。意向性治疗人群的数据显示，各个亚组均有显著获益，包括前期使用双靶向治疗的患者、HR 阳性患者、淋巴结阴性患者等。

（浙江大学医学院附属第二医院　周美琪　邓甫川）

【核心体会】

HER-2 阳性乳腺癌的新辅助治疗，pCR 是关键。

（复旦大学附属肿瘤医院　王碧芸）

1. HER-2 阳性乳腺癌新辅助化疗后 pCR 率较高，且 pCR 者有生存获益。因此，腋窝淋巴结转移或肿块较大（直径>2 cm）需要降期后行保乳手术者，推荐行术前新辅助化疗，高危患者优选含双靶向药物的方案。$cT_{1\sim2}N_0$ 乳腺癌 HER-2 阳性亚型建议在新辅助化疗结束后行腋窝前哨淋巴结活检。新辅助治疗后未达 pCR 者，辅助治疗使用 T-DM1 较曲妥珠单抗显著改善了患者的 iDFS，高危患者可在新辅助化疗后接受 T-DM1 强化治疗。

2. HERA、BCIRG-006、NCCTG N9831、NSABP B31 四大随机对照研究的 10 年随访显示，曲妥珠单抗相较单纯化疗在 DFS 和 OS 上明显提高，确立了曲妥珠单抗联合化疗在 HER-2 阳性早期乳腺癌中的标准治疗地位。APHINITY 研究的 6 年随访数据显示，在曲妥珠单抗辅助治疗的基础上联合帕妥珠单抗，6 年的绝对获益为 2.8%，淋巴结阳性人群的绝对获益为 4.5%，给 HR 阴性或 HR 阳性患者均带来显著获益，绝对获益达 2.5%~3.0%。

（浙江大学医学院附属第二医院　周美琪　邓甫川）

参 考 文 献

[1] Cortazar P, Zhang L, Untch M, et al. Pathological complete response and long-term clinical benefit in breast cancer: the CTNeoBC pooled analysis. Lancet, 2014, 384 (9938): 164-172.

[2] von Minckwitz G, Huang CS, Mano MS, et al. Trastuzumab emtansine for residual invasive HER2-positive breast cancer. N Engl J Med, 2019, 380 (7): 617-628.

[3] 中国乳腺癌新辅助治疗专家组. 中国乳腺癌新辅助治疗专家共识（2019 年版）. 中国癌症杂志, 2019, 29 (5): 390-400.

[4] 中国临床肿瘤学会指南工作委员会. 中国临床肿瘤学会（CSCO）乳腺癌诊疗指南（2019.V1）. 北京: 人民卫生出版社, 2019.

[5] 中国抗癌协会乳腺癌专业委员会. 中国抗癌协会乳腺癌诊治指南与规范（2019 年版）. 中国癌症杂志, 2019, 29 (8): 609-679.

[6] Boughey JC, Suman VJ, Mittendorf EA, et al. Sentinel lymph node surgery after neoadjuvant chemotherapy in patients with node-positive breast cancer: the ACOSOG Z1071 (Alliance) clinical trial. JAMA, 2013, 310 (14): 1455-1461.

[7] Boughey JC, Ballman KV, Le-Petross HT, et al. Identification and resection of clipped node decreases the false-negative rate of sentinel lymph node surgery in patients presenting with node-positive breast cancer ($T_{0\sim4}$, $N_{1\sim2}$) who receive neoadjuvant chemotherapy: results from ACOSOG Z1071 (Alliance). Ann Surg, 2016, 263 (4): 802-807.

[8] Hunt KK, Yi M, Mittendorf EA, et al. Sentinel lymph node surgery after neoadjuvant chemotherapy is accurate and reduces the need for axillary dissection in breast cancer patients. Ann Surg, 2009, 250 (4): 558-566.

[9] Pilewskie M, Zabor EC, Mamtani A, et al. The optimal treatment plan to avoid axillary lymph node dissection in ear-

ly stage breast cancer patients differs by surgical strategy and tumor subtype. Ann Surg Oncol, 2017, 24 (12): 3527-3533.

[10] Gianni L, Eiermann W, Semiglazov V, et al. Neoadjuvant and adjuvant trastuzumab in patients with HER2-positive locally advanced breast cancer (NOAH): follow-up of a randomised controlled superiority trial with a parallel HER2-negative cohort. Lancet Oncol, 2014, 15 (6): 640-647.

[11] Gianni L, Pienkowski T, Im YH, et al. 5-year analysis of neoadjuvant pertuzumab and trastuzumab in patients with locally advanced, inflammatory, or early-stage HER2-positive breast cancer (NeoSphere): a multicentre, open-label, phase 2 randomised trial. Lancet Oncol, 2016, 17 (6): 791-800.

[12] Shao Z, Pang D, Yang H, et al. Efficacy, safety, and tolerability of pertuzumab, trastuzumab, and docetaxel for patients with early or locally advanced ERBB2-positive breast cancer in Asia: the PEONY phase 3 randomized clinical trial. JAMA Oncol, 2019, 6 (3): e193692.

[13] Schneeweiss A, Chia S, Hickish T, et al. Long-term efficacy analysis of the randomised, phase Ⅱ TRYPHAENA cardiac safety study: evaluating pertuzumab and trastuzumab plus standard neoadjuvant anthracycline-containing and anthracycline-free chemotherapy regimens in patients with HER2-positive early breast cancer. Eur J Cancer, 2018, 89: 27-35.

[14] 中国年轻乳腺癌诊疗与生育管理专家共识专家委员会. 年轻乳腺癌诊疗与生育管理专家共识. 中华肿瘤杂志, 2019, 41 (7): 486-495.

[15] Swain SM, Ewer MS, Viale G, et al. Pertuzumab, trastuzumab, and standard anthracycline-and taxane-based chemotherapy for the neoadjuvant treatment of patients with HER2-positive localized breast cancer (BERENICE): a phase Ⅱ, open-label, multicenter, multinational cardiac safety study. Ann Oncol, 2018, 29 (3): 646-653.

[16] van Ramshorst MS, van der Voort A, van Werkhoven ED, et al. Neoadjuvant chemotherapy with or without anthracyclines in the presence of dual HER2 blockade for HER2-positive breast cancer (TRAIN-2): a multicentre, open-label, randomised, phase 3 trial. Lancet Oncol, 2018, 19 (12): 1630-1640.

[17] Hurvitz SA, Martin M, Jung KH, et al. Neoadjuvant trastuzumab emtansine and pertuzumab in human epidermal growth factor receptor 2-positive breast cancer: Three-year outcomes from the phase Ⅲ KRISTINE study. J Clin Oncol, 2019, 37 (25): 2206-2216.

[18] von Minckwitz G, Procter M, de Azambuja E, et al. Adjuvant pertuzumab and trastuzumab in early HER2-positive breast cancer. N Engl J Med, 2017, 377 (2): 122-131.

[19] Slamon DJ, Eiermann W, Robert NJ. BCIRG-006 investigators. Ten year follow-up of BCIRG-006 comparing doxorubicin plus cyclophosphamide followed by docetaxel (AC→T) with doxorubicin plus cyclophosphamide followed by docetaxel and trastuzumab (AC→TH) with docetaxel, carboplatin and trastuzumab (TCH) in HER2+ early breast cancer. Cancer Res, 2016, 76 (4 Suppl): S5.

[20] Gradishar WJ, Anderson BO, Abraham J, et al. Breast Cancer, Version 3.2020, NCCN Clinical Practice Guidelines in Oncology. J Natl Compr Canc Netw, 2020, 18 (4): 452-478.

病例 22 HER-2 阳性晚期乳腺癌 并发肺结核、肝转移 1 例

杨晓玲 阿不都许库尔·米吉提*

喀什地区第二人民医院

【病史及治疗】

➢ 患者，女性，60 岁，维吾尔族，停经 12 年。

➢ 2017-06 患者发现左侧腋窝一大小为 2.0 cm×1.0 cm 的肿块。

➢ 2018-01 患者左侧腋窝肿块进行性增大，大小为 6.0 cm×6.0 cm。

➢ 2018-01-13 患者于喀什地区第二人民医院行左侧腋窝肿块穿刺活检，病理示左侧腋窝腺癌，考虑为乳腺来源。免疫组织化学结果示 ER（-）、PR（-）、CerbB-2（+++）、Ki-67（50%）。

➢ 2018-01-10 肿瘤标志物示 CA125 9.70 U/ml，CA19-9 14.08 U/ml，CA72-4 0.91 U/ml，CA153 91.92 U/ml↑，CEA 25.01 μg/L↑。

➢ 2018-01-16 胸部、腹部 CT 示左侧腋窝淋巴结融合，大小为 6.5 cm×6.1 cm；左肺上叶继发性肺结核；肝右叶囊性病灶（图 22-1）。

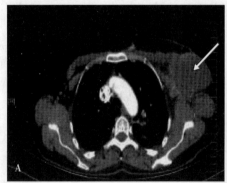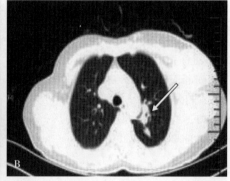

图 22-1 2018-01-16 胸部、腹部 CT

注：A. 箭头指向左侧腋窝融合淋巴结；B. 箭头指向肺病灶

➢ 2018-01-26、2018-02-25 给予患者 TAC（T，多西他赛，100 mg；A，多柔比星，70 mg；C，环磷酰胺，700 mg）方案化疗 2 个疗程。因患者经济条件差，没有给予抗 HER-2 治疗。

➢ 2018-03-20 患者查体见左侧腋窝肿块明显缩小，大小为 2.0 cm×2.0 cm。胸部、腹部 CT 示

* 通信作者，邮箱：1526462935@qq.com

左侧腋窝融合淋巴结缩小，大小为 2.5 cm×2.4 cm；左肺上叶肺结核，并形成空洞；肝右叶囊性病灶缩小（图 22-2）。暂停化疗转至结核病专科医院治疗。

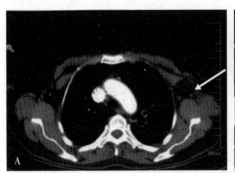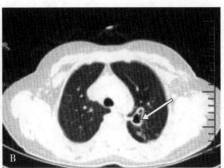

图 22-2　2018-03-20 胸部、腹部 CT

注：A. 箭头指向左侧腋窝融合淋巴结；B. 箭头指向肺病灶

【本阶段小结】

本例患者出现乳腺癌左侧腋窝淋巴结转移，分期为 $cT_1N_2M_0$。按照美国 NCCN 指南，对于肿块直径>5.0 cm 且伴腋窝淋巴结转移者，术前给予新辅助化疗。本例患者因为化疗后出现空洞型肺结核，暂停化疗，转至结核病专科医院治疗。

【病史及治疗续一】

➢ 2018-07-04 肿瘤标志物示 CA125 12.04 U/ml，CA19-9 15.05 U/ml，CA72-4 1.26 U/ml，CA153 69.45 U/ml↑，CEA 26.03 μg/L↑。

➢ 2018-07-04 胸部、腹部 CT 示左侧腋窝融合淋巴结增大，大小为 5.0 cm×3.0 cm；左肺上叶结核有所好转；肝左叶病灶长径为 1.2 cm（图 22-3）。

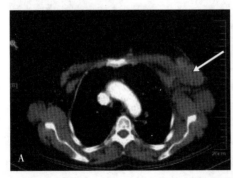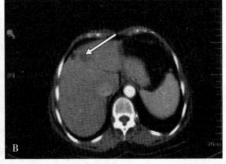

图 22-3　2018-07-04 胸部、腹部 CT

注：A. 箭头指向左侧腋窝融合淋巴结；B. 箭头指向肝病灶

➢ 2018-07-10 患者经多学科会诊，开始行曲妥珠单抗（首次剂量 8 mg/kg，之后 6 mg/kg）+卡培他滨（1.5 g，每天 2 次，口服，第 1~14 天）方案化疗 3 个疗程。

➢ 2018-09-26 胸部、腹部 CT 示左侧腋窝融合淋巴结缩小，大小为 2.0 cm×2.1 cm；肝左叶病灶缩小，长径为 0.9 cm，治疗效果明显（图 22-4）。

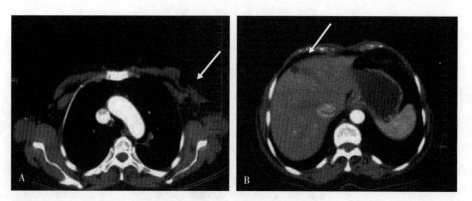

图 22-4　2018-09-26 胸部、腹部 CT
注：A. 箭头指向左侧腋窝融合淋巴结；B. 箭头指向肝病灶

➢ 2018-11-13 肿瘤标志物示 CA125 9.47 U/ml，CA19-9 9.17 U/ml，CA72-4 1.29 U/ml，CA153 11.01 U/ml，CEA 0.99 μg/L。

➢ 2018-11-13 胸部、腹部 CT 示左侧腋窝融合淋巴结略微增大，大小为 2.3 cm×2.0 cm；左肺上叶陈旧性结核；肝右叶囊性病灶缩小（图 22-5）。

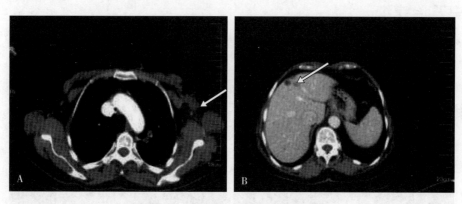

图 22-5　2018-11-13 胸部、腹部 CT
注：A. 箭头指向左侧腋窝融合淋巴结；B. 箭头指向肝病灶

➢ 2019-03-08 患者在全身麻醉下行左侧乳腺癌根治术，术后病理示左侧乳腺经多点取材，未见明显癌组织，切缘阴性；左侧腋窝区域淋巴结癌（3/15 枚）见癌转移。免疫组织化学结果示 CK（+）、E-cad（+）、ER（-）、PR（-）、CerbB-2（+++）、P53（-）、Ki-67（-）。结合常规组织学形态，诊断为左侧腋窝乳腺浸润性导管癌。

➢ 2019-04-03 肿瘤标志物示 CA125 9.77 U/ml，CA19-9 9.46 U/ml，CA72-4 1.06 U/ml，CA153 10.76 U/ml，CEA 0.55 μg/L。

➢ 2019-04-03 胸部、腹部 CT 示左侧乳腺癌术后乳腺缺如；左侧腋窝数枚小淋巴结，最大者大小为 0.4 cm×0.3 cm；左肺上叶陈旧性结核；肝右叶囊性病灶缩小（图 22-6）。

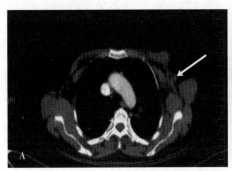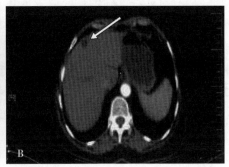

图22-6 2019-04-03胸部、腹部CT

注：A. 箭头指向左侧腋窝小淋巴结；B. 箭头指向肝病灶

> 2019-04-03患者因左侧腋窝淋巴结阳性，术后行辅助放疗，剂量为5000 cGy/25f，治疗顺利。目前，继续给予曲妥珠单抗（6 mg/kg）+卡培他滨（1.5 g，每天2次，口服，第1~14天）方案化疗。

【本阶段小结】

本例患者为老年女性，营养状况差。化疗期间出现活动期肺结核，暂停化疗后，给予抗结核治疗。根据文献报道，晚期乳腺癌患者曲妥珠单抗联合卡培他滨与卡培他滨单药相比，中位OS延长5个月。抗结核治疗结束后，给予本例患者曲妥珠单抗+卡培他滨治疗，待左侧腋窝淋巴结肿块缩小后，行左侧乳腺癌根治术。术后继续给予曲妥珠单抗靶向治疗+卡培他滨单药口服化疗。目前病情稳定。

【专家点评】

本例患者为一例HER-2阳性局部晚期乳腺癌合并肺结核的患者。其接受TAC方案新辅助化疗2个疗程后腋窝淋巴结疗效评价达PR，但因出现空洞型肺结核暂停化疗，抗结核治疗3个月后肺结核得到控制，但腋窝淋巴结再次增大，并出现了肝转移。一线治疗开始行曲妥珠单抗联合卡培他滨，疗效评价为PR。之后对乳腺原发灶进行手术，术后继续给予曲妥珠单抗联合卡培他滨治疗，并补充了放疗。

Ⅳ期乳腺癌原发灶的局部治疗能否为患者带来生存获益是一个饱受争议的问题。随着乳腺癌综合治疗的不断进展，存在远处转移的Ⅳ期乳腺癌患者部分也可获得长期生存。越来越多的学者开始探索对此类患者进行局部姑息性手术切除的价值和意义，探索的治疗策略主要分为：①初始系统性治疗有效，稳定后行局部治疗（手术±放疗）；②初始局部治疗，后续系统性治疗。关于Ⅳ期患者手术切除原发灶可否获益，代表性的2项前瞻性研究分别来自土耳其和印度。土耳其的MF07-01研究提示，短期随访发现，两组的生存率无差异；长期随访后发现，手术治疗组的中位生存显著优于非手术治疗组。该研究的亚组分析提示，肿瘤生物学行为较好的转移性乳腺癌，如HR阳性、HER-2阴性、单发骨转移、年龄<55岁的患者可以从初始手术治疗中得到显著的生存获益。印度的研究提示，初治Ⅳ期患者手术切除组与非手术组的OS无差异。在该研究的亚组分析中，年龄、ER状态、HER-2状态、转移部位及转移部位数目2组无差异。目前，关于原发灶切除是否可以改善Ⅳ期乳腺癌患者的预后，证据仍不足。

近年来，恶性肿瘤的发病率急剧增加，肺结核的发病率在全球，特别是在发展中国家亦有增高趋势。因此，恶性肿瘤合并肺结核的概率增加。我国一项研究报道了 110 例合并肺结核的恶性肿瘤患者，其中肺癌合并肺结核的可能性为 54.4%，其次为淋巴瘤、乳腺癌、结肠癌和白血病。恶性肿瘤合并肺结核可能的原因是患者的免疫力下降，具体机制为：①恶性肿瘤本身抑制机体免疫力；②肿瘤细胞产生免疫抑制因子；③手术、放疗、化疗和激素等抗肿瘤治疗进一步损害了患者的免疫力。恶性肿瘤若经过积极的抗癌或抗感染治疗，患者的病情及肺部影像学表现仍在恶化，要警惕合并肺结核的可能，应采取相应措施，早诊断、早治疗，必要时进行诊断性抗结核治疗。

（复旦大学附属肿瘤医院 王碧芸）

本例患者乳腺内未见明显肿瘤组织，仅在左侧腋窝发现肿块，穿刺病理提示腺癌，乳腺来源可能。同时在病程中合并继发性肺结核，结核好发于上肺尖后段、锁骨上下区及肺下叶背段，包括渗出性病变、增生性病变、空洞病变、结核球及纤维化、钙化。本例患者最初于左肺上叶见斑片结节样致密影，边界不清，结合临床病史考虑为继发性肺结核，随后病灶内出现空洞，抗结核治疗有效，病灶缩小。停止化疗后复查 CT，肝左叶出现类圆形稍低密度影，增强后轻度强化，边界欠光滑、平整，提示肝转移，更换曲妥珠单抗+卡培他滨方案化疗后病灶明显缩小。

（上海交通大学医学院附属仁济医院 成 方）

【指南背景】

1. 2019 年美国 NCCN 指南 对于同时有转移灶和原发灶的乳腺癌患者，首选的治疗方案是系统性治疗。系统性治疗后的姑息性局部治疗用于缓解症状及并发症（如溃疡、出血等）。当患者对全身药物治疗取得很好的疗效、其他转移部位无致命危险且原发灶手术切缘干净时，才可考虑姑息性局部治疗。

2. ABC4 指南 初治Ⅳ期患者局部治疗不增加其总体生存获益，但部分患者如单纯性骨转移患者可能从局部治疗中获益。姑息性手术主要适用于需要缓解症状的患者，应将患者的个人意愿纳入考量。

3.《中国晚期乳腺癌诊治专家共识（2018 版）》 对于初诊Ⅳ期的乳腺癌患者，切除原发灶是否能够获益尚有争议，部分患者可以考虑姑息性手术。目前的证据均来自回顾性研究，存在选择性偏倚，最终结果还有待前瞻性临床试验进一步证实。需加强放疗等局部治疗。

（复旦大学附属肿瘤医院 王碧芸）

【循证背景】

1. MF07-01 研究 该研究来自土耳其，是一项Ⅲ期临床随机对照研究，将入组的 274 例Ⅳ期乳腺癌患者随机分为 2 组，一组先接受局部手术（乳房全切或保乳+前哨淋巴结活检或腋窝淋巴结清扫术，保乳术后常规配合全乳放疗）再联合全身治疗，另一组仅接受全身治疗。结果显示，短期随访（中位 36 个月），2 组生存率无显著差异；而长期随访（中位 40 个月）时发现，局部治疗组具有更好的预后（5 年 OS 率：41.6% $vs.$ 24.4%；中位 OS：46 个月 $vs.$ 37 个月；$HR=0.66$，95% CI：$0.49\sim0.88$，$P=0.005$）。亚组分析进一步提示，对于肿瘤生物学行为较好的转移性乳腺癌患者，如 HR 阳性（$HR=0.64$，$P=0.01$）、HER-2 阴性（$HR=0.64$，$P=0.01$）、年龄<55岁（$HR=0.57$，$P=0.007$）及单一骨转移（$HR=0.67$，$P=0.09$）的患者，可以从初始接受局部治疗中得到显著的生存获益。

2. NCT00193778 研究 该研究入组了 716 例初诊为转移性乳腺癌的患者，其中对于全身治疗有反应（CR 或 PR）的 350 例患者被随机分至接受或不接受局部治疗组。经过中位 23 个月的随访，173 例接受局部治疗与 177 例未接受局部治疗的患者的中位 OS 分别为 19.2 个月和 20.5 个月（$HR=1.04$，95% CI：$0.81\sim1.34$，$P=0.79$）。该研究的结果提示，局部治疗并不能改善转移性乳腺癌患者的生存。亚组分析进一步提示，无论患者的绝经状态、转移负荷、ER 状态和 HER-2 状态如何，均不能从局部治疗中获益。

3. TBCRC-013 研究 该研究是一项来自美国乳腺癌转移研究协会（TBCRC）的多中心前瞻性研究，入组 127 例Ⅳ期乳腺癌患者，其中队列 A 为 112 例初诊Ⅳ期乳腺癌，队列 B 为 15 例原发灶术后 3 个月内复发的患者，所有患者均接受了一线全身治疗。结果显示，队列 A 患者的 3 年 OS 率为 70%，中位 OS 为 69 个月。在 94 例对一线治疗有效的患者中，有 39 例选择了接受原发灶手术，但发现是否手术与预后无关，且在不同亚型中原发灶有无手术预后均相似。在进行 21 基因检测的患者中发现，在 HR 阳性、HER-2 阴性患者中，RS 评分是 TTP（$HR=1.40$，95% CI：$1.05\sim1.86$，$P=0.02$）与 2 年生存率的独立预测因素（$HR=1.83$，95% CI：$1.14\sim2.95$，$P=0.013$）。高 RS 评分是内分泌治疗抵抗的重要指征，高 RS 评分的初治Ⅳ期 HR 阳性患者应选择化疗。以上结果仍需要大型随机临床研究进行验证。

（复旦大学附属肿瘤医院　王碧芸）

【核心体会】

恶性肿瘤若经过积极治疗，患者的病情及肺部影像学表现仍在恶化，要警惕合并肺结核的可能，应采取相应措施，早诊断、早治疗，必要时进行诊断性抗结核治疗。

（复旦大学附属肿瘤医院　王碧芸）

参 考 文 献

[1] 高建飞，赵勇，朱雨泽，等. 恶性肿瘤合并肺结核 110 例临床分析. 实用医学杂志，2006，22（3）：313-314.

[2] Telli ML, Gradishar WJ, Ward JH. NCCN Guidelines Updates：Breast Cancer. J Natl Compr Canc Netw, 2019, 17（5.5）：552-555.

[3] Cardoso F, Senkus E, Costa A, et al. 4th ESO-ESMO International Consensus Guidelines for Advanced Breast Cancer（ABC 4）. Annals of Onocl, 2018, 29（8）：1634-1657.

[4] 中国抗癌协会乳腺癌专业委员会. 中国晚期乳腺癌临床诊疗专家共识（2018 版）. 中华肿瘤杂志，2018，40（9）：703-713.

[5] Soran A, Ozmen V, Ozbas S, et al. Early follow up of a randomized trial evaluating resection of the primary breast tumor in women presenting with de novo stage Ⅳ breast cancer：Turkish study（protocol MF07-01）. Cancer Res, 2013, 34：7324.

[6] Badwe R, Hawaldar R, Nair N, et al. Locoregional treatment versus no treatment of the primary tumour in metastatic breast cancer：an open-label randomised controlled trial. Lancet Oncol, 2015, 16（13）：1380-1388.

[7] King TA, Lyman JP, Gonen M, et al. Prognostic impact of 21-gene recurrence score in patients with stage Ⅳ breast cancer：TBCRC 013. J Clin Oncol, 2016, 34（20）：2359-2365.

[8] von Minckwitz G, du Bois A, Schmidt M, et al. Trastuzumab beyond progression in human epidermal growth factor receptor 2-positive advanced breast cancer：a german breast group 26/ breast international group 03~05 study. J Clin Oncol, 2009, 27（12）：1999-2006.

[9] Bianchini G, Gianni L. The immune system and response to HER2-targeted treatment in breast cancer. Lancet Oncol, 2014, 15（2）：e58-e68.

[10] Carsten D, Silvia DE, Sibylle L, et al. Anti-cancer immune response mechanisms in neoadjuvant and targeted thera-

py. Semin Immunopathol, 2011, 33 (4): 341-351.

[11] Rugo H, Brammer M, Zhang F, et al. Effect of trastuzumab on health-related quality of life in patients with HER2-positive metastatic breast cancer: data from three clinical trials. Clinical Breast Cancer, 2010, 10 (4): 288-293.

病例 23　Luminal B 型乳腺癌术后转移 1 例

许凌云　朱玉兰[*]

常州市第二人民医院

【病史及治疗】

> 患者，女性，41 岁，未停经。既往无基础疾病，否认乳腺癌家族史。

> 2016-03-29 患者因左侧乳腺肿块行左侧乳腺癌改良根治术，病理示左侧乳腺浸润性导管癌，Ⅱ级；脉管侵犯（+），侵及乳头及皮肤；左侧腋窝淋巴结（5/16 枚）见癌转移。免疫组织化学结果示 ER（80%，+，中）、PR（80%，+，中至强）、HER-2（+）、Ki-67（30%~60%，+）、FISH（-）。术后行辅助化疗 8 个疗程，方案为 EC×4-T×4；行术后放疗（左侧胸壁及左侧锁骨上、下区调强放疗，剂量为 5000 cGy/25f）。

> 2017-02 患者行内分泌治疗，方案为戈舍瑞林+阿那曲唑。

> 2018-06 患者自行停止内分泌治疗。2018-11 患者因发现右侧腋窝肿块就诊。

【辅助检查】

> 2018-11-19 乳腺彩超示右侧腋窝见一低回声区，大小为 2.3 cm×1.2 cm，淋巴门欠清，形态不规则；彩色多普勒血流显像示边缘可见血流信号；右侧乳腺 11~12 点钟近乳晕旁见一无回声区，大小为 0.3 cm×0.2 cm，边界清晰。

> 2018-11-19 肺部 CT、颅脑 MRI、全身骨显像及肿瘤标志物未见明显异常。

【病史及治疗续一】

> 2018-11-20 患者行超声引导下右侧腋窝淋巴结穿刺活检，病理示右侧腋窝淋巴结见癌转移。免疫组织化学结果示 ER（>90%，+）、PR（90%，+）、HER-2（+）、FISH（-）、Ki-67（40%）。

> 2018-12-10 给予患者戈舍瑞林+阿那曲唑治疗。

【本阶段小结】

本例患者为绝经前女性，根据术后病理，为高危复发风险。本例患者内分泌治疗不规范，于内分泌治疗 16 个月后自行停药，停药 5 个月后出现右侧腋窝淋巴结转移，暂不能判定为内分泌治疗原发性耐药。目前软组织转移，继续原方案内分泌治疗。

---

[*] 通信作者，邮箱：zhuyulanma@163.com

【病史及治疗续二】

➤ 2019-03 患者出现左侧胸壁皮下结节。

➤ 2019-03-14 乳腺彩超示右侧乳腺见低回声区，伴多个囊性结构；右侧乳腺结节；右侧乳头内侧及下方见软组织水肿；右侧腋窝见肿大淋巴结，大小为 1.5 cm×0.4 cm、0.6 cm×0.3 cm 等。

➤ 2019-03-15 给予患者 NP（N，长春瑞滨；P，顺铂）方案化疗。

➤ 2019-03-28 患者行超声引导下右侧乳腺肿块穿刺活检，病理示右侧乳腺浸润性导管癌，Ⅱ级。免疫组织化学结果示 ER（80%，+，中至强）、PR（<5%，+）、HER-2（+）、FISH（-）、Ki-67（10%）。患者胸部外观见图 23-1。

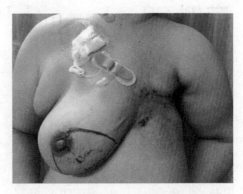

图 23-1　2019-03-28 患者胸部外观

【本阶段小结】

本例患者左侧乳腺癌术后出现左侧胸壁、右侧乳腺、右侧腋窝淋巴结转移。其在内分泌治疗 3 个月后进展，提示可能为原发性内分泌耐药，推荐行戈舍瑞林+哌柏西利+氟维司群，其因经济原因拒绝。给予本例患者化疗，方案为 NP。

【病史及治疗续三】

➤ 2019-04-20 乳腺彩超示右侧乳房皮肤及皮下脂肪组织水肿增厚；右侧乳腺见低回声区；右侧乳腺多发结节（较前次增多）；右侧腋窝肿大淋巴结增大，大小为 1.6 cm×0.4 cm、0.8 cm×0.3 cm 等；左侧胸壁小结节，乳腺癌转移可能。

➤ 2019-04-28 给予患者手术去势+哌柏西利+氟维司群治疗。

➤ 2019-06-06、2019-06-26、2019-07-23 患者复查，病情有所好转，疗效评价为 SD（图 23-2，图 23-3）。

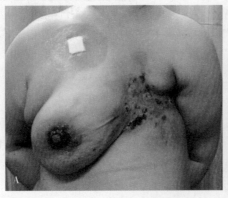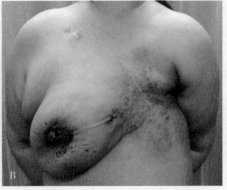

图 23-2　患者胸部外观

注：A. 2019-06-06；B. 2019-07-23

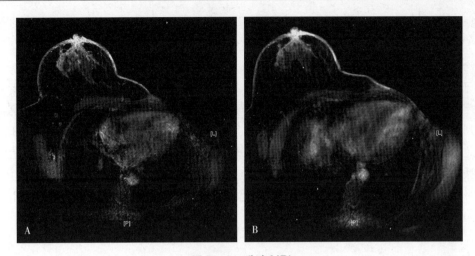

图 23-3 乳腺 MRI

注：A. 2019-06-26；B. 2019-07-23

【本阶段小结】

本例患者解救化疗后疾病进展，PFS 为 1 个月，其对化疗不敏感。对于 HR 阳性、HER-2 阴性乳腺癌患者，根据 PALOMA-3 研究，CDK4/6 抑制药联合氟维司群可以延长 PFS，OS 虽无统计学意义，但也有获益趋势。本例患者为绝经前女性，经过一线内分泌治疗及 1 个疗程解救化疗后，符合 PALOMA-3 研究的入组条件，考虑其复发风险高及经济负担，给予手术去势+哌柏西利+氟维司群治疗，病情有所好转。

本例患者疾病诊疗过程见图 23-4。

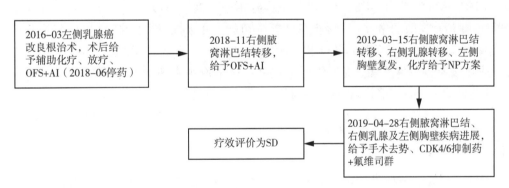

图 23-4 本例患者疾病诊疗过程

【专家点评】

本例患者为 HR 阳性绝经前乳腺癌患者，术后辅助内分泌治疗给予戈舍瑞林+阿那曲唑，其于 16 个月后自行停药，停药 5 个月后发现腋窝淋巴结转移，继续原方案治疗 3 个月后疾病进展，出现右侧乳腺转移及胸壁复发，之后 NP 方案治疗 1 个月后疾病进展，手术去势后改哌柏西利联合氟维司群治疗，疗效评价为 SD。

本例患者有以下几点值得探讨。

1. 本例患者的术后病理提示其为高危的绝经前乳腺癌患者，复发转移的风险较高。辅助内分泌治疗选择戈舍瑞林联合阿那曲唑是合理的选择，而且治疗时长应至少为 5 年，但其在治疗仅 16 个月后自行停药，停药后 5 个月即发生腋窝淋巴结转移。如果其能继续坚持辅助内分泌治疗，可能可以延长复发转移的时间。

2. 对于骨、软组织转移或无症状内脏转移的 HR 阳性、HER-2 阴性晚期乳腺癌患者，可考虑内分泌治疗。本例患者因为辅助内分泌治疗 16 个月后自行停药，停药 5 个月后发生腋窝淋巴结转移，无法判断其对辅助内分泌治疗是否产生耐药，故选择了继续原方案治疗，但治疗 3 个月后疾病进展。此时，本例患者仍可选择内分泌治疗。PALOMA-3 研究提示，在既往内分泌治疗进展的患者中，哌柏西利联合氟维司群对比氟维司群单药可以显著延长患者的 PFS。本例患者虽然因经济原因当时选择 NP 方案治疗 1 个月，但是疾病迅速进展，后选择哌柏西利联合氟维司群治疗仍有获益。

（复旦大学附属肿瘤医院　王碧芸）

【指南背景】

1. 2019 年美国 NCCN 指南　对于 HR 阳性绝经后转移性乳腺癌患者，内分泌治疗可选择非甾体抗炎药、氟维司群 500 mg、他莫昔芬或托瑞米芬、依西美坦、CDK4/6 抑制药联合 AI 或氟维司群、依西美坦/氟维司群/他莫昔芬联合依维莫司等。其中，CDK4/6 抑制药联合 AI 或氟维司群可作为一线内分泌治疗的选择方案。绝经前患者在接受 OFS 后，治疗方案与绝经后患者一致。

2. ABC4 指南　除外具有内脏危象或内分泌耐药的证据，HR 阳性绝经后转移性乳腺癌患者应初始使用内分泌治疗。推荐的内分泌治疗方案包括 AI、他莫昔芬、氟维司群 500 mg 及 AI/氟维司群+CDK4/6 抑制药、AI/他莫昔芬/氟维司群+依维莫司。绝经前患者在接受 OFS 后，治疗方案与绝经后患者一致。但最优的选择顺序尚不得而知，需要参考患者既往的内分泌治疗使用方案、疾病负荷、患者的主观意愿及药物的可及性等进行综合考虑。其中，CDK4/6 抑制药联合 AI 或氟维司群作为优先推荐方案。

3.《中国临床肿瘤学会（CSCO）乳腺癌诊疗指南（2019. V1）》　对于绝经后 HR 阳性晚期乳腺癌既往 AI 治疗失败的患者，Ⅰ级推荐为氟维司群，Ⅱ级推荐为甾体 AI 联合依维莫司（限非甾体 AI 治疗失败的患者）、氟维司群联合 CDK4/6 抑制药，Ⅲ级推荐换用另一种作用机制的 AI、他莫昔芬或托瑞米芬、孕激素。对于绝经前患者，可采取手术切除卵巢或其他有效的 OFS 方案（药物包括戈舍瑞林、亮丙瑞林），随后遵循绝经后患者的内分泌治疗方案。

（复旦大学附属肿瘤医院　王碧芸）

【循证背景】

PALOMA-3 研究是一项Ⅲ期随机、双盲、平行、国际多中心研究，入组人群为 521 例绝经前/围绝经期/绝经后既往内分泌治疗进展的 HR 阳性、HER-2 阴性晚期乳腺癌患者，按 2∶1 的比例随机分配接受氟维司群联合哌柏西利（347 例）和氟维司群+安慰剂（174 例）。该研究于 2016 年在 *Lancet Oncol* 上公布了 PFS 结果，提示哌柏西利的加入将中位 PFS 从 4.6 个月延长至 9.5 个月（$HR=0.46$，$P<0.0001$）。该研究于 2018 年在《新英格兰医学杂志》上公布了 OS 结果，提示氟维司群联合哌柏西利组与氟维司群单药组相比，OS 在总人群中并未达到统计学差异，但联合组较单药组 OS 延长 6.9 个月，具有临床意义。在既往内分泌治疗敏感的亚组人群中，哌柏西利+氟维司群对比氟维司群，中位 OS 分别为 39.7 个月（95% *CI*：34.8~45.7）和 29.7 个月（95% *CI*：23.8~37.9），$HR=0.72$（95% *CI*：0.55~0.94），OS 显著延长了 10 个月。另外，氟维司群联合哌柏西利还可以显著改善化疗延迟时间（17.6 个月，95% *CI*：15.2~19.7），对比氟维

司群的8.8个月（95% *CI*：7.3~12.7），*HR*=0.58（95% *CI*：0.47~0.73，*P*<0.001），这对患者来说也是有获益的。

（复旦大学附属肿瘤医院　王碧芸）

【核心体会】

辅助内分泌治疗应该遵医嘱完成，不应轻易停药。CDK4/6抑制药联合氟维司群在既往内分泌治疗进展的患者中有效。

（复旦大学附属肿瘤医院　王碧芸）

参 考 文 献

[1] Turner NC, Slamon DJ, Ro J, et al. Overall survival with palbociclib and fulvestrant in advanced breast cancer. N Engl J Med, 2018, 379：1926-1936.

[2] Gradishar WJ, Anderson BO, Abraham J, et al. Breast Cancer, Version 3.2020, NCCN Clinical Practice Guidelines in Oncology. J Natl Compr Canc Netw, 2020, 18（4）：452-478.

[3] Cardoso F, Senkus E, Costa A, et al. 4th ESO-ESMO International Consensus Guidelines for Advanced Breast Cancer （ABC 4）. Ann Oncol, 2018, 29（8）：1634-1657.

[4] 中国临床肿瘤学会指南工作委员会. 中国临床肿瘤学会（CSCO）乳腺癌诊疗指南（2019. V1）. 北京：人民卫生出版社, 2019.

[5] Turner NC, Ro J, Andre F, et al. Palbociclib in hormone-receptor-positive advanced breast cancer. N Engl J Med, 2015, 373：209-219.

病例 24　新辅助化疗前后 HER-2 由阴转阳 1 例

许凌云　朱玉兰*

常州市第二人民医院

【病史及治疗】

➤ 患者，女性，34 岁，未停经。既往无基础疾病，否认乳腺癌家族史。

➤ 2019-03 患者因"发现右侧乳腺肿块 1 个月余"就诊。查体示右侧乳腺外上象限可扪及一肿块，大小为 6.0 cm×5.5 cm，质地硬，边界不清，活动度差；右侧腋窝可扪及数枚肿大淋巴结，最大者长径约 2.0 cm，相互融合，边界不清，活动度差；左侧腋窝及双侧锁骨上未扪及明显肿大淋巴结。

【辅助检查】

➤ 2019-03-21 乳腺彩超示右侧乳腺多发肿块（9 点钟距乳晕 1.5 cm 处，大小为 3.5 cm×1.2 cm×2.7 cm；9~10 点钟腺体边缘处，大小为 1.9 cm×1.7 cm×1.6 cm 和 1.5 cm×1.3 cm×1.3 cm）；右侧腋窝肿大淋巴结，大小为 2.2 cm×1.4 cm、1.8 cm×0.6 cm 等；双侧锁骨上及左侧腋窝未见明显肿大淋巴结。

➤ 2019-03-21 乳腺钼靶示右侧乳腺外上象限非对称性致密影伴钙化，BI-RADS 分级为 4C 级（图24-1）。

➤ 2019-03-25 乳腺 MRI 示右侧乳腺外上象限多发肿块，伴右侧腋窝肿大淋巴结，考虑恶性可能大，BI-RADS 分级为 5 级（图24-2）。

➤ 2019-03-25 颅脑、肺部 CT，腹部 B 超，骨 ECT 未见异常。

➤ 2019-03-26 患者行 B 超引导下右侧乳腺肿块及右侧腋窝肿大淋巴结穿刺活检。右侧乳腺肿块病理示浸润性导管癌，Ⅱ级；免疫组织化学结果示 ER（95%，+）、PR（10%，+）、HER-2（++）、Ki-67（40%，+）、FISH（-）。右侧腋窝肿大淋巴

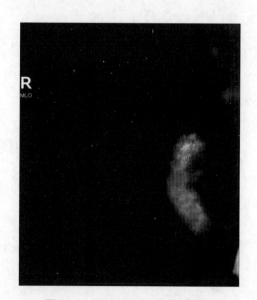

图 24-1　2019-03-21 乳腺钼靶

* 通信作者，邮箱：zhuyulanma@163.com

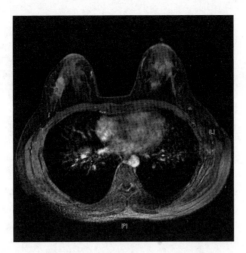

图 24-2　2019-03-21 乳腺 MRI

结病理示乳腺癌转移；免疫组织化学结果示 ER（90%，+，强）、PR（5%，+，中）、HER-2（++）、Ki-67（50%，+）。

【病史及治疗续一】

> 2019-04-1 给予患者新辅助化疗，拟定 TEC（T，多西他赛；E，表柔比星；C，环磷酰胺）方案 6 个疗程。

【本阶段小结】

本例患者为 Luminal B 型乳腺癌，病理示浸润性导管癌，乳腺彩超示多个病灶，紧密相邻，病灶长径超过 5.0 cm，考虑行新辅助化疗。本例患者 HER-2 阴性，右侧乳腺原发灶及右侧腋窝淋巴结肿瘤负荷大，给予新辅助化疗，拟行 TEC 方案 6 个疗程。

【病史及治疗续二】

> 2019-04-09 第 1 个疗程前，乳腺彩超示右侧乳腺多发肿块（9 点钟距乳晕 1.5 cm 处，大小为 3.5 cm×1.2 cm×2.7 cm；9~10 点钟腺体边缘处，大小为 1.9 cm×1.7 cm×1.6 cm 和 1.5 cm×1.3 cm×1.3 cm）；右侧腋窝肿大淋巴结，大小为 2.2 cm×1.4 cm、1.8 cm×0.6 cm 等。2019-04-29 第 2 个疗程前，乳腺彩超示右侧乳腺多发肿块（9 点钟距乳晕 1.5 cm 处，大小为 3.1 cm×1.3 cm×2.4 cm；9~10 点钟腺体边缘处，大小为 1.7 cm×1.3 cm×1.3 cm 和 1.0 cm×1.0 cm×1.2 cm）；右侧腋窝肿大淋巴结，大小为 2.3 cm×1.5 cm、1.5 cm×0.6 cm，疗效评价为 SD。2019-05-20 第 3 个疗程前，乳腺彩超示右侧乳腺多发肿块（9 点钟距乳晕 1.5 cm 处，大小为 2.9 cm×1.1 cm×1.8 cm；9~10 点钟腺体边缘处，大小为 1.5 cm×1.2 cm×1.3 cm 和 1.0 cm×0.8 cm×1.1 cm）；右侧腋窝肿大淋巴结，大小为 2.4 cm×1.3 cm、0.7 cm×0.4 cm，疗效评价为 SD。2019-06-10 第 4 个疗程前，乳腺彩超示右侧乳腺多发肿块（9 点钟距乳晕 1.5 cm 处，大小为 2.8 cm×1.0 cm×2.0 cm；9~10 点钟腺体边缘处，大小为 1.1 cm×0.8 cm×1.1 cm 和 0.8 cm×0.8 cm×1.0 cm）；右侧腋窝肿大淋巴结，大小为 2.0 cm×1.0 cm、1.1 cm×0.5 cm，疗效评价为 SD。

> 2019-05-28 乳腺 MRI 示右侧乳腺肿块较前缩小，疗效评价为 SD（图 24-3）。

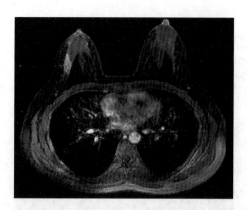

图 24-3　2019-05-28 乳腺 MRI

【本阶段小结】

本例患者新辅助化疗后以乳腺彩超和乳腺 MRI 进行疗效评价，3 个疗程 TEC 方案后疗效评价为 SD，属于可手术的 HR 阳性、HER-2 阴性乳腺癌，考虑其对新辅助化疗敏感性较低，且从更换新辅助化疗方案中获益的可能性也较低，根据《中国临床肿瘤学会（CSCO）乳腺癌诊疗指南（2019.V1）》及《中国乳腺癌新辅助治疗专家共识（2019 年版)》，给予其手术治疗。

【病史及治疗续三】

➤ 2019-06-14 患者行右侧乳腺癌改良根治术，术后病理示右侧乳头及各基底切缘均呈阴性，以高级别导管内癌为主，可见散在伴有退变的浸润性癌病灶（约 5%，最大者长径约 1 mm）。Miller Payne 分级为 4 级。右侧乳腺免疫组织化学结果示 ER（++）、PR（散在个别，+）、HER-2（+）、Ki-67（10%，+）。右侧腋窝淋巴结（1/25 枚）见癌转移。转移性淋巴结及阴性淋巴结均未见化疗反应改变。右侧腋窝淋巴结免疫组织化学结果示 ER（90%，+，强）、PR（-）、HER-2（++）、Ki-67（5%，+）、FISH（+）。

【本阶段小结】

本例患者术后病理示右侧乳腺癌原发灶对新辅助化疗反应敏感，Miller Payne 分级为 4 级，但右侧腋窝肿大淋巴结对新辅助化疗无反应且呈 FISH（+），不排除肿瘤异质性可能。APHINITY 研究显示，曲妥珠单抗+帕妥珠单抗双靶向治疗明显降低乳腺癌的复发风险（达 19%），淋巴结阳性亚组的获益更明显。本例患者术后诊断为 HR 阳性、HER-2 阳性乳腺癌，右侧腋窝肿大淋巴结阳性，根据上述研究，术后给予曲妥珠单抗+帕妥珠单抗+多西他赛治疗。

【专家点评】

本例患者为 1 例初发的 $cT_3N_2M_0$ ⅢA 期乳腺癌患者，乳腺癌原发灶的分子分型为 Luminal B 型，接受了 3 个疗程 TEC 方案新辅助化疗后肿瘤未见明显退缩，予以手术。术后病理提示，乳腺病灶 Miller Payne 分级 4 级，浸润灶最大者长径约 1 mm，右侧腋窝淋巴结（1/25 枚）见癌转移，未达到 pCR。后续拟进行曲妥珠单抗+帕妥珠单抗+多西他赛的辅助治疗。

本例患者有以下几点需要讨论。

1. 本例患者新辅助化疗前的穿刺活检病理示原发灶为 Luminal B 型、FISH（−），而同侧腋窝转移的淋巴结 HER-2（++），却未行 FISH 检测，应补充，可能在治疗前就存在原发灶和转移的腋窝淋巴结 HER-2 表达不一致的情况。特别是新辅助化疗疗效不佳时，更应考虑分子分型的准确性。

2. 根据既往文献报道，乳腺癌原发灶与同侧腋窝淋巴结转移灶的 HER-2 存在一定的不一致率，原发灶 HER-2 阴性、腋窝淋巴结转移灶 HER-2 阳性在不同文献中的发生率为 2.8%~8.7%，可能与肿瘤的异质性及新辅助治疗等因素有关。对于这部分患者，尽管人数较少，多数文献建议按照 HER-2 阳性乳腺癌处理。

3. 对于新辅助化疗的疗效评价，应重视早期疗效的评价和判断。多个国内外指南推荐，每个疗程结束后对患者进行查体，2 个疗程后进行相关影像学检查，包括乳腺 MRI 等，如果 2 个疗程后疗效不佳，应及时调整治疗策略，以免肿瘤进展而延误手术时机。本例患者在 2 个疗程结束时就应进行相应的疗效评价而不应等到第 3 个疗程。TEC 方案治疗后肿瘤未见明显缩小，考虑治疗效果不佳，应及时更换治疗方案或直接手术。若新辅助化疗前转移的腋窝淋巴结为 HER-2 阳性，可以联合抗 HER-2 靶向治疗，如曲妥珠单抗联合帕妥珠单抗，以增强疗效。

4. 本例患者的辅助治疗按照高危 HER-2 阳性早期乳腺癌进行，曲妥珠单抗联合帕妥珠单抗的双靶向辅助治疗可减少高危患者的复发风险。建议本例患者术后行多西他赛+曲妥珠单抗+帕妥珠单抗 1 个疗程后，曲妥珠单抗+帕妥珠单抗辅助治疗 1 年。由于奈拉替尼的不可及性，目前不考虑在常规抗 HER-2 靶向治疗后再加用奈拉替尼的强化治疗。化疗结束后可进行局部放疗和 AI+OFS 的辅助内分泌治疗。

（复旦大学附属肿瘤医院　王碧芸）

本例患者为年轻的乳腺癌患者，术前行穿刺活检，后给予新辅助化疗，3 个疗程后行右侧乳腺癌改良根治术，术后给予双靶向治疗。整个诊治流程合理，给予的治疗决策符合当时临床的实际需求，属于规范化的诊治，但由于疾病本身的复杂性，仍有值得探讨和借鉴之处。

1. 术前诊断分期　术前穿刺病理结合明确的影像学检查，术前分期至少应为 $pT_3N_1M_0$，临床分期至少为ⅢA，符合新辅助化疗的指征。

2. 术前病理诊断　由于是多发肿块融合，穿刺应注明多点穿刺，不同肿块之间可能存在异质性，最大限度地提高穿刺评估的准确性；腋窝淋巴结免疫组织化学结果示 HER-2（++），并没有行 FISH 检测，可能是由于样本量的问题而未能进行，术后病理示腋窝淋巴结 HER-2（++）、FISH 阳性，对术后治疗方案的选择产生了一定影响。本例患者是否由阴转阳也是未知的。

3. 疗效评价　本例患者通过超声和 MRI 进行评估，超声结果示 SD，MRI 结果也示 SD。由于不同分子亚型的乳腺癌行新辅助化疗存在不同的退缩模式，应仔细观察 MRI 的影像学变化，有可能发现肿块的退缩特征，结合术后的病理分析，发生变化的可能性是存在的，当然这种评估也取决于影像学科室的实际情况。另外，肿块的触诊是否有变化、和周围组织的界限等也可作为临床参考。

4. 术后病理诊断　与术前相比，Ki-67 指数变化显著，腋窝淋巴结增生指数由 50% 降为 5%，这种情况可与病理科医师沟通，复核一下病理形态是否有早期变化。另外，Ki-67 的结果无须在具体的百分数后再附加号。

5. 新辅助方案的选择　依据原有判断，给予 TEC 化疗方案，选择合理；按 3 个疗程后的疗效评价给予手术治疗也符合个体化治疗决策。实际上，对于可手术乳腺癌的新辅助治疗，可个体化考量，按照 GeparTrio 研究的思路，可更换新辅助治疗方案，也可先手术，后续根据术后病理情况给予治疗。本例患者先手术后发现术后病理发生明显变化，决策选择比较好。

6. 后续治疗方案 由于术后腋窝淋巴结 FISH 检测示 HER-2 阳性，采用化疗联合双靶向治疗是可以的。和 APHINITY 研究略有不同，本例患者为新辅助化疗后且完成预设的整个化疗方案后早期进入内分泌治疗联合靶向治疗。

7. 年轻乳腺癌 按照乳腺癌专家组建议，对于年轻乳腺癌，应考虑给予 *BRCA* 基因检测。

（哈尔滨医科大学附属第二医院　张建国）

【指南背景】

1. 2019 年美国 NCCN 指南（第 3 版） 对于 HER-2 阳性早期乳腺癌，推荐 AC-TH（蒽环类药物联合环磷酰胺序贯紫杉类药物联合曲妥珠单抗）方案、AC-TPH（蒽环类药物联合环磷酰胺序贯紫杉类药物联合曲妥珠单抗和帕妥珠单抗）方案、TCbH（多西他赛和卡铂联合曲妥珠单抗）方案、TCbPH（多西他赛和卡铂联合曲妥珠单抗和帕妥珠单抗）方案等作为 HER-2 阳性乳腺癌患者的辅助治疗方案。对于 ER 阳性、HER-2 阳性患者，可考虑在含曲妥珠单抗方案治疗结束后增加辅助奈拉替尼进一步降低复发风险。

2.《中国抗癌协会乳腺癌诊治指南与规范（2019 年版）》 在新辅助治疗进行期间应重视疗效的判断和预测，特别是早期疗效的评估和判断（2 个疗程），早期评估为疗效不佳的患者，建议进行多学科讨论，决定后续的全身治疗和（或）局部治疗措施。对于可手术的患者，2 个疗程后疗效不佳应及时调整治疗策略，谨慎更换药物方案或尽早改行外科手术治疗，避免无效治疗致肿瘤进展。对于 HER-2 阳性乳腺癌，辅助治疗推荐 AC-T（蒽环类药物联合环磷酰胺序贯紫杉类药物）方案+抗 HER-2 治疗、TCb（多西他赛联合卡铂）方案+抗 HER-2 治疗。抗 HER-2 治疗主要包括曲妥珠单抗和帕妥珠单抗。对于 HER-2 阳性的高危患者，如淋巴结阳性和 HR 阴性，推荐辅助帕妥珠单抗+曲妥珠单抗双靶向治疗联合化疗。对于Ⅱ～Ⅲ期 HR 阳性、HER-2 阳性乳腺癌患者，抗 HER-2 靶向治疗后增加辅助奈拉替尼能进一步降低复发风险。

（复旦大学附属肿瘤医院　王碧芸）

【循证背景】

1. NSABP B-31 & NCCTG N9831 联合分析 NSABP B-31 & NCCTG N9831 联合分析证实了曲妥珠单抗加入后的疗效，联合曲妥珠单抗的 AC-TH 组与单纯行辅助化疗的 AC-T 组相比，DFS 及 OS 都明显延长，复发风险降低了 48%（$HR=0.52$，$P<0.001$），死亡风险降低了 39%（$HR=0.61$，$P=0.001$），均具有统计学意义。

2. BCIRG 006 研究 该研究共入组 3222 例 HER-2 阳性早期乳腺癌患者，随机分成 3 组，即 4 个疗程 AC（多柔比星+环磷酰胺）序贯 4 个疗程 T（多西他赛），同样的化疗方案联合曲妥珠单抗 1 年，以及 TCb（多西他赛+卡铂）6 个疗程联合曲妥珠单抗 1 年。结果显示，与 AC-T 组相比，加用曲妥珠单抗治疗的 AC-TH 组和 TbCH 组，患者的 5 年 DFS 率（84% *vs.* 75%，$HR=0.64$，$P<0.001$；81% *vs.* 75%，$HR=0.75$，$P=0.04$）及 5 年的 OS 率（92% *vs.* 87%，$HR=0.63$，$P<0.001$；91% *vs.* 87%，$HR=0.77$，$P=0.038$）均明显提高。同时，加用曲妥珠单抗治疗的 AC-TH 组和 TCbH 组，患者的 5 年 DFS 率和 5 年的 OS 率相似。

3. APHINITY 研究 该研究入组 4805 例患者，包括我国 558 例患者，对比了曲妥珠单抗+帕妥珠单抗+化疗（双靶向组）与曲妥珠单抗+化疗（对照组）的疗效与安全性。2019 年，SABCS 大会公布了该研究 6 年长期随访的数据（中位随访 74.3 个月）。结果显示，双靶向组和对照组 6 年 iDFS 率为 90.6% 和 87.8%，绝对差值为 2.8%（$HR=0.76$，95% CI：0.64～0.91，$P=0.0031$），双靶向组复发或死亡风险降低了 24%；双靶向组和对照组的 6 年 OS 率分别为 94.8% 和

93.9%，绝对差值为 0.9%（*HR*=0.85，95% *CI*：0.67~1.07，*P*=0.17）。亚组分析显示，在淋巴结阳性亚组中，双靶向组和对照组的 6 年 iDFS 率为 87.9% 和 83.4%，绝对差值进一步扩大为 4.5%；HR 阳性亚组的复发或死亡风险降低 27%，HR 阴性亚组的复发或死亡风险降低 17%。2 组均未观察到新的心脏安全性事件。

（复旦大学附属肿瘤医院　王碧芸）

1. GeparTrio 研究　新辅助化疗给予 2 个疗程 TAC 方案后，对于疗效评价无缓解的人群，维持原方案 4 个疗程或换方案 4 个疗程。结果显示，在无缓解的人群中，特别是 ER 阳性人群，换方案后 DFS 改善。

2. APHINITY 研究　HER-2 阳性乳腺癌患者能够从曲妥珠单抗联合帕妥珠单抗的治疗中获益，特别是腋窝淋巴结阳性的人群。

3. NeoSphere 研究、TRYPHAENA 研究　HER-2 阳性乳腺癌患者新辅助治疗方案可选择双靶向联合化疗。

（哈尔滨医科大学附属第二医院　张建国）

【核心体会】

在新辅助治疗进行期间应重视疗效的判断和预测，2 个疗程就应进行客观的影像学评估。曲妥珠单抗联合帕妥珠单抗的双靶向辅助治疗能进一步降低高危 HER-2 阳性早期乳腺癌患者的复发风险。

（复旦大学附属肿瘤医院　王碧芸）

术前的病理评估和新辅助治疗过程中的评估的准确性非常重要，根据不同的分子亚型选择不同的新辅助治疗方案，新辅助治疗后根据病理结果决定下一步的治疗。

（哈尔滨医科大学附属第二医院　张建国）

参 考 文 献

[1] Rossi S, Basso M, Strippoli A, et al. Hormone receptor status and HER2 expression in primary breast cancer compared with synchronous axillary metastases or recurrent metastatic disease. Clin Breast Cancer, 2015, 15（5）: 307-312.

[2] Yao ZX, Lu LJ, Wang RJ, et al. Discordance and clinical significance of ER, PR, and HER2 status between primary breast cancer and synchronous axillary lymph node metastasis. Medical Oncology, 2014, 31（1）: 798.

[3] Zambelli A, Pappagallo G, Marchetti P. Adding pertuzumab to adjuvant therapy for high-risk HER2-positive early breast cancer in APHINITY: a GRADE analysis. J Comp Eff Res, 2020, 9（6）: 423-430.

[4] von Minckwitz G, Procter M, de Azambuja E, et al. Adjuvant pertuzumab and trastuzumab in early HER2-positive breast cancer. N Engl J Med, 2017, 377（2）: 122-131.

[5] Perez EA, Romond EH, Suman VJ, et al. Four-year follow-up of trastuzumab plus adjuvant chemotherapy for operable human epidermal growth factor receptor 2-positive breast cancer: joint analysis of data from NCCTG N9831 and NSABP B-31. J Clin Oncol, 2011, 29（25）: 3366-3373.

[6] Slamon D, Eiermann W, Robert N, et al. Adjuvant trastuzumab in HER2-positive breast cancer. N Engl J Med, 2011, 365（14）: 1273-1283.

[7] 中国抗癌协会乳腺癌专业委员会. 中国抗癌协会乳腺癌诊治指南与规范（2019 年版）. 中国癌症杂志, 2019, 29（8）: 609-679.

病例 25　1 例 HR 阳性、HER-2 阳性乳腺癌患者的全程诊疗

梁　燕　齐晓伟*

陆军军医大学第一附属医院（重庆西南医院）

【病史及治疗】

➤ 患者，女性，47 岁，未绝经，月经规律，无一级亲属患乳腺癌或卵巢癌。

➤ 2014-05 患者因发现"右侧乳腺肿块 1 个月"初次入院。查体示右侧乳腺 11~12 点钟方向距乳晕 2.0 cm 处可扪及大小为 3.5 cm×3.0 cm 的肿块，质地硬，边界不清，活动度欠佳，与皮肤及胸壁无粘连，表面皮肤无红肿破溃，无橘皮征及卫星结节，双侧腋窝及锁骨上未触及肿大淋巴结。

➤ 2014-05 乳腺超声示右侧乳腺 11~12 点钟方向距乳头 2.0 cm 处见大小为 3.1 cm×2.2 cm 的低回声区，边界欠清，其内可见点状强回声；彩色多普勒血流成像示其内可见点状血流信号；BI-RADS 分级为 4B 级，怀疑乳腺癌；右侧腋窝，双侧锁骨上、下区，胸骨旁未探及明显肿大的淋巴结（图 25-1）。

图 25-1　2014-05 乳腺超声

➤ 2014-05 乳腺钼靶示右侧乳腺外上象限可见团块状高密度影，边界不清，其内见沙砾样钙化，BI-RADS 分级为 4C 级，考虑乳腺癌可能性大；左侧乳腺 BI-RADS 分级为 0 级（图 25-2）。

➤ 2014-05 乳腺 MRI 示右侧乳腺外上象限见大小为 3.0 cm×2.4 cm×2.1 cm 的团块影，距皮下

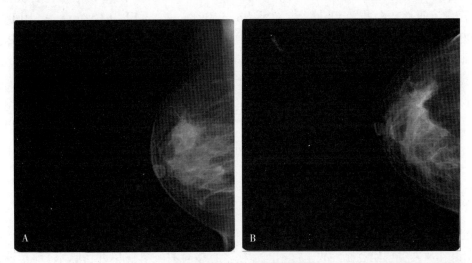

图 25-2　2014-05 乳腺钼靶

注：A. 右内外侧斜位；B. 右头尾位

约 1.3 cm，形态不规则，边缘分叶，可见棘状突起，增强后病灶早期强化，时间-信号强度曲线呈流出型；BI-RADS 分级为 5 级，乳腺癌可能性大；左侧乳腺未见占位；双侧腋窝未见明显肿大的淋巴结（图 25-3）。

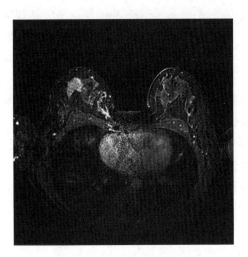

图 25-3　2014-05 乳腺 MRI

➢ 2014-05 患者行右侧乳腺肿块穿刺活检，病理示右侧乳腺浸润性导管癌。免疫组织化学结果示 ER（20%，++）、PR（-）、HER-2（++）、Ki-67（5%，+）。FISH 示 HER-2 阳性。全身检查未见远处转移。临床诊断为右侧乳腺浸润性导管癌，分期为 $cT_2N_0M_0$ Ⅱa 期，分型为 Luminal B 型（HER-2 阳性）。

➢ 2014-05 患者行右侧乳房单纯切除术+前哨淋巴结活检术。前哨淋巴结示踪方法选择核素+亚甲蓝双染色法。术中冷冻前哨淋巴结 2 枚、非前哨淋巴结 2 枚，均未见癌组织。术后病理（大体标本）示距乳头约 2.0 cm 处见大小为 3.0 cm×2.0 cm×2.0 cm 的灰褐色肿块，右侧乳腺浸润性导管癌，Ⅲ级。免疫组织化学结果示 ER（60%，++）、PR（10%，+）、HER-2（++）、Ki-67（10%，+）。FISH 示 HER-2 扩增阳性。皮肤切缘未见癌组织。前哨淋巴结（1/2 枚）见癌微转移，非前哨淋巴结（0/2 枚）未见癌转移。术后诊断为右侧乳腺浸润性导管癌，分期为 $pT_2N_1miM_0$ Ⅱ b 期，分型为 Luminal B 型（HER-2 阳性）。

➢ 2014-05 给予患者术后综合治疗：①EC×4-TH×4（E，表柔比星，90 mg /m^2；C，环磷酰胺，600 mg/m^2；序贯 T，多西他赛，90 mg/m^2；H，曲妥珠单抗，首次剂量 8 mg/kg，之后 6 mg/kg，完成 1 年）方案化疗及曲妥珠单抗靶向治疗。②放疗靶区为腋窝+锁骨上、下区，剂量为 50Gy/25f。③内分泌治疗给予他莫昔芬 5 年。④定期随访。

【本阶段小结】

本例患者为绝经前女性，属于早期可手术的乳腺癌患者，分型为 Luminal B 型（HER-2 阳性），因无保乳及乳房重建意愿，故未行术前治疗，直接行右侧乳房单纯切除术+前哨淋巴结活检术。术中冷冻标本示前哨淋巴结无转移，但术后病理示前哨淋巴结（1/2 枚）见微转移。因此，针对其术后前哨淋巴结微转移的处理需进一步分析。

ACOSOG Z0011 研究、IBCSG 23-01 研究和 AMAROS 研究（Ⅲ期）均探索在分期为 N$_0$ 期的乳腺癌患者中安全减免前哨淋巴结活检阳性后的腋窝淋巴结清扫，相关结果为这部分患者的腋窝处理提供了新的选择。

1. ACOSOG Z0011 研究 该研究共入组 891 例 cT$_{1-2}$、cN$_0$、1~2 枚前哨淋巴结阳性（含微转移和孤立肿瘤细胞转移）的保乳术后患者，其中 446 例接受腋窝淋巴结清扫，445 例仅接受前哨淋巴结活检。结果显示，2 组近 10 年的腋窝淋巴结累积复发率分别仅为 0.5% 和 1.5%。基于上述结果，美国 NCCN 指南建议，对于 T$_{1-2}$、1~2 枚前哨淋巴结阳性、保乳术后、接受全乳放疗且无术前治疗的患者，可免除腋窝淋巴结清扫。本例患者行右侧乳房单纯切除术，不适合使用本研究的结果。

2. IBCSG 23-01 研究 该研究于 2001-04 至 2010-02 共入组 931 例肿瘤直径 ≤5.0 cm、≥1 枚前哨淋巴结微转移的乳腺癌患者，其中 464 例接受腋窝淋巴结清扫，467 例仅接受前哨淋巴结活检。中位 5 年的随访结果显示，腋窝淋巴结清扫组和单纯前哨淋巴结活检组在 5 年 DFS、OS 方面均相近，2 组分别有 1 例和 5 例出现腋窝复发。该研究特点：①99% 的患者仅有 1~2 枚前哨淋巴结微转移；②92% 的患者肿瘤直径<3.0 cm；③91% 的患者为保乳术后；④96% 的患者接受了包括化疗和内分泌治疗在内的全身治疗。本例患者不完全满足该研究的入组条件。

3. AMAROS 研究（Ⅲ期） 该研究共纳入 1425 例肿瘤直径<5.0 cm、cN$_0$ 期、前哨淋巴结阳性（包含宏转移、微转移及孤立肿瘤细胞）的乳腺癌患者，其中 744 例接受腋窝淋巴结清扫，681 例接受腋窝放疗，2 组前哨淋巴结宏转移分别为 442（59%）例和 419（62%）例。按照该研究的治疗方案，腋窝淋巴结清扫组接受全乳放疗，腋窝放疗组接受腋窝和锁骨上、下区放疗。结果显示，腋窝淋巴结清扫组和腋窝放疗组的 5 年 DFS、OS 和腋窝淋巴结复发率均相近；腋窝放疗组的 5 年上肢淋巴水肿的发生率明显低于腋窝淋巴结清扫组。因此认为，对于 cN$_0$ 期且前哨淋巴结阳性的早期乳腺癌患者，腋窝放疗是腋窝淋巴结清扫的安全替代。

由于本例患者的信息更多地符合 AMAROS 研究（Ⅲ期）的条件，故基于循证医学证据、患者的疾病特点及职业需要（本例患者的职业为司机，对上肢功能要求极高），未再进行腋窝清扫，而用放疗替代。

此外，术后根据本例患者的分子分型，给予 EC-T 方案化疗、曲妥珠单抗靶向治疗及内分泌治疗，并定期随访。

【病史及治疗续一】

➤ 2015-01 至 2018-12 患者每半年定期复查，未见局部及远处转移，继续行他莫昔芬内分泌治疗。

➤ 2019-04-25 胸部 CT 示右侧胸壁未见明显复发征象；右侧腋窝未见肿大淋巴结；右肺上叶前段、下叶背段结节，左肺上叶前段小结节，结合病史考虑转移瘤可能性大（图 25-4）。

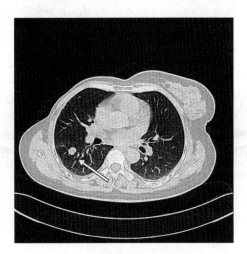

图 25-4　2019-04-25 胸部 CT
注：箭头指向肺部结节

➤ 2019-04-29 全身 PET-CT 示乳腺癌综合治疗后，出现右侧胸壁术后改变，术区未见明显肿瘤复发征象；左肺上叶前段、右肺上叶前段、右肺下叶背段及后基底段结节影，部分 FDG 摄取，考虑转移。脑 FDG-PET 显像及颅脑 CT 未见异常。

➤ 2019-04-29 患者行 CT 引导下右肺结节穿刺活检，病理示穿刺组织中见癌浸润，符合乳腺癌转移。免疫组织化学结果示 ER（80%，++）、PR（10%，+）、HER-2（乳腺）（+++）、Ki-67（40%）。患者无症状，查体及影像学检查未见胸部及区域淋巴结转移征象。ECOG 评分为 1 分。诊断为右侧乳腺癌术后肺转移。治疗给予化疗+靶向治疗。方案为 TXH（T，多西他赛，75 mg/m², 第 1 天，每 21 天 1 次；X，卡培他滨，1000 mg/m², 口服，每天 2 次，第 1~14 天；H，曲妥珠单抗，首次剂量 8 mg/kg，之后 6 mg/kg，第 1 天）。

➤ 2019-07-06 2 个疗程后复查，胸部 CT 示右肺上叶前段、下叶背段结节及左肺上叶前段小结节，较前减小（2019-04-25）（图 25-5）。疗效评价为 PR，继续 TXH 方案治疗。

【本阶段小结】

本例患者停止化疗及靶向治疗后 4 年出现肺转移，转移灶仍然为 HR 阳性、HER-2 过表达，故给予晚期一线抗 HER-2 治疗。根据国内外相关指南，本例患者仍可接受以曲妥珠单抗为基础的治疗。根据 CLEOPATRA 研究的结果，目前国际上 HER-2 阳性晚期乳腺癌的标准一线治疗方案为帕妥珠单抗、曲妥珠单抗双靶向治疗联合多西他赛。本例患者因为经济原因拒绝使用帕妥珠单抗，故最终依据 CHAT 研究，给予 TXH 方案。2 个疗程后肺部病灶疗效评价为 PR，治疗有效，继续该方案治疗。若 6~8 个疗程化疗后本例患者病灶控制良好，或不能耐受，考虑其 HR 阳性，后续可采用

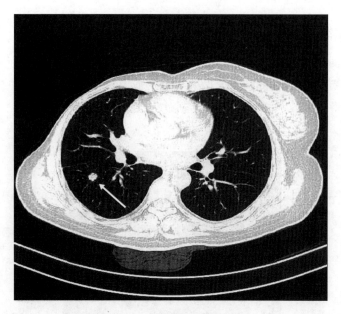

图 25-5　2019-07-06 胸部 CT

注：箭头指向肺部结节

内分泌治疗+抗 HER-2 靶向治疗维持。PERTAIN 研究（Ⅱ期）探索了帕妥珠单抗+曲妥珠单抗+AI 联合方案用于绝经后 HR 阳性、HER-2 阳性转移性乳腺癌患者的疗效，结果提示，联合帕妥珠单抗能进一步延长 PFS，双靶向治疗联合内分泌治疗可作为三阳性转移性乳腺癌患者的选择之一。对内分泌治疗和抗 HER-2 治疗均敏感的乳腺癌患者，抗 HER-2 和内分泌治疗的结合可能有协同作用。本例患者口服他莫昔芬期间无月经，但检查发现性激素仍未达绝经状态，若再用内分泌治疗，方案可考虑 OFS 或卵巢切除+AI。此外，若曲妥珠单抗治疗失败，可考虑吡咯替尼等 TKI。

本例患者疾病诊疗过程见图 25-6。

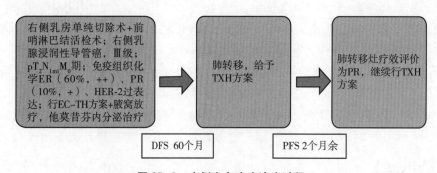

图 25-6　本例患者疾病诊疗过程

【专家点评】

本例患者治疗规范、资料详细、表达清晰，值得各位临床医师参考学习。这是 1 例 Luminal B 型（HER-2 阳性）乳腺癌患者，分期为 $pT_2N_{1mi}M_0$ Ⅱ b 期，接受了 EC×4-TH×4 方案辅助化疗，后续使用曲妥珠单抗满1年，并接受了辅助放疗与5年他莫昔芬辅助内分泌治疗。5年后出现肺转移，再活检分子分型仍为Luminal B型（HER-2阳性）。转移后一线采用曲妥珠单抗联合多西他赛、卡培他滨方案化疗，疗效评价为PR。后考虑内分泌治疗+抗HER-2靶向治疗维持。

1. HER-2阳性晚期乳腺癌首选以曲妥珠单抗为基础的治疗，多项大型临床研究的结果奠定了曲妥珠单抗联合紫杉类药物作为标准治疗的地位。CLEOPATRA研究显示，在紫杉类联合曲妥珠单抗的标准治疗方案中加入帕妥珠单抗可进一步延长PFS和OS（中位PFS：18.5个月 $vs.$ 12.4个月，$P<0.001$；中位OS：56.5个月 $vs.$ 40.8个月，$P=0.0002$）。因此，HER-2阳性晚期乳腺癌患者首选曲妥珠单抗联合帕妥珠单抗双靶向治疗，考虑药物的可及性，《中国晚期乳腺癌临床诊疗专家共识（2018版）》指出，在不能获取帕妥珠单抗时，曲妥珠单抗可以与紫杉类药物、长春瑞滨、卡培他滨、吉西他滨等联合使用。本例患者基于CHAT研究的结果，在无法获得帕妥珠单抗的前提下，选用曲妥珠单抗联合多西他赛及卡培他滨作为转移后的一线治疗。CHAT研究评估了在一线曲妥珠单抗联合多西他赛的基础上加用卡培他滨是否能提高对HER-2阳性转移性乳腺癌患者的疗效，主要研究终点为ORR。结果显示，HTX组与HT组的ORR分别为70.5%和72.7%（$P=0.717$），其中CR率分别为23.2%和16.4%；2组的中位PFS分别为17.9个月和12.8个月（$HR=0.72$，$P=0.045$）。非预设亚组分析结果提示，同时表达ER和HER-2的患者能够从卡培他滨的加入中进一步获益。HTX组与HT组不良事件的发生率为粒缺性发热（15% $vs.$ 27%）、3级及以上中性粒细胞减少（54% $vs.$ 77%）、3级及以上手足综合征（17% $vs.$ <1%）、3级及以上腹泻（11% $vs.$ 4%）。由于HTX组中多西他赛的剂量为75 mg/m^2，而HT组中多西他赛的剂量为100 mg/m^2，这可能是HT组血液学毒性发生率更高的原因。

2. 本例患者为HR阳性、HER-2阳性乳腺癌。HER-2阳性患者中约50%同时表达HR。HR阳性、HER-2阳性乳腺癌具有独特的生物学特性和临床特征。基础研究和临床研究证实，ER和HER-2信号通路形成的正反馈环路共同促进肿瘤的发生和发展，并与内分泌治疗和抗HER-2治疗耐药有关，同时阻断这2条通路可以克服抗HER-2和内分泌耐药。TAnDEM研究评估了阿那曲唑联合曲妥珠单抗对比阿那曲唑单药在HR阳性、HER-2阳性绝经后转移性乳腺癌患者中的有效性和安全性，结果显示，在阿那曲唑的基础上联合曲妥珠单抗可以将患者的PFS由2.4个月延长2倍至4.8个月（$P=0.0016$）。由于70%阿那曲唑单药组进展的患者被交叉到联合组，OS并没有观察到具有统计学意义的提高。ABC4指南指出，对于一线接受化疗联合抗HER-2治疗的ER阳性、HER-2阳性转移性乳腺癌患者，可以选择内分泌治疗联合抗HER-2治疗作为维持治疗，但目前仍缺乏足够的证据。

（复旦大学附属肿瘤医院　王碧芸）

【指南背景】

1.《中国抗癌协会乳腺癌诊治指南与规范（2019年版）》

（1）HER-2阳性转移性乳腺癌的一线治疗方案首选帕妥珠单抗、曲妥珠单抗双靶向治疗联合紫杉类药物。其他可选方案包括曲妥珠单抗联合紫杉醇或多西他赛，曲妥珠单抗联合紫杉醇的同时也可加用卡铂进一步提高疗效。曲妥珠单抗也可联合长春瑞滨、卡培他滨等其他化疗药物。

（2）对于HR阳性、HER-2阳性晚期乳腺癌患者，抗HER-2药物联合内分泌治疗的PFS、临床获益率和至疾病进展时间均显著优于内分泌治疗单药，故在不适合化疗或疾病发展缓慢的此类患者中也可以采用抗HER-2治疗联合AI等内分泌治疗药物。在一线化疗停止但疾病未进展的患者中，可考虑内分泌治疗联合抗HER-2治疗的维持治疗。

2. ABC4指南　对于一线接受化疗联合抗HER-2治疗的ER阳性、HER-2阳性转移性乳腺癌患者，可以选择内分泌治疗联合抗 HER-2 治疗作为维持治疗，尽管目前仍缺乏足够的证据。维持治疗应持续至疾病进展、出现不可耐受的不良反应或患者意愿停止。

（复旦大学附属肿瘤医院　王碧芸）

【循证背景】

1. CHAT 研究　该研究评估了在一线曲妥珠单抗联合多西他赛的基础上加用卡培他滨是否能提高对 HER-2 阳性转移性乳腺癌的疗效。该研究入组了 222 例 HER-2 阳性转移性乳腺癌患者，随机分入试验组（HTX 组）和对照组（HT 组）。结果显示，HTX 组患者和 HT 组患者的 ORR 分别为 70.5% 和 72.7%（$P=0.717$），其中 CR 率分别为 23.2% 和 16.4%；2 组的中位 PFS 分别为 17.9 个月和 12.8 个月（$HR=0.72$，$P=0.045$）。非预设亚组分析结果提示，同时表达 ER 的患者能够从卡培他滨的加入中进一步获益。2 组不良事件的发生率为粒缺性发热（15% *vs.* 27%）、3 级及以上中性粒细胞减少（54% *vs.* 77%）、3 级及以上手足综合征（17% *vs.* <1%）、3 级及以上腹泻（11% *vs.* 4%）。

2. TAnDEM 研究　该研究评估阿那曲唑联合曲妥珠单抗对比阿那曲唑单药在 Luminal B 型绝经后转移性乳腺癌患者中的有效性及安全性，共入组 207 例经病理证实的 HR 阳性、HER-2 阳性转移性乳腺癌患者。结果显示，联合组的 PFS 显著延长，由单药组的 2.4 个月延长至 4.8 个月（$P=0.0016$）。但患者的 OS 并没有显著提高，联合组与单药组分别为 28.5 个月和 23.9 个月，并无统计学差异。其中，有 70% 阿那曲唑单药组进展的患者被交叉到联合组。

（复旦大学附属肿瘤医院　王碧芸）

【核心体会】

肿瘤科医师应综合考虑患者的疾病特征、药物的可及性和耐受性给予个体化治疗。在帕妥珠单抗无法获得的情况下，HER-2 阳性转移性乳腺癌患者可选择曲妥珠单抗联合紫杉类药物作为一线治疗方案。曲妥珠单抗联合多西他赛的同时加用卡培他滨可进一步提高疗效，但同时会提高手足综合征、腹泻等不良事件的发生率。对于 HR 阳性、HER-2 阳性转移性乳腺癌患者，在一线接受化疗联合抗 HER-2 治疗后可选择内分泌治疗联合抗 HER-2 治疗作为维持治疗。

（复旦大学附属肿瘤医院　王碧芸）

参 考 文 献

[1] Slamon DJ, Leyland-Jones B, Shak S, et al. Use of chemotherapy plus a monoclonal antibody against HER2 for metastatic breast cancer that overexpresses HER2. N Engl J Med, 2001, 344（11）：783-792.

[2] Marty M, Cognetti F, Maraninchi D, et al. Randomized phase Ⅱ trial of the efficacy and safety of trastuzumab combined with docetaxel in patients with human epidermal growth factor receptor 2-positive metastatic breast cancer administered as first-line treatment：the M77001 study group. J Clin Oncol, 2005, 23（19）：4265-4274.

[3] Baselga J, Cortes J, Kim SB, et al. Pertuzumab plus trastuzumab plus docetaxel for metastatic breast cancer. N Engl J Med, 2012, 366（2）：109-119.

[4] Swain SM, Baselga J, Kim SB, et al. Pertuzumab, trastuzumab, and docetaxel in HER2-positive metastatic breast cancer. N Engl J Med, 2015, 372（8）：724-734.

[5] 中国抗癌协会乳腺癌专业委员会. 中国晚期乳腺癌临床诊疗专家共识（2018 版）. 中华肿瘤杂志, 2018, 40（9）：703-713.

[6] Wardley AM, Pivot X, Morales-Vasquez F, et al. Randomized phase Ⅱ trial of first-line trastuzumab plus docetaxel

and capecitabine compared with trastuzumab plus docetaxel in HER2-positive metastatic breast cancer. J Clin Oncol, 2010, 28 (6): 976-983.

[7] Montemurro F, Rossi V, Cossu RM, et al. Hormone-receptor expression and activity of trastuzumab with chemothera-py in HER2-positive advanced breast cancer patients. Cancer, 2012, 118 (1): 17-26.

[8] Schettini F, Buono G, Cardalesi C, et al. Hormone receptor/human epidermal growth factor receptor 2-positive breast cancer: where we are now and where we are going. Cancer Treat Rev, 2016, 46: 20-26.

[9] Kaufman B, Mackey JR, Clemens MR, et al. Trastuzumab plus anastrozole versus anastrozole alone for the treatment of postmenopausal women with human epidermal growth factor receptor 2-positive, hormone receptor-positive metastatic breast cancer: results from the randomized phase Ⅲ TAnDEM study. J Clin Oncol, 2009, 27 (33): 5529-5537.

[10] 中国抗癌协会乳腺癌专业委员会. 中国抗癌协会乳腺癌诊治指南与规范（2019 年版）. 中国癌症杂志, 29 (8): 609-680.

[11] Cardoso F, Senkus E, Costa A, et al. 4th ESO-ESMO International Consensus Guidelines for Advanced Breast Cancer (ABC 4). Annals of Oncol, 2018, 29 (8): 1634-1657.

[12] 曹璐, 陈佳艺. 低负荷前哨淋巴结阳性早期乳腺癌患者腋窝处理策略. 中华放射肿瘤学杂志, 2018, 27 (6): 612-615.

[13] Giuliano AE, Ballman KV, Mccall L, et al. Effect of axillary dissection vs no axillary dissection on 10-year overall survival among women with invasive breast cancer and sentinel node metastasis. JAMA, 2017, 318 (10): 918.

[14] Galimberti V, Cole BF, Zurrida S, et al. Axillary dissection versus no axillary dissection in patients with senti-nel-node micrometastases (IBCSG 23-01): a phase 3 randomised controlled trial. Lancet Oncology, 2013, 14 (4): 297-305.

[15] Donker M, Van TG, Straver ME, et al. Radiotherapy or surgery of the axilla after a positive sentinel node in breast cancer (EORTC 10981-22023 AMAROS): a randomised, multicentre, open-label, phase 3 non-inferiority trial. Lancet Oncology, 2014, 15 (12): 1303-1310.

[16] Rimawi M, Ferrero JM, de la Haba-Rodriguez J, et al. First-line trastuzumab plus an aromatase inhibitor, with or without pertuzumab, in human epidermal growth factor receptor 2-positive and hormone receptor-positive metastatic or locally advanced breast cancer (PERTAIN): a randomized, open-label phase Ⅱ trial. Journal of Clinical Oncology, 2018, 36 (28): 2826.

病例 26　初诊Ⅳ期 HR 阴性、HER-2 阳性晚期乳腺癌多线治疗失败后使用吡咯替尼成功治疗 1 例

管小青　郑向欣*　陆柏林　吴　骥　顾书成

徐州医科大学附属宿迁医院

【病史及治疗】

➢ 患者，女性，35 岁，未绝经。

➢ 2015-07-03 患者因发现右侧乳房有一肿块于外院就诊。查体示右侧乳腺肿块大小为 5.5 cm×4.5 cm，质地硬，边界不清，尚能推动；右侧腋窝可触及 2 枚肿大淋巴结，大小分别为 1.5 cm×1.5 cm 和 2.0 cm×2.0 cm。

➢ 2015-07-05 外院乳腺彩超示右侧乳腺外上象限见一大小为 5.3 cm×4.2 cm 的肿块，边界不清，周边有毛刺，血流信号丰富，BI-RADS 分级为 4B 级；右侧腋窝见数枚肿大淋巴结，最大者大小为 1.8 cm×1.5 cm，相互不融合；同侧及对侧锁骨上淋巴结不肿大；左侧乳腺阴性。

➢ 2015-07-05 乳腺钼靶示右侧乳腺外上象限见一高密度影，内见细小钙化点，周边有毛刺，局部腺体挛缩；同侧腋窝见多枚肿大淋巴结影，考虑为转移可能性大。

➢ 2015-07-05 乳腺 MRI 示所见同乳腺钼靶。

➢ 2015-07-07 患者行右侧乳腺肿块空心针穿刺活检，病理示右侧乳腺浸润性导管癌，组织学分级为Ⅱ~Ⅲ级。免疫组织化学结果示 ER（-）、PR（-）、HER-2（+++）、Ki-67（30%）。FISH 示 HER-2 过表达。右侧腋窝淋巴结行细针穿刺，结果见癌细胞，免疫组织化学结果类型同右侧乳腺肿块。

➢ 2015-07-07 全身 PET-CT 示脑、肝、骨无异常；双肺见多枚结节，最大者直径为 0.8 cm，在 CT 引导下行肺结节穿刺活检，结果示乳腺癌转移。诊断为右侧乳腺浸润性导管癌，分期为 $cT_3N_2M_1$Ⅳ期，分型为 HER-2 过表达型。

➢ 2015-07-11 给予患者化疗+靶向治疗，方案为 EC×4-TH×4（E，表柔比星；C，环磷酰胺；T，多西他赛；H，曲妥珠单抗）。该方案结束后，疗效评价（乳腺彩超+乳腺 CT+乳腺 MRI+肿瘤标志物）为 SD，患者 PFS 为 11.2 个月。

【病史及治疗续一】

➢ 2016-06-17 胸部 CT 示两肺病灶增多，右侧乳腺肿块由原来的 5.3 cm×4.2 cm 增大至 6.1 cm×4.5 cm；继续完成曲妥珠单抗治疗 1 年。

➢ 2016-07-13 患者疗效评价为 PD，治疗方案改为 GP（G，吉西他滨；P，顺铂）6 个疗程，

* 通信作者，邮箱：zhengxiangxin_ dr@ 163. com

并拟 H+X（曲妥珠单抗+卡培他滨）强化治疗 1 年。在二线治疗 6 个月期间，排除有其他脏器转移迹象，疗效评价为 SD。

【病史及治疗续二】

➤ 2017-01-06 患者右侧乳腺肿块再次增大，由 6.1 cm×4.5 cm 增大至 6.7 cm×5.1 cm；肺部转移灶再次增多，但仍没有其他脏器转移倾向。病情发生第 2 次进展（疗效评价为 PD）。

➤ 2017-01-16 患者改行 P（紫杉醇）单周+H（曲妥珠单抗）单周疗法，进行三线治疗。2 个疗程后右侧乳腺肿块明显缩小，大小从 6.7 cm×5.1 cm 缩小到 4.6 cm×3.1 cm；肺部转移灶也明显缩小、转移数目也明显减少，疗效评价为 PR。

【病史及治疗续三】

➤ 2017-07-25 患者在行 PH 周疗法第 6 个月时，发现右侧乳腺肿块迅速增大，由 4.6 cm×3.1 cm 增大至 6.0 cm×4.5 cm；右侧腋窝淋巴结也增大，且相互融合；两肺转移灶再次增大、增多，病情再次发生进展（疗效评价为 PD）。

➤ 2017-07-25 乳腺钼靶示右侧乳腺肿块增大；右侧腋窝淋巴结增大且相互融合（图 26-1）。

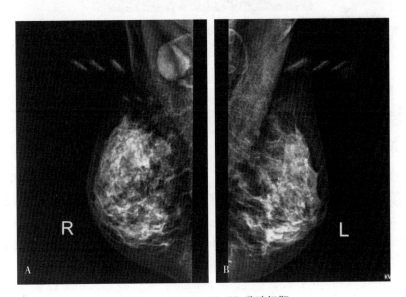

图 26-1　2017-07-25 乳腺钼靶

注：A. 右侧乳腺；B. 左侧乳腺

➤ 2017-07-25 患者应用 T-DM1 进行四线治疗，3 个月后病情得到控制，疗效评价为 SD。继续使用 T-DM1。

【病史及治疗续四】

➤ 2018-01-03 患者应用 T-DM1 5 个月后，发现右侧乳腺肿块再次增大，由 6.0 cm×4.5 cm 增大至 8.7 cm×6.5 cm，肿块与皮肤粘连、固定；肺部结节再次增多；右侧腋窝淋巴结再次增大，且相互融合成团。

➤ 2018-01-21 患者改回 PH 单周治疗，加用拉帕替尼口服，进行单药化疗+双靶向治疗。

➢ 2018-04-30 患者疗效评价为 PD。

【病史及治疗续五】

➢ 2018-04-30 患者右侧乳腺肿块弥散至右侧全乳房，肿块大小为 15.0 cm×12.0 cm，乳房皮肤发红、发紫；右侧腋窝及锁骨上淋巴结肿大，互相融合成团。

➢ 2018-05-15 胸部 CT 示肺部结节增多、增大（图 26-2）。患者改为使用 PD-1 抗体（具体不详），进入六线治疗。

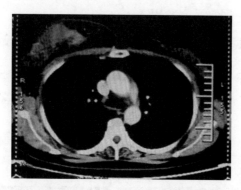

图 26-2　2018-05-15 胸部 CT

➢ 2018-08-19 患者右侧乳腺肿块缩小，乳房皮肤恢复正常；右侧腋窝及锁骨上淋巴结缩小；肺部转移病灶稍缩小。疗效评价为 PR。

【病史及治疗续六】

➢ 2018-08-19 患者继续使用 PD-1 抗体。2 个月后，患者右侧乳腺肿块再次迅速增大，皮肤发生破溃、流脓、流血、流水，创面逐渐扩大并伴恶臭，右侧乳头随着皮肤坏死、脱落，右侧乳房周围出现若干卫星灶；两侧肺部结节逐渐增多，部分融合。

➢ 2018-11-19 患者在放弃任何治疗 1 个月后，接受七线治疗，方案为吡咯替尼+卡培他滨。

➢ 2019-03-01 患者复查，胸部 CT 示肺部转移灶逐渐减少、缩小（图 26-3）。

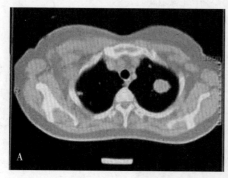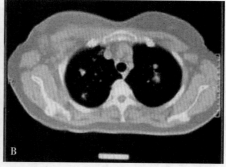

图 26-3　2019-03-01 胸部 CT

注：A、B. 均示双侧肺内多发转移灶

> 2019-06-27 患者复查，胸部 CT 示肺部转移灶逐渐减少、缩小（图 26-4）。

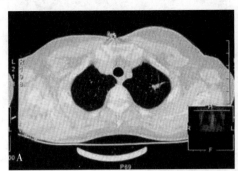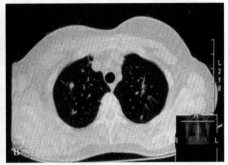

图 26-4　2019-06-27 胸部 CT

注：A、B. 均示双侧肺内转移灶较前明显减少、缩小

> 2019-07-19 患者行吡咯替尼+卡培他滨治疗已持续 8 个月，胸部 CT 示肺部转移灶逐渐减少、缩小；右侧乳房皮肤破溃逐渐缩小，目前完全愈合，疗效评价为 PR（图 26-5）。患者在初用吡咯替尼时，发生 2 度腹泻，经口服蒙脱石散后治愈，没有因此而停药，患者也没有发生血液毒性反应和严重的手足综合征。

【本阶段小结】

吡咯替尼为 HER-2 阳性复发转移性乳腺癌患者提供了新的治疗手段。该药属于 EGFR/HER-2 抑制药，随着在中国和美国同步进行多项临床研究，其有望成为国内小分子 EGFR/HER-2 抑制药中的可选品种。该药是不可逆性 HER-2、EGFR 双靶点小分子酪氨酸激酶抑制药，其作用机制为与细胞内的 HER-2 和 EGFR 激酶区的三磷酸腺苷（adenosine triphosphate，ATP）结合位点共价结合，阻止肿瘤细胞内 HER-2 和 EGFR 的同质和异质二聚体形成，抑制其自身的磷酸化，阻断下游信号通路的激活，从而抑制肿瘤细胞生长。该药对于 HER-2 阳性乳腺癌患者有明显的抑制作用。

对本例患者的诊疗经过进行分析，发现吡咯替尼对于抗 HER-2 治疗失败的 HER-2 阳性乳腺癌患者疗效显著。本例患者一线治疗时，PFS 为 11.2 个月；此后的二线、三线、四线、五线，乃至六线治疗，得到的疾病缓解时间越来越短，虽然在应用 PH（周疗）、T-DM1 和 PD-1 抗体时，疾病曾达到 PR，但是维持时间非常短。吡咯替尼是国内自主研发生产的抗 HER-2 药物，可及性强、价格适宜、疗效显著、获得 PR 时间长。目前发现，该药不仅对 HER-2 靶点有抑制作用，并且对 HER 家族中的 HER-1、HER-4 靶点也有明显的抑制作用，从而使此类患者获益。

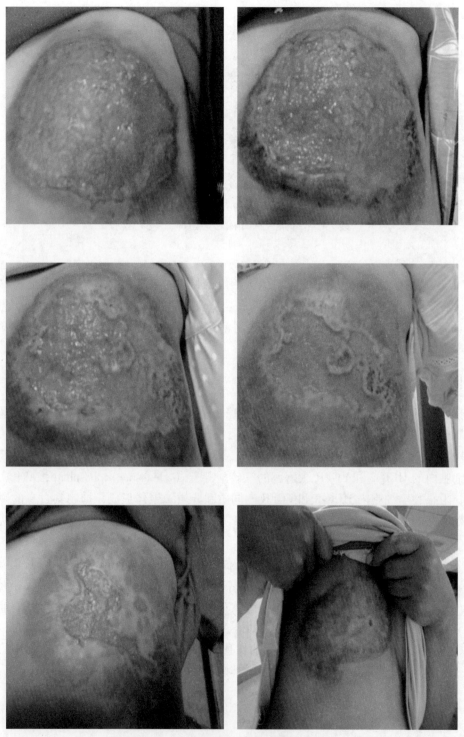

图 26-5　患者右侧乳房皮肤破溃逐渐愈合

【专家点评】

本例患者是应用新型靶向药物治疗的初治Ⅳ期 HER-2 阳性乳腺癌患者，一线应用 EC-TH 方案，PFS 约为 12 个月，二线治疗行 GP+HX 方案，PFS 为 6 个月，三线治疗行 PH 周方案，PFS 为

6个月，四线治疗给予T-DM1，PFS为5个月，五线治疗给予PD-1抗体，PFS为6个月，六线治疗给予吡咯替尼联合卡培他滨，PFS至今（本文撰写时），疗效评价为PR。

1. 一线治疗 根据2019年美国NCCN指南，HER-2阳性晚期乳腺癌治疗首选曲妥珠单抗+帕妥珠单抗+紫杉类药物，尽管帕妥珠单抗已在我国上市，但考虑其价格及普及性，《中国临床肿瘤学会（CSCO）乳腺癌诊疗指南（2019.V1）》将其放于Ⅱ级推荐，而将双化疗联合曲妥珠单抗的TXH方案放在Ⅰ级推荐。CLEOPATRA研究证实，HER-2阳性复发转移性或无法切除的乳腺癌患者晚期一线使用帕妥珠单抗+曲妥珠单抗+多西他赛在PFS和OS上都显著优于安慰剂+曲妥珠单抗+多西他赛。CHAT研究表明，对于能够耐受双药化疗的患者，曲妥珠单抗联合多西他赛加卡培他滨的疗效优于曲妥珠单抗联合多西他赛。本例患者于2015年起病，当时可选的药物有限，尽管选择了辅助治疗的常用方案，但应用化疗+曲妥珠单抗是合理的选择。本例患者在疾病进展后继续使用曲妥珠单抗，符合持续抗HER-2治疗的原则。

2. PD-1抗体及吡咯替尼 在晚期乳腺癌领域，目前免疫治疗中唯一一个获得阳性结果的研究就是IMpassion130研究。该研究表明，在晚期一线三阴性乳腺癌患者中，阿特珠单抗联合白蛋白结合型紫杉醇对比安慰剂联合白蛋白结合型紫杉醇，中位PFS分别为7.2个月和5.5个月，具有统计学差异。其中，PD-L1阳性的亚组患者获益更多。也有研究表明，PD-1抗体有一定逆转抗HER-2治疗耐药的作用，本例患者在多线治疗后尝试使用PD-1抗体，尽管未提及有无联合抗HER-2治疗，但可以看到PD-1抗体对其是有一定疗效的。吡咯替尼是我国自主研发的新型TKI。PHENIX研究（Ⅲ期）表明，吡咯替尼联合卡培他滨治疗既往接受过曲妥珠单抗的HER-2阳性晚期乳腺癌患者，中位PFS达11.1个月，ORR达68.6%，显著优于对照组（安慰剂+卡培他滨）。因此，在后线治疗中使用吡咯替尼联合化疗的方案也是值得尝试的。

（复旦大学附属肿瘤医院 王碧芸）

本例患者为初诊Ⅳ期晚期乳腺癌（HR阴性、HER-2阳性、肺转移）患者。据报道，H0648g、M77001、HERNATA、US Oncology及CHAT等研究奠定了曲妥珠单抗在HER-2阳性转移性乳腺癌中的治疗基石地位。CLEOPATRA研究显示，在转移性乳腺癌的一线治疗中，多西他赛联合双靶向（曲妥珠单抗+帕妥珠单抗）方案较多西他赛联合单靶向（曲妥珠单抗）方案能够进一步延长PFS达6.3个月（18.7个月 *vs.* 12.4个月，$HR=0.69$）和OS达16.3个月（57.1个月 *vs.* 40.8个月，$HR=0.69$）。PUFFIN研究证实，多西他赛联合双靶向方案较多西他赛联合单靶向方案在中国人群中同样获益，PFS延长2.1个月（$HR=0.69$），因此，治疗中应使用抗HER-2靶向治疗联合全身化疗。目前，HER-2阳性转移性乳腺癌一线治疗的标准方案为曲妥珠单抗+帕妥珠单抗双靶向联合紫杉类药物。本例患者的一线治疗方案为EC-TH，并不是优选方案。同时，晚期乳腺癌患者的曲妥珠单抗使用时间也不是1年，而是根据是否为原发性耐药，可以长期使用（在监测心脏功能的基础上）。

HER-2阳性晚期乳腺癌的治疗应以抗HER-2治疗为中心。观察性HERMINE研究提示，使用曲妥珠单抗治疗疾病进展后继续使用曲妥珠单抗的患者能够获得更长的PFS和OS，故即使发生疾病进展，仍应持续使用抗HER-2靶向药物。本例患者一线治疗的PFS为11.2个月，属于曲妥珠单抗非原发性耐药，二线治疗方案选择GP+XH方案，若能在治疗一开始就使用曲妥珠单抗更佳。

二线治疗的PFS达6个月，三线治疗依然可以采取以曲妥珠单抗为基础的治疗方案，本例患者选择曲妥珠单抗+紫杉醇单周治疗，疗效评价为PR。

T-DM1是新型的抗体偶联类药物。在晚期二线EMILIA研究中（入组既往紫杉类+曲妥珠单抗辅助治疗6个月内或转移性疾病治疗后进展的患者），T-DM1较拉帕替尼+卡培他滨明显延长PFS

（9.6 个月 *vs.* 6.4 个月，*HR* = 0.65）及 OS（29.9 个月 *vs.* 25.9 个月，*HR* = 0.75），就此确认了 T-DM1 在曲妥珠单抗治疗疾病进展后的二线治疗中的国际标准地位，本例患者在曲妥珠单抗治疗疾病显著进展后改用 T-DM1 治疗是合理的选择。

HER-2 阳性转移性乳腺癌在二线标准 T-DM1 治疗后目前尚无标准治疗方案，可以考虑联用 TKI（如拉帕替尼、吡咯替尼、奈拉替尼、tucatinib 等）。EGF100151 研究入组既往接受过 6 周以上曲妥珠单抗治疗后疾病进展的转移性乳腺癌患者。结果显示，拉帕替尼+卡培他滨较卡培他滨单药能够明显延长主要研究终点 TTP（中位 TTP：6.2 个月 *vs.* 4.3 个月，*HR* = 0.57）及次要研究终点 PFS（中位 PFS：8.4 个月 *vs.* 4.4 个月），但不延长 OS。EGF104900 研究入组曲妥珠单抗治疗期间或治疗结束后疾病进展的患者，结果显示，拉帕替尼+曲妥珠单抗双靶向组较拉帕替尼单靶向组延长了 PFS（12.0 周 *vs.* 8.1 周，*HR* = 0.73）和 OS（14.0 个月 *vs.* 9.5 个月，*HR* = 0.74）。本例患者抗 HER-2 三线治疗采用拉帕替尼+曲妥珠单抗+紫杉醇方案双靶向治疗，但 PFS 仅为 3 个月。

近年来，免疫治疗逐渐在三阴性乳腺癌中崭露头角，但在 HER-2 阳性晚期乳腺癌中的研究较少。PANACEA 研究探索帕博利珠单抗（pembrolizumab）联合抗 HER-2 治疗的应用价值，纳入曲妥珠单抗或 T-DM1 治疗后疾病进展的 HER-2 阳性晚期乳腺癌患者，观察帕博利珠单抗联合曲妥珠单抗的有效性和安全性。结果发现，PD-L1 阳性患者的 ORR 为 15%，疾病控制率（DCR）为 25%。PD-L1 阴性患者均对治疗无反应（ORR、DCR 均为 0）。但该病例未提供 PD-L1 阳性率。

在有关国产新药吡咯替尼的 Ⅱ 期随机、开放、平行对照、多中心临床研究中，入组既往用过/未用过曲妥珠单抗且既往仅接受过二线及以下化疗的患者。结果显示，在既往未使用过曲妥珠单抗一线治疗的患者中，吡咯替尼+卡培他滨较拉帕替尼+卡培他滨能明显提高 ORR（78.5% *vs.* 57.1%）、延长 PFS（18.1 个月 *vs.* 7.0 个月）；且吡咯替尼组的中位 PFS 全线获益，不受既往抗 HER-2 治疗的影响。2019 年，ASCO 大会上发布的 Ⅲ 期 PHENIX 研究，设计类似 EGF100151 研究，对比吡咯替尼+卡培他滨与单药卡培他滨在既往曲妥珠单抗治疗期间或治疗后疾病进展的患者（不耐受或不能接受曲妥珠单抗/拉帕替尼）中的疗效，结果发现，吡咯替尼+卡培他滨较安慰剂+卡培他滨明显延长中位 PFS 达 7 个月（11.1 个月 *vs.* 4.1 个月，*HR* = 0.18），安慰剂组进展后采用单药吡咯替尼也能够获得 5.5 个月的中位 PFS，故作为不可逆的 TKI，吡咯替尼在 HER-2 阳性晚期乳腺癌的治疗中具有重要地位。

（福建省肿瘤医院 刘 健）

【指南背景】

1. 2019 年美国 NCCN 指南（第 2 版） HER-2 阳性晚期乳腺癌治疗首选曲妥珠单抗+帕妥珠单抗+紫杉类药物，其他方案包括 T-DM1、曲妥珠单抗+化疗等。在疾病进展后应继续抗 HER-2 治疗+化疗。

2.《中国临床肿瘤学会（CSCO）乳腺癌诊疗指南（2019.V1）》 HER-2 阳性晚期乳腺癌治疗首选 TXH 方案，次选 THP、TH、NH、XH 等方案。二线首选 LX（奥沙利铂+卡培他滨）方案，次选吡咯替尼联合卡培他滨、T-DM1。

（复旦大学附属肿瘤医院 王碧芸）

【循证背景】

1. CLEOPATRA 研究 该研究为一项双盲 Ⅲ 期研究，招募了 808 例 HER-2 阳性转移性或局部复发、无法切除的乳腺癌患者，允许在新辅助或辅助治疗中使用过曲妥珠单抗，但曲妥珠单抗停药时间需>1 年。将 808 例患者随机分为 2 组，分别给予曲妥珠单抗+多西他赛+安慰剂或曲妥珠单抗+多西他赛+帕妥珠单抗。结果显示，双靶向组的 PFS 显著优于单靶向组，达 18.5 个月；在既往使用过曲妥珠单抗的亚组中同样有生存获益。

2. CHAT 研究 该研究纳入 222 例 HER-2 阳性局部晚期或转移性乳腺癌患者，随机分为曲妥珠单抗+多西他赛+卡培他滨组或曲妥珠单抗+多西他赛组。结果显示，双化疗组的 PFS 为 18.7 个月，显著优于单化疗组的 12.4 个月（$P<0.001$）。

3. PHENIX 研究（Ⅲ期） 该研究为纳入 279 例既往接受过曲妥珠单抗及紫杉类药物治疗的 HER-2 阳性转移性乳腺癌患者，随机分为吡咯替尼联合卡培他滨组及安慰剂联合卡培他滨组。结果显示，联合治疗组的 PFS 达 11.1 个月，显著优于单药组的 4.1 个月（$P<0.001$），且联合治疗组毒性可控。

（复旦大学附属肿瘤医院 王碧芸）

【核心体会】

对于 HER-2 阳性晚期乳腺癌，除非存在明确耐药，抗 HER-2 治疗应始终贯穿整个治疗过程。

（复旦大学附属肿瘤医院 王碧芸）

在晚期 HER-2 阳性乳腺癌中，抗 HER-2 靶向治疗应贯穿全程。

（福建省肿瘤医院 刘 健）

参 考 文 献

［1］中国临床肿瘤学会指南工作委员会. 中国临床肿瘤学会（CSCO）乳腺癌诊疗指南（2019. V1）. 北京：人民卫生出版社，2019.

［2］Marty M，Cognetti F，Maraninchi D，et al. Randomized phase Ⅱ trial of the efficacy and safety of trastuzumab combined with docetaxel in patients with human epidermal growth factor receptor 2-positive metastatic breast cancer administered as first-line treatment：the M77001 study group. Journal of Clinical Oncology，2005，23（19）：4265-4274.

［3］Sandra MS，Sung-Bae K，Javier C，et al. Pertuzumab，trastuzumab，and docetaxel for HER2-positive metastatic breast cancer（CLEOPATRA study）：overall survival results from a randomised，double-blind，placebo-controlled，phase 3 study. The Lancet Oncology，2013，14（6）：461-471.

［4］Wardley Andrew M，Pivot X，Morales-Vasquez F，et al. Randomized phase Ⅱ trial of first-line trastuzumab plus docetaxel and capecitabine compared with trastuzumab plus docetaxel in HER2-positive metastatic breast cancer. J Clin Oncol，2010，28：976-983.

［5］Schmid P，Adams S，Rugo HS，et al. Atezolizumab and nab-paclitaxel in advanced triple-negative breast cancer. New England Journal of Medicine，2018，379（22）：2108-2121.

［6］Extra JM，Antoine EC，Vincent-Salomon A，et al. Efficacy of trastuzumab in routine clinical practice and after progression for metastatic breast cancer patients：the observational Hermine study. Oncologist，2010，15（8）：799-809.

［7］Slamon DJ，Leyland-Jones B，Shak S，et al. Use of chemotherapy plus a monoclonal antibody against HER2 for metastatic breast cancer that overexpresses HER2. New Engl J Med，2001，344（11）：783-792.

［8］Andersson M，Lidbrink E，Bjerre K，et al. Phase Ⅲ randomized study comparing docetaxel plus trastuzumab with vinorelbine plus trastuzumab as first-line therapy of metastatic or locally advanced human epidermal growth factor receptor 2-positive breast cancer：the HERNATA study. Journal of Clinical Oncology，2011，29（3）：264-271.

［9］Jones S，Holmes FA，O'Shaughnessy J，et al. Docetaxel with cyclophosphamide is associated with an overall survival benefit compared with doxorubicin and cyclophosphamide：7-year follow-up of US oncology research trial 9735. Journal of Clinical Oncology, 2009, 27 (8): 1177-1183.

[10] Verma S, Miles D, Gianni L, et al. Trastuzumab emtansine for HER2-positive advanced breast cancer. N Engl J Med, 2012, 367 (19): 1783-1791.

[11] Cameron D, Casey M, Press M, et al. A phase III randomized comparison of lapatinib plus capecitabine versus capecitabine alone in women with advanced breast cancer that has progressed on trastuzumab: updated efficacy and biomarker analyses. Breast Cancer Res Tr, 2008, 112 (3): 533-543.

[12] Blackwell KL, Burstein HJ, Storniolo AM, et al. Randomized study of lapatinib alone or in combination with trastuzumab in women with ErbB2-positive, trastuzumab-refractory metastatic breast cancer. Journal of Clinical Oncology, 2010, 28 (7): 1124-1130.

[13] Jiang ZF, Yan M, Hu XC, et al. Pyrotinib combined with capecitabine in women with HER2+metastatic breast cancer previously treated with trastuzumab and taxanes: a randomized phase III study. Journal of Clinical Oncology, 2019, 37 (15): 2610-2619.

[14] Loi S, Giobbie-Harder A, Gombos A, et al. Pembrolizumab plus trastuzumab in trastuzumab-resistant, advanced, HER2-positive breast cancer (PANACEA): a single-arm, multicentre, phase 1b-2 trial. Lancet Oncol, 2019, 20 (3): 371-382.

[15] Xu BH, Li W, Zhang QY, et al. A phase III, randomized, double-blind, placebo (Pla) -controlled study of pertuzumab (P) plus trastuzumab (H) plus docetaxel (0) versus Pla plus H plus D in previously untreated HER2-positive locally recurrent/metastatic breast cancer (LR/MBC) (PUFFIN). Journal of Clinical Oncology, 2019, 37 (15): 5.

[16] Baselga J, Cortes J, Kim SB, et al. Pertuzumab plus trastuzumab plus docetaxel for metastatic breast cancer. New Engl J Med, 2012, 366 (2): 109-119.